# 个体化髋关节和膝关节置换术

Personalized Hip and Knee Joint Replacement

主　编　〔法〕查尔斯·里维埃（Charles Riviére）

　　　　〔加〕帕斯卡 - 安德烈·文迪托列

　　　　（Pascal-André　Vendittoli）

主　译　石仕元　应小樟

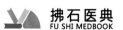 辽宁科学技术出版社 LIAONING SCIENCE AND TECHNOLOGY PUBLISHING HOUSE　　拂石医典 FU SHI MEDBOOK

**图书在版编目（CIP）数据**

个体化髋关节和膝关节置换术 /（法）查尔斯·里维埃，（加）帕斯卡·安德烈·文迪托利主编；石仕元 主译. — 沈阳：辽宁科学技术出版社, 2021.12

ISBN 978-7-5591-2283-4

Ⅰ.①个… Ⅱ.①法… ②加… ③石… Ⅲ.①髋关节置换术②人工关节—膝关节—移植术（医学） Ⅳ.①R687.4

中国版本图书馆CIP数据核字（2021）第197678号

版权所有　侵权必究

出版发行：辽宁科学技术出版社
　　　　　北京拂石医典图书有限公司
地　　址：北京海淀区车公庄西路华通大厦 B 座 15 层
联系电话：010-57262361/024-23284376
E-mail：fushimedbook@163.com
印 刷 者：北京天恒嘉业印刷有限公司
经 销 者：各地新华书店

幅面尺寸：210mm×285mm
字　　数：562 千字　　　　　　　印　　张：22.5
出版时间：2021 年 12 月第 1 版　　印刷时间：2021 年 12 月第 1 次印刷

责任编辑：李俊卿　　　　　　　　责任校对：梁晓洁
封面设计：潇　潇　　　　　　　　封面制作：潇　潇
版式设计：天地鹏博　　　　　　　责任印制：丁　艾

如有质量问题，请速与印务部联系　　联系电话：010-57262361

定　　价：218.00 元

# 翻译委员会

主　译　石仕元　浙江省中西医结合医院

　　　　应小樟　浙江大学医学院附属杭州市胸科医院

副主译　吴浩波　浙江大学医学院附属第二医院

　　　　祖　罡　浙江省中西医结合医院

译　者　（按姓氏笔画排序）

　　　　朱　博　杭州市红十字会医院

　　　　李珍楠　浙江中医药大学

　　　　张晨威　浙江大学医学院附属杭州市胸科医院

　　　　陈垍航　浙江省人民医院

　　　　金阳辉　浙江省中西医结合医院

　　　　郑铭锋　杭州市红十字会医院

　　　　郑　琦　杭州市红十字会医院

　　　　胡胜平　浙江省中西医结合医院

　　　　费　骏　浙江省中西医结合医院

　　　　徐　睿　浙江大学医学院附属杭州市胸科医院

　　　　章　鹏　浙江大学医学院附属杭州市胸科医院

　　　　赖金铃　浙江中医药大学

　　　　薛恩兴　温州医科大学附属第二医院

　　　　戴赢杰　浙江中医药大学

　　　　魏　建　浙江大学医学院附属杭州市胸科医院

# 主译简介

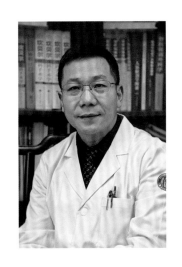

石仕元　骨科主任医师,浙江省中西医结合医院（杭州市红十字会医院）副院长，中国防痨协会骨关节结核分会副主任委员，中华医学会结核病分会骨科专业委员会副主任委员，中国康复医学会脊柱感染学组副主任委员，浙江省防痨协会副理事长，浙江省中西医结合学会理事，浙江省康复医学会理事，浙江省医学会运动医学专业委员会副主任委员，浙江省中西医结合学会骨伤专业委员会副主任委员，浙江省中西医结合学会骨质疏松专业委员会副主任委员，浙江省结核病临床质量控制中心主任。

致力于创伤骨科、关节外科、骨关节结核的临床治疗和科研工作 30 余年，在国内较早开展了关节镜手术和关节结核早期人工关节置换手术，成立了浙江省结核病临床质量控制中心，通过改良、创新形成了脊柱结核的系列手术方式和方法，大大降低了脊柱结核的手术风险。主编《脊柱结核外科治疗学》等专著，发表学术论文 120 余篇。

# 译者序

  髋关节和膝关节置换术已是非常成熟的手术，获得了令人鼓舞的临床疗效。但是，它们手术后的残留症状、并发症和假体使用寿命等许多问题仍不可忽视。通用的关节置换技术最初设计是为了简化手术植入过程，使外科医生手术更加可靠与安全，从而忽略了个体独特的关节解剖和运动力学。自从这些个体化关节置换技术在世界范围内普及推广以来，关节置换术领域发生了巨大的变化，大家逐渐认识到了个体化关节解剖和运动力学的重要性，促进了个体化的关节置换理念的发展。

  《个体化髋关节和膝关节置换术》是由法国的 Charles Rivière 和加拿大的 Pascal-André Vendittoli 主编的关节外科专著，书中分个体化髋关节置换和个体化膝关节置换两大部分书写，共二十九章，对科学研究和临床应用均大有裨益。书中介绍了多种现有髋、膝关节假体的设计特点和置换理念，手术技术的要点和并发症的预防，特别是个体差异或解剖异常时的处理方法；有大量关节外科医生需要了解的关节解剖和运动力学基础理论，使关节外科医生能够获得深思和启发；书中还结合了大量的临床病例来总结人工关节置换的成功与失败的经验；介绍了计算机辅助导航和机器人手术的精准置换技术。本书配以清晰精美的图片，可读性强，读者们一定会有很大的收获。

  本书的翻译过程中，我们尽量保持原著的原貌，但深感译者关节外科基础理论和临床业务水平有限，对某些词、句的理解仍有偏颇或错误，供同道们参考，并务请批评指正。

浙江省中西医结合医院 石仕元

2021 年 10 月

# 致　谢

我由衷地感谢我的导师们，他们的指导和支持为我的职业生涯铺平了道路；同时由衷地感谢我的家人，他们给予我无穷的支持和关爱；还要感谢并赞赏本书的读者，在阅读过程中，您所表现出的好奇心、创造力、胆识和对细节的关注，我认为这些是使外科医生脱颖而出的关键，是对"卓越"一词的内涵体现和实现"卓越"的不二法则。

Charles Rivière

我谨向所有我曾阅读、听闻或见识过的创新者表示敬意。做创新性、开拓性的工作需要我们超越自己的视野，遇到不确定的事情时承担变革的风险。这些人教会我相信自己所想，而不仅是迷信那些早被确认的学说。我衷心感谢这些具有创新精神的天才，他们每天激励着我，使我的生活中充满了无限的美好体验。虽然谦者自谦，但他们对本书的巨大价值，仍然能在书中体现出来。

Pascal-André Vendittoli

# 原著序

　　我很高兴为这本以"个体化髋关节和膝关节置换"为主题的书撰写前言。通过最合适的个体化关节组件来匹配不同个体独特的解剖结构，这种个体化的关节置换方法不再像过去那样仅限于患者体型大小和性别的标准。自从我开始为患者进行膝关节置换以来，就明显意识到这类手术需要更精准的程序，尤其是在我1974年访问洛杉矶的伦纳德·马莫尔（Leonard Marmor）之后。从1972年起，Marmor就使用他所定义的第一种"保留式全膝关节置换术"，保留交叉韧带及胫骨髁间隆突，将两个胫骨聚乙烯平台和两个髁表面置换组件分别从两侧植入。这种类型的假体植入显示，1/3患者的两个胫骨平台的宽度有显著差异，因此导致了不对称的假体置换。这种解剖特性可能解释了固定平台全膝关节组件轴向旋转的困难，以及许多与此相关的临床并发症产生的原因。

　　除了解剖学和技术方面的考虑之外，其他重要的标准也必须结合个体差异性的概念。其中考虑到患者的生理年龄是很重要的。对60岁以下的患者不应该接受置换的观点我一直持反对意见，但这种被认为过时的观点现在仍然经常遇到。它必须被这样一种新的观念所取代：在每个年龄阶段，都有一种特定类型的假体植入物，但要考虑到患者的一般情况、他们的活动类型（尤其是专业运动员）以及他们的运动量。对于年轻患者，假体的选择必须尽可能多的保留骨和软组织，这将降低潜在的未来翻修手术的难度，使其手术效果几乎可与初次手术相媲美。髋关节表面置换和局部膝关节置换很好地说明了这种保守的关节置换概念。对于身体虚弱的老年人，置换假体植入的首要目标应该是安全、减少手术风险，因此，预防髋关节置换术中假体周围骨折和脱位的风险，并尽可能支持单间室膝关节置换术，是合理的选择。在不同的年龄之间，假体的选择可能会有所不同。

　　在进行个体化关节置换术时，可能会遇到许多障碍。事实上，许多医院都有统一的假体植入规格目录，因此外科医生只能在小范围内选择关节假体。假体植入规格目录通常是由行政部门根据经济因素考虑制定的，在某些情况下，也可能是由部门主管决定的。他 / 她可能会倾向于选择相对应用更为广泛的适配假体，比如后稳定的膝关节假体，而不是更能保留骨量的假体，因此，所有的外科医生都被鼓励选择使用适配假体。而且现代社会对手术的监管越来越严格，年轻的外科医生经常通过倾向于使用自己熟悉的某一款假体来确保手术安全，因此无法实现个体化的假体置换。只有在解决了这些阻碍因素后，个体化关节置换的概念才能得到有效的应用和推广。

假体的多样性意味着外科医生需掌握更多元化的手术技术，因此个体化的置换会对手术安全性和有效性带来新的挑战。技术辅助植入将在这一领域发挥越来越大的作用，有可能成为未来的标准。因此在不远的将来，3D 手术规划、计算机辅助手术、机器人应用技术和增强现实技术（AR 技术）可能成为关键工具，并很快为外科医生提供额外的技术保障。关于费用限制问题也必须找到一个永久的解决方案，同时在所有影响因素中，我们应该认识到：个体化髋关节和膝关节置换术中最重要的影响因素是需接受更长的学习曲线。

《个体化髋关节和膝关节置换术》是一本极好的书，编写速度惊人，以便具有更好的时效性。所有的章节都是由该领域的国际专家撰写的，这些专家都发表了他们相关的专业经验，因此，本书关注的是基于循证医学信息。本书还配有很多插图，并适当、有效地描述了手术过程的细节。祝贺 Charles Rivière 和 Pascal André Vendittoli 完成了这项艰巨的任务！

Philippe Cartier

Neuilly-sur-seine，France

# 原著前言

髋关节和膝关节置换术已是非常完善的手术，尽管它们手术后的残留症状和并发症带来的影响仍不可忽视。临床疗效不理想主要是因为关节假体生物力学不良所致。有趣的是，在假体组件的材料和设计以及精确的技术辅助植入方面，其最新进展尚未发生根本性的改变。这可能是因为当初髋膝关节假体组件的金标准，是基于所有患者的假体都是类似的，因而忽略了患者个体独特的关节解剖和运动学。传统的关节置换技术最初设计是为了简化手术植入过程，使其在外科医生手中更加可靠与安全。

自从20世纪70年代(髋关节)和80年代(膝关节)这些系统技术在世界范围内普及推广以来，关节置换术领域发生了巨大的变化。外科医生已经变得更加专业化了，通常都是学院专科培训的，他们的目标是成为单个关节(髋或膝)或手术类型(关节置换)的专家。假体的设计已经变得更加复杂、模块化，具有各种形状和多种规格。最后，通过使用辅助技术工具(例如计算机或机器人辅助手术、患者个体化的截骨规划)和术前或术中三维动态规划，假体植入的精度和准确性显著提高。在过去几十年实践中的这些转变，加上近年来因忽视个体关节解剖学和运动学而导致的不利临床影响，促进了更加个体化的关节置换理念的发展。

《个体化髋关节和膝关节置换术》一书为从系统化手术到个体化手术的转变提供了指导路径。它是一本针对骨科医生的实用培训手册，旨在介绍如何通过个体化的假体组件植入，来达到让每个髋关节和膝关节疾病患者都获得最佳疗效的目的。本书详细描述了个体化的手术技术和假体组件设计，以保留个体独特的关节解剖和运动学结构，以及这些技术背后的基本原理。本书还描述了能够实现精确和准确的个体化植入的技术工具。

我们希望这本书能够为矫形外科实践中重大的理念变革铺平道路，并强调目前被一些公共或私人组织所推动的同质、简单的手术方法可能对临床效果产生的潜在不良影响。在人才、专业知识和技术的支持下，毫无疑问，"个体化和菜单式"的关节置换理念将在我们的未来发挥重要作用。我们非常感谢所有的作者，尽管他们自身有忙碌的工作，但他们还是承担了撰写如此高质量的全面、循证和图文并茂的书稿的任务。他们的智慧、专业知识和奉献精神都是出类拔萃的。让患者获得"被遗忘"的关节是我们的最终目标。

遵循同样的目标，我们决定创建一个名为"个体化关节置换协会 (PAS)"的国际协会，它将引导外科医生从系统化手术到个体化手术的思考模式的转变 ( 参见互联网网站 :www.personalizedarthroplasty.com)。

本协会的宗旨是 :

• 通过出版物 ( 研究文章和教科书 ) 和教育活动，如大会和研讨会，提高"个体化关节置换"理念的知名度。

• 促进"个体化关节置换术"领域的网络、信息共享、指导、职业机会、领导力培训和专业发展。

• 通过教科书、发表在经同行评议、PubMed 引用的每季度专刊、教育活动 ( 年度大会、研讨会 ) 和联谊旅行来规范"个体化关节置换"的教学。

• 支持"个体化关节置换"的评估和改进 ( 研究和审计角色 ): 支持个体化关节置换的评估项目。将与 OTSR 杂志 (5 年 IF: 1.968) 合作，并以特别版 (PAS 版 ) 出版。

我们目前正在接受会员申请，并期待建立新的强大的科学和友谊关系。

Charles Rivière

London, UK

Pascal–André Vendittoli

Montreal, QC, Canada

# 主编简介

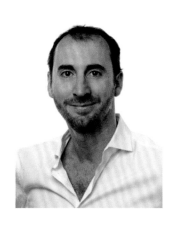

Charles Rivière 是一名法国关节重建外科医生，同时也是伦敦帝国理工学院 (MSK 实验室)、伦敦西南骨科择期手术中心和骨关节炎 - 运动临床中心 ( 波尔多，梅里纳克，法国 ) 的骨外科临床研究员。他主要致力于发展和评估髋膝关节个体化置换技术的研究，即运动学对线。在波尔多完成骨科手术培训后，他在巴黎（Pr. T. Judet）、伦敦（Mrs. Sarah Muirhead-Allwood）和蒙特利尔（Pr. P . A. Vendittoli）接受了 3 年髋膝关节重建专科培训。他的另一位导师是贾斯汀·科布（Justin Cobb），他在保守性关节置换技术方面的专业知识极大地影响了 Charles 的外科理念。2015 年，他获得了艾克斯 - 马赛大学的博士学位。目前，他担任伦敦帝国理工学院骨科荣誉高级临床讲师。他的研究成果主要发表在同行评审的期刊和国际会议上。

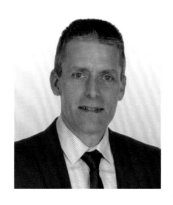

Pascal-André Vendittoli，医学博士，理科硕士，皇家外科医师学会会员，是松纳夫罗斯芒特医院 / 蒙特利尔大学骨外科教授和临床研究员。他的主要研究方向是在前瞻性和随机试验的框架下评估新的手术技巧、新技术和新的骨科植入物。在接受了骨科手术的培训后，他在澳大利亚墨尔本接受了髋膝关节重建的专科培训，在意大利佛罗伦萨接受了 Paolo Aglietti 的膝关节置换培训。2005 年，他获得蒙特利尔大学生物医学科学 / 临床研究硕士学位。

Vendittoli 博士被选为蒙特利尔大学骨科研究部主任。近年来，Vendittoli 博士的研究成果在同行评议大会上发表了 300 多次，并受邀发表演讲 200 多次。他在同行评审的期刊上发表了超过 125 篇关于髋关节和膝关节置换术的科学论文。作为外科教授，他指导各类学生（硕士、博士和博士后）和关节置换同行的研究工作。他是蒙特利尔大学髋关节和膝关节重建博士后项目的项目主任。2003 年，他获得了加拿大整形外科协会颁发的亚历山大 - 柯克利奖，以表彰年轻研究者的最佳研究。为了表彰他的研究活动，自 2007 年起，他被 Fonds de la Recherche en santé du Québec 授予临床研究员的头衔。2009 年，他获得了美国髋关节协会颁发的"John Charnley 奖"。2010 年，他获得了加拿大骨科协会颁发的最佳基础科学研究奠基人奖章。2016 年，他获得了"Edward Samson 奖"，这是加拿大骨科协会最负盛名的奖项。

# 目　录

# 第 1 章

# 循证医学和个体化医学能共存吗？

Kim Madden and Mohit Bhandari

## 1.1 何谓循证医学?

循证医学（evidence-based medicine，EBM）是一种理念，旨在确保医疗保健干预措施的应用基于现有的最佳证据，并结合临床专业知识和患者的价值观[1]。这与"专家意见"的医学理念形成了鲜明的对比，后者的特点是家长式的观点，即临床专家根据临床经验来决定何种治疗手段对他们的病人是最好的。EBM一词是由Gordon Guyatt教授在1990年创造的，并由David Sackett教授等从事基础医学研究的医生进一步发展。Sackett描述EBM有三个关键组成部分：最佳证据、临

床专业知识和患者价值观[1]。这里，我们将更详细地讨论这三部分。

### 1.1.1 最佳证据

在广泛的实施干预之前，医护人员应当确定一种合理有效的、利大于弊的治疗方式。并且同样重要的是对于治疗、诊断和医疗保健等未经证实的观点提出质疑，这样我们就不会大范围推广使用无效或弊大于利的治疗方法。循证医学使用系统、科学的方法，为我们提供大量用于评估医疗干预措施的工具，并确定这些干预措施是否具有强有力的说服力，从而决定我们是否应该相信其有效性。"最佳证据"这个短语暗示这一证据比其他更好，这就引出了循证医学的一个关键原则：证据的层次。许多医疗保健专业人员都知道"循证金字塔"，即把高质量的证据放在金字塔的顶部，而把低质量的证据放在金字塔[2]的底部。循证医学有助于我们

K. Madden · M. Bhandari (✉)
Department of Surgery, McMaster University,
Hamilton, ON, Canada
e-mail: maddenk@mcmaster.ca,
bhandam@mcmaster.ca

区分哪些研究是高质量的，哪些研究是低质量的。然而，这种分类并不是二元的，证据的质量是一个连续体，一般来说，关于治疗疗效问题的最高质量证据来自随机对照试验（RCTs）和对随机对照试验的系统回顾。这样做的原因是，如果操作正确，随机化过程应该平衡治疗组之间已知和未知的预后影响因素，组间唯一的区别是相关干预治疗。但随机对照试验也并不总是处于证据层次的顶端，循证医学也鼓励在存在实质性方法缺陷的情况下降低证据等级[3]。例如，如果一项研究的规模太小，无法有效平衡不同群体的预后因素，这可能导致该研究从最高证据级别降级。前瞻性队列研究通常处于第二层证据（Ⅱ级证据），因为它们缺乏旨在平衡预后影响因素的随机化过程。因此，他们更有可能存在偏倚，质量更低。回顾性研究属于Ⅲ级证据，因为它们比前瞻性研究更具偏倚，例如，回忆偏倚。病例系列为Ⅳ级证据，因为它们缺乏对照组。因此，我们不能确定明显的疗效是否归因于治疗，还是有其他一些影响因素，如时间。专家意见是Ⅴ级证据，因为意见很容易受到个人观点、利益冲突和确认偏倚等其他因素的影响。通过在研究中运用批判性的视角，我们可以实践"开明的怀疑主义"，以合理地确定我们选择使用的治疗方法是有效的。

### 1.1.2　临床专业知识

对循证医学持批评态度的人经常抗议说，循证医学淡化了临床医生的专业知识，而倾向于一种冷漠、精于算计的医学模式，这种模式只建立在证据[4]的基础上。但事实并非如此。证据不能代替临床培训和经验，仅凭证据是不足以做出临床决定的。正确应用循证医学需要专家知识和证据的结合。医学文献使用者指南的JAMA系列是一个重要的循证医学资源，指导如何评估特定证据是否适用于特定的[5]患者。它引导临床医生提出"研究中的病人和我的病人相似吗？"这一问题，要回答这个问题，临床医生必须运用他们的诊断专业知识和判断。例如，外科医生可能会认为，一项主要包括老年女性伴发疾病患者的研究不一定适用于优秀的男性运动员，即使证据质量很高。

### 1.1.3　患者的价值观

循证医学的第三个主要组成部分是患者价值观[6,7]。尽管这一点最常被遗忘，但它自20世纪90年代[1]以来就被写入了循证医学的正式定义中。除了现有的最佳证据和临床医生的专业知识外，我们还必须考虑到患者的偏好。例如，一个热爱运动、刚退休的髋骨关节炎患者可能比一个非常年长的人更重视假体的寿命。同样，患有中度膝关节炎的年轻女精英可能会更青睐让她更快恢复工作的治疗方案。这一原则特别强调，循证医学并不是一套死板的规则，也不是让一种治疗方法适用于所有的患者。

## 1.2　循证医学有什么缺点吗？

循证医学并不完美，而且还在不断发展之中。一个重要的挑战是正确地执行循证医学需要大量的临床实践。这对于任何其他技能来说都是一样的，例如，人工关节置换医生要经过十年或更长时间的培训才能成为人工关节置换专家。有时，在循证医学中会出现可行性问题，例如，要获得最高质量的证据（即随机对照试验RCTs），需要花费数年时间和数百万美元才能正确地完成。然而，如果随机对照试验不可行，我们还可以采用更快和更经济的设计来实现。例如，我们可以进行配对样本的回顾性图表分析或基于倾向评分的统计调整。这个设计不像随机对照试验那么强大，但可以有效地提供比单纯病例报告更好的证据。

循证医学最大的挑战之一是，有时政策制定者和临床医生忽略了，仅凭证据是不够的，他们制定了过于严格的政策，并声称这些政策是基于证据的。我们需要将临床判断与患者价值观诉求相结合，即应与个体化医疗的原则相协调。循证医学的另一个缺陷是错误地认为试验结果不能适用于个别患者，他们只适用于"一般的病人"。然而，有关循证医学的书籍[5]和研讨会[8]已就如何个体化地将循证医学应用于病人给出了明确的指导。

## 1.3 什么是个体化医疗？

个体化医疗是一种源于基因组学的治疗理念，在癌症治疗中有着特殊的应用。其理念是：可以将患者分为风险组（例如，生物标志物存在与否），并根据风险因子[9]给予个体化治疗。这一理念在骨科有明确的应用，特别是在关节置换术中，尽管没有发生严重的并发症，但许多患者对他们的置换效果并不满意[10]。而运动学对线技术可以恢复个体关节解剖和软组织平衡，应用3D打印是这一创新技术，它的定制假体可以更准确地模拟

自然关节，手术过程中机器人可以更精确地截骨，因此在某些特定方面的个体化可以在骨科领域获得受益。然而，定制的假体和技术创新会提高手术成本，我们需要证明这些干预措施值得这样做。

## 1.4 循证医学和个体化医学是否存在矛盾？

当Gordon Guyatt教授被问到这个问题时，他的回答是"我觉得这有些可笑"[11]。有些人认为个体化医学是站在循证医学的对立面，或者二者在某种程度上存在分歧的观点，是源于对循证医学是什么、不是什么的根本误解。甚至有些人认为循证医学是教条主义，是不考虑患者的价值观或个体差异性，没有临床判断，只有随机试验；认为循证医学只是一套不变的规则。以上这些误解造成了个体化医学和循证医学认识之间的分歧，让我们来逐一纠正这些误解。

- 循证医学是否是教条主义？循证医学不是教条，它是一套指导方针，帮助我们决定医疗干预是否有效和安全，以及证据是否适用于我们的患者。个人的专业知识、决策和判断在循证医学的每一个阶段都会发挥作用。

- 循证医学是否没有考虑到患者的价值观？循证医学的三个基本原则之一，是在选择治疗方法时，应考虑患者的需求和患者之间的差异性。有一个完整的领域专门研究如何最好地实现这一点，例如，患者辅助决策或共享决策[12]。此外，在为研究进行设计和选择

结果时[13]，循证医学就开始将患者作为合作者。

- 循证医学是否没有考虑到患者间的差异？循证医学为患者间的组间差异分析提供指导，就像"分层医学"那样将患者有价值的预后变量进行分组，分组可使我们对不同组别的患者得出不同的结论[14]，例如，在SRINT试验中，研究扩髓与非扩髓髓内钉治疗胫骨骨折，开放性骨折与闭合性[15]骨折的疗效不同。

- 是否缺乏足够的临床判断？循证医学的三大基本原则之一是，仅凭证据并不能取代临床判断，临床专家仍然需要决定这些证据是否适用于特定患者。

- 是否只有随机试验才有意义？循证医学承认有很多方法可以获得证据。证据层次的存在证明了这一点。有时，由于伦理或可行性的原因，患者不能随机化，在这种情况下，循证医学会说RCT不是最好的可用证据。EBM也一直有N-of-1试验的选择，这是一个将患者作为他们自己的对照组的试验[16]。这种N-of-1的方法允许临床医生确定一种治疗是否适用于特定情况，并且能比单纯病例报告提供更好的证据。

- 循证医学是否为一套不变的规则？循证医学不是一套规则（参见第1点），而且循证医学是不断发展的。循证医学中的一些较新的创新包括更好的传播证据的方法（例如，正交证据；myorthoevidence.com），将循证医学的概念扩展到诊断和预后研究以及干预［例如，推荐分级、评估、发展和评价（GRADE）组的工作］[17]，快速综合信息的方法（例如，BMJ快速推荐；bmj.com/rapid-recommendations），以及不断发展的数据分析方法，特别是非随机对照数据。

## 1.5　那么，循证医学与个体化医学可以共存吗？

循证医学与个体化医学不仅可以共存，而且应该共存。个体化的医疗干预促进了骨科和其他领域的创新。然而，在这些干预措施被广泛采用之前，仍然需要对其有效性、成本–效益和安全性进行评估，需要用一个批判的视角对标准方法进行评估。例如，可以随机分配患者接受传统的单髁置换术（UKA）和定制的单髁置换术。这样的研究将结合这两种方式的优点，促进该领域的创新，循证医学和个体化医学没有理由不携手同行。

## 参考文献

1. Sackett DL, Rosenberg WM, Gray JA, Haynes RB, Richardson WS. Evidence based medicine: what it is and what it isn't. BMJ. 1996;312(7023):71–2.
2. Panesar SS, Philippon MJ, Bhandari M. Principles of evidence-based medicine. Orthop Clin North Am. 2010;41(2):131–8.
3. Guyatt GH, Oxman AD, Kunz R, Vist GE, Falck-Ytter Y, Schünemann HJ, GRADE Working Group. What is "quality of evidence" and why is it important to clinicians? BMJ. 2008;336(7651):995–8.
4. Wilson K. Evidence-based medicine. The good the bad and the ugly. A clinician's perspective. J Eval Clin Pract. 2010;16(2):398–400.
5. Guyatt GH, Haynes RB, Jaeschke RZ, et al. Users' guides to the medical literature: XXV. Evidence-based medicine: principles for applying the Users' guides to patient care. Evidence-based medicine working group. JAMA. 2000;284:290–6.
6. Kelly MP, Heath I, Howick J, Greenhalgh T. The importance of values in evidence-based medicine.

BMC Med Ethics. 2015;16(1):69.

7. Guyatt G, Montori V, Devereaux PJ, Schünemann H, Bhandari M. Patients at the center: in our practice, and in our use of language. ACP J Club. 2004;140(1):A11–2.

8. McMaster Evidence-Based Clinical Practice Workshops. https://ebm.mcmaster.ca/.

9. Academy of Medical Sciences. Stratified, personalised or P4 medicine: a new direction for placing the patient at the centre of healthcare and health education (Technical report). 2015. https://acmedsci.ac.uk/download?f=file&i=32644.

10. Gunaratne R, Pratt DN, Banda J, Fick DP, Khan RJK. Robertson BW. Patient dissatisfaction following total knee arthroplasty: a systematic review of the literature. J Arthroplast. 2017;32(12):3854–60.

11. Guyatt G, Jaeschke R. Evolution of EBM. Part 1: EBM and personalized medicine. Are they different? 2018. https://empendium.com/mcmtextbook/interviews/perspective/197445,evolution-of-ebm-part-1-ebm-and-personalized-medicine-are-they-different.

12. Montori VM, Breslin M, Maleska M, Weymiller AJ. Creating a conversation: insights from the development of a decision aid. PLoS Med. 2007;4(8):e233.

13. Sacristán JA, Aguarón A, Avendaño-Solá C, Garrido P, Carrión J, Gutiérrez A, Kroes R, Flores A. Patient involvement in clinical research: why, when, and how. Patient Prefer Adherence. 2016;10:631–40.

14. Sun X, Ioannidis JP, Agoritsas T, Alba AC, Guyatt G. How to use a subgroup analysis: users' guide to the medical literature. JAMA. 2014;311(4):405–11.

15. SPRINT Investigators, Sun X, Heels-Ansdell D, Walter SD, Guyatt G, Sprague S, Bhandari M, Sanders D, Schemitsch E, Tornetta P 3rd, Swiontkowski M. Is a subgroup claim believable? A user's guide to subgroup analyses in the surgical literature. J Bone Joint Surg Am. 2011;93(3):e8.

16. Guyatt G, Jaeschke R, McGinn TPART. 2B1: therapy and validity. N-of-1 randomized controlled trials. In: Guyatt G, Rennie D, Meade MO, Cook DJ, editors. Users' guides to the medical literature. New York: McGraw-Hill: American Medical Association; 2002. p. 275e90.

17. Iorio A, Spencer FA, Falavigna M, Alba C, Lang E, Burnand B, McGinn T, Hayden J, Williams K, Shea B, Wolff R, Kujpers T, Perel P, Vandvik PO, Glasziou P, Schunemann H, Guyatt G. Use of GRADE for assessment of evidence about prognosis: rating confidence in estimates of event rates in broad categories of patients. BMJ. 2015;350:h870.

# 第一部分

···

# 个体化髋关节置换术

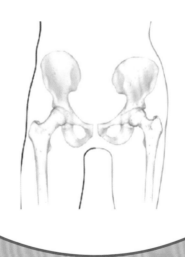

# 第 **2** 章

# 髋关节置换相关的解剖和生物力学

Romain Galmiche, Henri Migaud and Paul-E.Beaulé

**关键点：**

- 外科医生须根据患者的性别、地域，是否患有特定疾病的因素来应对解剖的差异性。外科医生须采用不同的手术技术和/或假体的位置，以适应所有的解剖结构差异，或者采用定制的假体。

- 假体位置需准确，因为假体位置的误差会改变基本的生物力学，从而影响临床结果。

- 更好地掌握关节解剖结构的功能定位和股骨髋臼假体的相互作用将有利于髋关节置换，并为未来的创新提供参考。

R. Galmiche · H. Migaud
Service d'orthopédie C, Hopital Salengro, Centre
Hospitalier Universitaire de Lille, Lille, France
e-mail: hemigaud@nordnet.fr

P.-E. Beaulé (⊠)
Orthopaedic Department, The Ottawa Hospital,
Ottawa, ON, Canada
e-mail: pbeaule@ottawahospital.on.ca

现代全髋关节置换和髋关节表面置换术已被证明能产生良好的临床效果。材料、手术技术的进步，以及外科医生的关节解剖学和生物力学知识的提高，使关节置换更为成功。成功的髋关节置换手术依赖于对髋关节解剖及其生物力学的正确理解。在本章中，我们将回顾这些要点。

## 2.1 正常的髋关节生物力学

Etienne-Jules Marey早期提出了实时摄影，这种方法能够精确捕捉人类的运动，从而使得对人类步态的理解更加透彻。红外摄像及肌电图仪和力学平台等技术的进步，使我们不仅加深了对人类运动的理解，也加深了对手术效果的理解。随着步态实验室的发展，髋关节生物力学的重要性变得越来越突出，步态实验室使我们对髋关节的内在功能有了更准确和更深入的认识。

### 2.1.1　运动学

髋关节允许在三个平面运动（矢状面、冠状面和水平面），因为它是球窝构造。

一些作者描述股骨头呈卵圆形[1]。与真正的球窝关节相比，这种特殊的形状使关节不容易脱位。此外，这种形状有助于产生最佳的应力作用和分布[2]。以同样的方式，髋臼软骨的马蹄形几何形状被证明优化了接触应力分布。因此，通过对这些解剖学特征的认识，我们明白了在保持稳定性的同时增加活动度是球形假体面临的最大挑战。

矢状面展现了最大的被动运动范围：屈曲活动度平均达100°（伸膝时）和140°（屈膝时由于腘绳肌松弛）；伸展为15°～20°。在冠状面，外展范围为10°～45°，内收范围为10°～30°。外旋达到60°，内旋达到30°，如果软组织进一步松弛，髋关节屈曲时可活动范围更大外旋达到90°，内旋达到60°。当然，活动范围受个体间差异的影响。性别、年龄、个体解剖结构（股骨颈角度、股骨颈偏心距、髋臼形态等）和体力活动强度是影响髋关节活动范围的主要因素。例如，髋外翻比起髋内翻不仅外展角度的峰值更大些，而且股骨颈与髋臼的撞击也更迟一些。

作为一名骨科医生，了解日常生活中髋关节运动范围是很重要的。例如，在地板上系鞋带需要125°的髋关节屈曲、19°外旋和15°外展；上楼梯平均需要髋关节屈曲70°；下楼梯需要35°。这些步态是人类特有的体征。这是一系列的不平衡的运动，实际上比人类眼睛看到的要复杂得多。矢状面的测量（图2.1）显示，当肢体向前移动进

行脚跟着地时，髋关节在步态的后期摆动幅度最大，屈曲35°～45°，然后髋关节随着身体向前移动而伸展，在脚跟离地时达到伸展峰值。前方和侧方运动亦如此。外展发生在步态的摆动阶段，并在脚尖离开后达到最大值。脚跟着地时，髋关节翻转内收，并在站立阶段保持内收。摆动时髋关节外旋，为了给足部着地提供合适的角度，髋关节内旋。随着对侧髋关节向前移动，这种内旋逐渐消失。人们还应该考虑行走过程中骨盆的运动（矢状面、水平面和冠状面）。骨盆运动在个体之间差异很大，其幅度取决于多个参数，如行走速度、骨盆和髋关节解剖结构（如骨盆宽度）、脊柱和髋关节的灵活性等。这种骨盆运动对髋关节生物力学和退化风险有显著影响。必须承认，当大腿向前移动时骨盆经历轴向旋转大约8°。在脚趾离地之前，半个骨盆也有一个提高的运动趋势（相当于冠状面的5°旋转），这就是Jean Dubousset提出的"骨盆椎"的概念。这些运动状态需要进一步研究，因为它们在个体之间差异很大，在动态情况下可能对关节假体产生不利影响（边缘载荷和撞击）[3]。

### 2.1.2　动力学

关节反作用力是关节内对作用在关节上的力产生的反作用力。对髋关节来说，这是身体重量力臂和外展张力相对平衡以保持骨盆水平的结果。髋关节作用力是地面对体重的反作用力和体内肌肉收缩力的组合。髋关节反作用力可以通过假体内置在一个简单的2D模型体现，当双腿相等地支撑身体的重量时，在站立的位置，重力矢量位于两个髋关节的中心。因此，每个股骨头支撑一半的

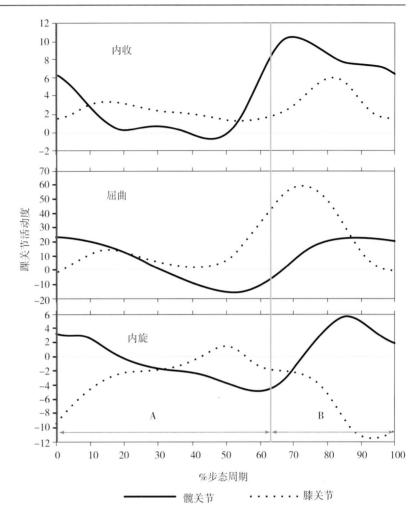

**图 2.1　正常步态周期中髋关节的三维运动**

红色垂线代表脚跟着地，绿色垂线是脚趾离地；A：站立阶段，B：摆动阶段

体重。事实上，在这个模型中，骨盆是稳定的，没有肌肉反作用力。单腿站立时，体重的 5/6 作用在站立的这个股骨头上；它的矢量是垂直的。与此相对应，外展肌的力量与垂直线成 30° 的角度，方向为内上侧。体重和外展肌的力臂可以在骨盆 X 线片上确定（图 2.2）。因此，为了保持骨盆平衡，外展肌的力臂乘以杠杆臂（外部力矩）必须等于体重力臂乘以杠杆臂（内部力矩）。

由于外展肌的有效杠杆臂比体重的有效杠杆臂短得多，所以外展肌的合力必须是体重的倍数。随之而来的是，在步态中，

髋关节的峰值应力可以达到体重的 1.8 ~ 4.3 倍[4]。对于跑步或滑雪等活动，这些数字可能会上升到体重的 8 倍。这就凸显了在假体选择、植入、磨损和耐用性方面首先应考虑机体面临的这些高应力。在股骨头上，最大接触压力出现在行走过程中的上前方区域，而对于髋臼，后上方区域更容易受到磨损。主要是由于后缘接触面积较小，因此当从站立到坐位或从坐位到站立时髋臼后缘压力较高。事实上，当髋关节屈曲时，接触区域会向后移动。站立姿势通常有两个髋关节合力峰值：第一个在站

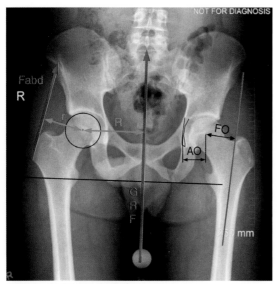

**图 2.2　骨盆正位 X 线片**

Fabd：外展肌力，GRF：地面反作用力，FO：股骨偏心距，AO：髋臼偏心距，r：外展力臂，R：身体重力臂

立初期，第二个在站立后期。同时还应该考虑到水平面上的应力，这些应力可能会对假体磨损率产生影响，只是它们的影响尚未完全了解。

许多参数影响合成髋关节接触应力的强度和再分布。从力学角度来看，外展力臂（与颈干角和颈长相关）和体重力臂（与骨盆宽度相关）是两个重要参数，特别是因为它们可以很容易地通过 THR 手术进行调整。张力的增加将导致维持骨盆水平所需的外展力减少，它会降低髋关节的反作用力。同样，更宽的骨盆会增加杠杆力臂的重量，从而增加单腿站立时的髋关节接触力。这些所有都是反之亦然，同样适用于人工髋关节，就像在本章开头描述的那样，髋关节实际上比简单的球窝模型更复杂。软骨和骨具有弹性，髋关节负荷越大，越易导致髋臼变形，造成轻微的差异，卵圆形股骨头以及髋臼和股骨头的方向，在髋关节接触应力的大

小和再分配中起到重要作用。除了滑动运动之外，非球形还允许滚动运动，这是理论上仅仅存在于球窝模型中的运动。因此，研究表明，这些贝壳状或椭圆形有助于最佳的应力大小和再分配。同样，髋关节置换术中失去弹性软骨，从而不能使优化负荷转移。Sanchez Egea 报道说，在体外研究中发现，髋臼前倾的减少会导致髋关节负荷的急剧增加。当股骨前倾或颈干角度减小时，可观察到类似的结果[5]。然而，我们还应考虑在体内前倾-外展的股骨和髋臼之间的相互作用。事实上，同髋臼和股骨近端的方向关系更为相关。因此它引入了联合前倾角的概念，建议柄和杯前倾角之和接近 37°[6]。准确的联合前倾角使股骨头和髋臼杯之间更友好的相处，在整个体内活动范围没有撞击。

在人工关节中，股骨头直径、关节间隙和髋臼杯方向是影响头/髋臼接触面积（或接触印迹）以及髋关节接触应力的重要参数。对于更大直径的股骨头，人们会期望在头部和臼之间有更大的接触面积。然而，接触印迹的大小与杯的内径密切相关。因此，过大的关节间隙会减小接触印迹的面积，提高潜在的磨损率。另一方面，低间隙髋关节具有更适合的接触和更大的接触印迹，这减少了接触印迹边缘和髋臼杯缘之间的距离，从而增加了边缘负载和磨损的风险。当头臼之间的接触印迹延伸到杯体边缘时，会产生边缘载荷，导致局部压力大幅增加，影响润滑机制，磨损增加。现在间隙被认为是边缘负载现象的一个重要因素[7]。这一考虑对大直径的金属-金属表面假体（MOM， metal-on-metal）尤为重要。为了避免边缘负载增加的过度磨损现象，建议外展角≤45°，对于金属-金属的髋关节假体来说，髋臼杯的前倾对磨损影响不太大，应与股骨柄一起考虑[8]。然而，改变髋臼杯的倾斜度或前倾角会以相反的方式影响前上部和后上部的髋臼与股骨头接触区域。金属-金属的光滑表面，22mm、28mm或32mm聚乙烯的衬垫磨损率没有显著变化。然而磨损的体积随着股骨头尺寸的增加而增加，因为它影响头臼之间的滑动距离。

## 2.2 髋关节解剖变异性

为了恢复髋关节自身的生物力学，全髋关节置换手术往往旨在遵循患者的个体解剖。然而，髋关节解剖结构受个体间差异的影响。我们理解了与此相关的手术困难，特别是我们能否用假体恢复患者的自身生物力学。

**是否存在性别差异?** 除了年龄、体重和身高在个体差异中起主要作用，还有其他因素与解剖变异有关。性别是与解剖变异相关的首要因素[9-13]，骨盆根据性别表现出特定的特征；与男性相比，女性骨盆宽，髋臼更深，前倾角（21°：18°）[14]和外展角（38.5°：36°）更大[15]（图2.3）。

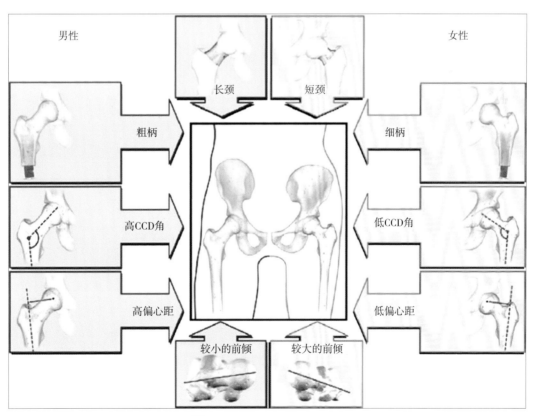

图 2.3 髋关节形态的主要性别差异[14]

CCD：颈干角

这些差异的部分原因为了是适应女性分娩需较宽的产道。然而，随着骨盆变宽，体重力臂增加，这与更深的髋臼（髋臼内陷）有关，从而减少了身体重力臂。在股骨侧，与男性相比，女性股骨头直径较小（根据身高和体重调整），股骨前倾角较大，股骨干较细，颈干角较小，股骨偏心距较小：48mm：55mm。另一个主要差别是女性骨密度较低，尤其是绝经后，增加了假体周围骨折的风险。这些解剖差异及其对关节置换的影响在金属-金属髋关节表面置换术中表现非常明显，其中较小尺寸的股骨头和髋臼方向会导致更高的手术失败风险。在活动范围上也有差异：女性表现出更大的髋关节内收和内旋（髋关节屈曲90°），而男性表现出更大的髋关节外展和外旋。

**有种族/人种差异吗？** 从20世纪50年代开始许多研究报道了高加索人群与非洲人群相比骨盆更宽（骨盆入口和出口）。这被认为与更高的地理纬度有关。许多因素可以解释世界各地骨盆形状的差异。气候适应理论最近得到了关注，该理论声称在低纬度地区可以看到较窄的骨盆，而在更北部的地区可以看到较宽的骨盆，以节省热量和能量。它质疑了从最初提出到现在仍被广泛接受的理论，即骨盆形状是有效的两足运动和新生儿安全分娩之间进化妥协（产科困境）的结果。事实上，可能有多种因素影响骨盆形状，环境和生活方式（例如营养、活动）可能与种族/地理

因素同样重要。例如，关于颈干角，活动水平是一个很强的决定因素，因为随着活动水平的增加，股骨颈往往会变得更加内翻[9,10]。最后，除了性别差异之外[18]，骶骨几何形状和脊柱-骨盆排列的种族差异已经有报道[17]。

**是否存在"标准化"髋关节？而与性别或种族无关。** 人群中存在一些固有的变异，它们有时会导致病理过程。在健康人群的X线片上发现，有6%的髋关节存在髋臼后倾，在骨关节炎和Legg-Perthes-Calve队列中影响分别升高到20%和42%[19,20]。髋关节内翻可能占总人口的5%～20%[21]。髋臼后倾是髋关节发育不良的一种特殊形式，其特征是髋臼后外侧方向异常。这种病理生理学使个体股骨颈前部撞击髋臼前缘和盂唇的可能性增加。同样，髋关节发育不良在健康成年人群中的患病率为3.6%～4.3%[22]。这些病理结构会给假体植入手术带来技术挑战，特别是在极端状态下，有时这些病理结构的组合可能会同时出现，如髋关节脱位、下肢长度差异、髋臼后上方缺损和髋臼后倾。骨盆、股骨之间的动力学研究发现，前倾和后倾的概念非常复杂。首先，站立姿势的骨盆倾斜值因人而异，高加索人群的平均值为12°，标准差约为6°[17]。此外，在仰卧、站立和坐姿时骨盆倾斜度会发生变化，从而改变髋臼的功能方向；这是由腰椎在矢状面的灵活度实现的[23-25]。因此，我们必须知道这些变化是不可忽视的，尤其在仰卧位，骨盆向前倾斜，这

减少了髋臼假体的前倾，而在站立和坐位，会发生相反的情况，前倾增加[24,26]。Boese等人报告，颈干角在健康人群中个体差异为98°～160°。骨关节炎人群的个体间差异范围为115°～155°[27]。这反过来影响股骨偏心距，这是直接关系到颈干角和股骨颈长度。同样，股骨扭转也可以变化，导致前倾或后倾＞40°。考虑到常规骨盆X线片在评估股骨扭转和内侧偏心距方面的准确性较低，这可能证明需要3D导板。除了这些关键的重建参数之外，股骨髓腔的内径也有几种不同的形状，如通过髓腔闪烁指数和皮质-髓质指数测量的（图2.4）[28]。这与非骨水泥固定特别相关，在非骨水泥固定中，一个紧密的骨-假体界面是必不可少的。在一些更复杂的情况下，术者可能更喜欢髋关节表面置换术（图2.5）。此外，股骨头的血管化也存在解剖变异，特别是臀下动脉和旋股内侧动脉的情况，这在髋关节表面置换术中是重要的考虑因素[29]。因此，每个髋关节的功能是由解剖和几何形态共同组成。

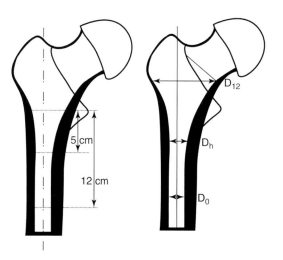

图2.4　女性股骨扩展指数 =D0/D12；髓质指数 = 内侧 + 外侧皮质厚度 /D0

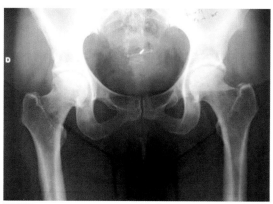

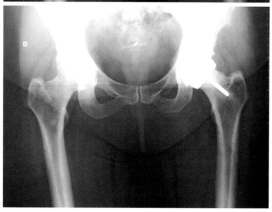

图2.5　图中说明了一个 50 岁的女性极小的髓腔闪烁指数的例子。因为，用常规的股骨柄很难恢复股骨偏心距，髋关节表面重建提供了可预测的解剖重建

## 2.3　影响临床结果的解剖学变异

### 2.3.1　假体的相对位置

髋关节置换和表面置换的目的是在无痛前提下重获髋关节活动度。假体位置在临床结果的各个方面都会起到重要作用：如功能、磨损率、并发症的发生和假体的寿命。

旋转中心：在冠状面图中，髋臼偏心距决定了旋转中心的内外侧位置（图2.2），通过髋臼假体的中心置入，可以减少身体的力臂，从而减少外展肌产生的力量，导致关节反作用力的减少。但是过度的内移会降低外展肌的张力，需要同时调整股骨偏心距。

因此，为了恢复联合偏心距（髋臼和股骨偏心距之和）以保持足够的外展肌力，必须增加股骨偏心距[30]。如果联合偏心距减小，外展肌力下降，关节容易脱位。相反，如果联合偏心距增加，外展肌张力会过大，可能会产生更多的转子疼痛，股骨柄上也会有更多的扭转力，会导致假体松动[31]和假体周围骨折问题。当旋转中心外移时，股骨偏心距必须减小，以保持大转子和骨盆之间的自然关系。然而，股骨偏心距的减小直接减小了外展力臂，这意味着外展肌力必须产生更大的力来稳定骨盆，因此增加了接触表面的联合反作用力和磨损。据报道，有一种几何技术通过使用U标志点来找到理论旋转中心；旋转中心的侧位-高度与骨盆的宽度-高度之间是存在恒定比率的，此比率已被发现。因此，它可以适用于骨盆两侧都有病理性改变的病例[32]。

**臼杯方向。**髋关节假体手术需要去除盂唇并减小股骨头假体的尺寸。鉴于此，髋关节的稳定性不能保持不变。天然髋臼170°覆盖股骨头，而假体髋臼杯为180°设计（对于表面置换术臼杯为170°或更小）。因此，臼杯定位必须考虑稳定性，避免假体撞击。臼杯定位还必须考虑对磨损的影响。对于臼杯围绕自身旋转中心的位置，必须考虑两个参数：它的外展角和前倾角。臼杯的外展角在边缘负载通过影响CPCR（接触印迹中心到边缘的距离）和CPER（接触印迹边缘到边缘的距离），在边缘负载中起作用。臼杯外展角越大，为了避免边缘负载，CPCR越大。因此，边缘负载影响滑液的润滑状态和流动，这将进一步增加磨损率。关于臼杯前倾，这

是假体稳定性的一个重要特征，因为更前倾的杯体有助于避免后脱位。话虽如此，臼杯假体并不是髋关节稳定性的唯一决定因素，因为其他因素（如手术方式、假体设计、股骨头大小、假体颈部前倾）也起着重要作用。已经描述了几种在手术中定位臼杯的方法，并且使用了内和/或外关节解剖标志位置。Lewinnek最初描述了臼杯植入安全区，以减少脱位的风险。它被定义为15°±10°前倾角和40°±10°外展角。然而，更个体化的个体"安全区"概念的出现，及对腰骨盆矢状运动学和功能性髋臼更好的理解，使人开始对Lewinnek所谓安全区的意义提出了质疑[33,34]，髋关节置换术正从系统方法转变为对不同患者的个体化手术方法[33,34]。

**股骨柄定位。**股骨柄植入错误将会影响髋关节解剖和生物力学的恢复。它在内翻或外翻中的定位可能会增加或减少股骨偏心距和外展力臂，成为影响临床预期的潜在因素。同样，股骨柄植入的误差将改变杠杆力臂，潜在地引起撞击，并影响股骨头和髋臼之间接触面的位置。最重要的是，双下肢不等长显然与股骨柄头尾定位直接相关，是美国外科医生官司的第二大原因[35]。

### 2.3.2　相关的假体特性

如上所述，假体定位可以改变自然解剖和生物力学，但是假体本身也不同于自然解剖。在股骨侧，从卵圆形转换为完全球形改变了解剖结构。研究表明，与真正的球窝关节相比，这种特殊的卵圆形使关节不太可能再脱位。此外，这些形状可能有助于最佳的应力大小和分布。除此之外，在人工髋关节手术中去除了盂唇，这强调了如何在髋关

手术中修正解剖学概念。在正常的髋关节生物力学中，盂唇是髋关节内能保留一层（负压产生的）压力下关节液的重要结构，关节液对于关节润滑和负荷分散非常重要，它密封在股骨头周围，其产生的吸力作用被认为是髋关节稳定性的一个保护因素[36]。这对于增加接触面积，从而减少接触应力很重要。通常的假体头部尺寸在22～36mm之间，而女性的原始平均头部尺寸为49mm，男性为53mm。这种尺寸减小的主要缺点是稳定性受损。众所周知，当今的脱位率随着股骨头尺寸的增加而降低。股骨头尺寸的减小也会对本体感觉产生负面影响。另一点是头颈部偏心距调整；其主要影响是活动范围和假体撞击风险（另外受臼杯定位和股骨柄前倾的影响）。假体撞击可能导致杯体松动（通过增加臼杯上的扭矩）、假体不稳定、磨损增加和内衬断裂。较大的股骨头将提供更好的头颈部偏心距，从而降低假体撞击的风险，并保证更好的活动范围。几位作者指出，当人工股骨头直径≥32mm时，这种风险可以忽略不计[37,38]。股骨偏心距由股骨干设计决定，其恢复与可用的假体组合密切相关。另一个要考虑的因素是通过使用15～20cm长的钛或钴铬合金柄来改变股骨干内部的杨氏弹性模量。它提出了关于本体感觉调整的问题，最重要的是，引入了应力屏蔽的概念。微型股骨柄的设计和表面重建可以通过使股骨干自然变形和弹性来获得更好的本体感觉，主要适用于从事冲击运动（跑步）的患者。然而，评估这种假设的科学方法是有限的。此外，使用传统的股骨柄，一部分应力直接转移到股骨干，绕过干骺端区域。随后涉及非

自然骨重塑现象，改变了最初的骨结构。髋关节表面置换术通过保持接近自然的应力分布避免了这些缺点。

## 2.4 什么时候可以安全地重建髋关节解剖？

骨关节炎可以是原发性的，也可以是继发性的。在原发性病例中，患者的解剖结构被认为是正常的，并可能被复制，而在一些继发性骨关节炎病例中，患者的髋关节解剖结构被认为是异常的，关节软骨损伤是髋关节生物力学改变的结果。正如 Karimi 等人[39]提到的，我们必须对年轻患者更加小心，因为在这个群体中继发性关节炎的占比较高。"在进行髋关节置换手术时，哪些髋关节解剖结构可以安全恢复？"问题的答案仍然难以找到。

重要的是要意识到，当从解剖学上看植入现代假体时，大多数导致髋关节退化的异常髋关节解剖结构（凸轮效应、导致钳形股骨-髋臼撞击的异常组合前倾、髋臼顶缺损）会自动得到纠正。尽管如此，严重异常的髋关节解剖结构（例如，非典型的股骨和/或髋臼前倾，髋臼前凸）可能需要纠正，因为它们可能在生物力学方面较差。对于股骨和/或髋臼前倾异常的个体，应：（1）评估个体脊柱-髋关节的关系，以了解功能性髋臼方向；（2）使用模拟髋关节假体进行3D规划，以预测最佳植入物定位和设计。对于前凸髋臼或发育不良髋臼伴有髋臼顶缺损者，必须重建一个合适的旋转中心，该旋转中心将偏离结构中心。不管突出的严重程度如何，髂-

坐骨线仍然是重建旋转中心的良好标志；目标是使髋关节中心移向外侧，以避免不稳定和颈骨柄假体撞击。髋臼顶的任何严重缺损都应通过植骨或金属块增强，添减加强环来纠正。

股骨近端的解剖结构因人而异。髋内翻和髋外翻，以及不寻常的股骨偏心距，都是解剖学上的特征，通常必须加以重视。除了发育性髋关节疾病，股骨近端解剖结构的任何改变都可能阻碍最佳临床结果[40]。本章下文详细介绍了在面对个体极端解剖异常情况时恢复这些参数的外科手术解决方案。尽管如此，髋关节表面置换似乎是保持股骨侧自然髋关节解剖的最佳方法，尽管在技术上很费力。当进行髋关节表面置换术时，必须特别注意髋关节的头颈部偏心距，这是由于凸轮型撞击进而退化导致的。为了在这些病例中获得良好和稳定的结果，在表面重建的同时需要对这种骨撞击进行外科矫正。这可以通过最大化股骨假体和/或前移股骨假体，有时需要股骨颈前上方成形来实现。

髋关节骨关节炎通常会因关节面磨损而导致真实情况的下肢长度差异。人们不应该忽视功能性下肢长度差异，可能原因是固定骨盆倾斜度和/或髋关节僵硬引起的。对这些机制的理解，是重建正确的下肢长度，以及避免出错的关键。股骨的长度是一个参数，可以通过调整柄的头尾向位置和股骨头颈部长度来恢复。然而，我们必须记住，我们的手术有时会通过延长髋关节（在高度发育不良的情况下）或增加整体偏心距（在突出的情况下）导致功能性下肢长度差异。这些功能差异通常在手术后一年内得到解决，因为软组织可以逐渐重塑。

## 2.5 假体在修复天然髋关节解剖中的局限性

假体植入物有两种局限性。首先，存在髋关节假体套件规模的强制限制。尺寸范围被限制在钟形曲线中心90％的范围内。对于大多数股骨柄，股骨偏心距随内植物大小而增大；当患者存在股骨宽度和股骨偏心距不匹配时，可能会出现问题（图2.6）。然而，组配式，尤其是在过去几十年中组配式股骨颈，可以为一些病例提供解决方案。其次，还有一个技术上的限制：例如，过长的股骨颈，由于存在假体颈断裂的风险，假体植入物不能被安全复制。这意味着即使是定制的假体在处理极端解剖情况时也会遇到困难。如图2.7所示，定制假体有时使我们能够处理异常解剖，如极端髋内翻。非骨水泥固定模式保持不变（即使假体设计适合股骨髓腔）而股骨柄必须承受的扭矩变得更高。也许我们应该关注作为这种用途定制的假体的远期寿命。

## 2.6 小结

目前由于材料和假体工程提供了技术上的可能性，需要考虑髋关节解剖的个体间差异，这种观念正在骨科医师群体中获得认可。越来越多的技术方案可以解决适合各种股骨和髋臼形状的问题。与此同时，最近文献对髋关节生物力学的理解，关于股骨和髋

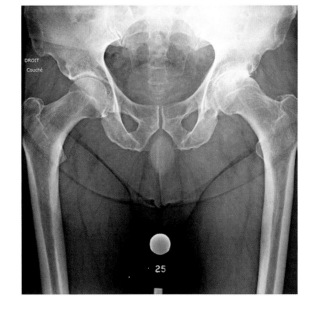

图 2.6　这是一名 72 岁的男性患者，从骨盆正位片发现股骨偏心距和颈部长度明显异常，而其股骨髓腔相当狭窄。如果不使用导航模板，错误的做法是试着用上一个常规型的股骨柄，所选的尺寸必然很小，因为在股骨髓腔中很快获得压配。因此，与股骨柄大小相关的股骨偏心距一定不可能得到恢复。而后决定使用定制的股骨假体（图 2.7）

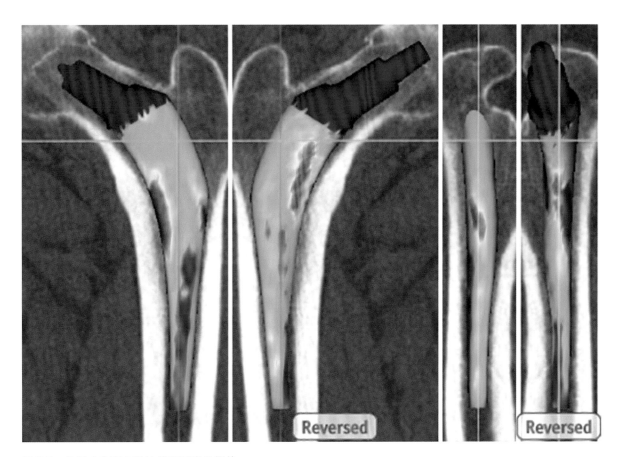

图 2.7　为图 2.6 病人设计的定制股骨假体

臼之间的动态关系，改变了我们对髋关节解剖的传统观点。这些概念对每个骨科医生来说都是一个挑战，应该成为我们未来研究的重点核心。

# 参考文献

1. Menschik F. The hip joint as a conchoid shape. J Biomech. 1997;30(9):971–3.
2. Gu D-Y, Hu F, Wei J-H, Dai K-R, Chen Y-Z. Contributions of non-spherical hip joint cartilage surface to hip joint contact stress. Conf Proc IEEE Eng Med Biol Soc. 2011;2011:8166–9.
3. Dujardin F, Selva O, Mejjad O, Pasero D, Piraux JL, Thomine JM. Intra and interindividual variations of pelvic mobility in normal adult walk. Rev Chir Orthop Reparatrice Appar Mot. 1995;81(7):592–600.
4. Bergmann G, Deuretzbacher G, Heller M, Graichen F, Rohlmann A, Strauss J, et al. Hip contact forces and gait patterns from routine activities. J Biomech. 2001;34(7):859–71.
5. Sánchez Egea AJ, Valera M, Parraga Quiroga JM, Proubasta I, Noailly J, Lacroix D. Impact of hip anatomical variations on the cartilage stress: a finite element analysis towards the biomechanical exploration of the factors that may explain primary hip arthritis in morphologically normal subjects. Clin Biomech. 2014;29(4):444–50.
6. Dorr LD, Malik A, Dastane M, Wan Z. Combined anteversion technique for total hip arthroplasty. Clin Orthop. 2009;467(1):119–27.
7. Underwood RJ, Zografos A, Sayles RS, Hart A, Cann P. Edge loading in metal-on-metal hips: low clearance is a new risk factor. Proc Inst Mech Eng H. 2012;226(3):217.
8. Hart AJ, Ilo K, Underwood R, Cann P, Henckel J, Lewis A, et al. The relationship between the angle of version and rate of wear of retrieved metal-on-metal resurfacings: a prospective, CT-based study. J Bone Joint Surg Br. 2011;93(3):315–20.
9. Anderson JY, Trinkaus E. Patterns of sexual, bilateral and interpopulation variation in human femoral neck-shaft angles. J Anat. 1998;192(Pt 2):279–85.
10. Gilligan I, Chandraphak S, Mahakkanukrauh P. Femoral neck-shaft angle in humans: variation relating to climate, clothing, lifestyle, sex, age and side. J Anat. 2013;223(2):133–51.
11. Milligan DJ, O'Brien S, Bennett D, Hill JC, Beverland DE. The effects of age and gender on the diameter of the femoral canal in patients who undergo total hip replacement. Bone Jt J. 2013;95-B(3):339–42.
12. Tannenbaum E, Kopydlowski N, Smith M, Bedi A, Sekiya JK. Gender and racial differences in focal and global acetabular version. J Arthroplast. 2014;29(2):373–6.
13. Wang SC, Brede C, Lange D, Poster CS, Lange AW, Kohoyda-Inglis C, et al. Gender differences in hip anatomy: possible implications for injury tolerance in frontal collisions. Annu Proc Assoc Adv Automot Med. 2004;48:287.
14. Nakahara I, Takao M, Sakai T, Nishii T, Yoshikawa H, Sugano N. Gender differences in 3D morphology and bony impingement of human hips. J Orthop Res Off Publ Orthop Res Soc. 2011;29(3):333–9.
15. Traina F, De Clerico M, Biondi F, Pilla F, Tassinari E, Toni A. Sex differences in hip morphology: is stem modularity effective for total hip replacement? J Bone Joint Surg Am. 2009;91(Suppl 6):121–8.
16. DeSilva JM, Rosenberg KR. Anatomy, development, and function of the human pelvis. Anat Rec Hoboken NJ. 2017;300(4):628–32.
17. Endo K, Suzuki H, Nishimura H, Tanaka H, Shishido T, Yamamoto K. Characteristics of sagittal spino-pelvic alignment in Japanese young adults. Asian Spine J. 2014;8(5):599.
18. Legaye J, Duval-Beaupère G, Hecquet J, Marty C. Pelvic incidence: a fundamental pelvic parameter for three-dimensional regulation of spinal sagittal curves. Eur Spine J. 1998;7(2):99–103.
19. Wassilew GI, Heller MO, Janz V, Perka C, Müller M, Renner L. High prevalence of acetabular retroversion in asymptomatic adults: a 3D CT-based study. Bone Jt J. 2017;99-B(12):1584–9.
20. Krebs V, Incavo SJ, Shields WH. The anatomy of the acetabulum: what is normal? Clin Orthop. 2009;467(4):868.
21. Diesel CV, Ribeiro TA, Coussirat C, Scheidt RB, Macedo CA, Galia CR. Coxa profunda in the diagnosis of pincer-type femoroacetabular impingement and its prevalence in asymptomatic subjects. Bone Jt J. 2015;97-B(4):478–83.
22. Tian F-D, Zhao D-W, Wang W, Guo L, Tian S-M, Feng A, et al. Prevalence of developmental dysplasia of the hip in Chinese adults: a cross-sectional survey. Chin Med J. 2017;130(11):1261–8.
23. Shon WY, Gupta S, Biswal S, Hur CY, Jajodia N, Hong SJ, et al. Validation of a simple radiographic method to determine variations in pelvic and acetabular cup sagittal plane alignment after total hip arthroplasty. Skelet Radiol. 2008;37(12):1119–27.
24. Eddine TA, Migaud H, Chantelot C, Cotten A, Fontaine C, Duquennoy A. Variations of pelvic anteversion in the lying and standing positions: analysis of 24 control subjects and implications for CT measurement of position of a prosthetic cup. Surg Radiol Anat SRA. 2001;23(2):105–10.
25. Lazennec J-Y, Rousseau M-A, Brusson A, Folinais D, Amel M, Clarke I, et al. Total hip prostheses in standing, sitting and squatting positions: an overview of our 8 years practice using the EOS imaging technology. Open Orthop J. 2015;9:26–44.
26. Grammatopoulos G, Gofton W, Cochran M, Dobransky J, Carli A, Abdelbary H, et al. Pelvic positioning in the supine position leads to more con-

sistent orientation of the acetabular component after total hip arthroplasty. Bone Jt J. 2018;100-B(10): 1280–8.

27. Boese CK, Dargel J, Oppermann J, Eysel P, Scheyerer MJ, Bredow J, et al. The femoral neck-shaft angle on plain radiographs: a systematic review. Skelet Radiol. 2016;45(1):19–28.

28. Fessy MH, Seutin B, Béjui J. Anatomical basis for the choice of the femoral implant in the total hip arthroplasty. Surg Radiol Anat. 1997;19(5):283–6.

29. Beaulé PE, Campbell P, Lu Z, Leunig-Ganz K, Beck M, Leunig M, et al. Vascularity of the arthritic femoral head and hip resurfacing. J Bone Joint Surg Am. 2006;88(Suppl 4):85–96.

30. Scheerlinck T. Cup positioning in total hip arthroplasty. Acta Orthop Belg. 2014;80(3):336–47.

31. Lecerf G, Fessy MH, Philippot R, Massin P, Giraud F, Flecher X, et al. Femoral offset: anatomical concept, definition, assessment, implications for preoperative templating and hip arthroplasty. Orthop Traumatol Surg Res. 2009;95(3):210–9.

32. Pierchon F, Migaud H, Duquennoy A, Fontaine C. Radiologic evaluation of the rotation center of the hip. Rev Chir Orthop Reparatrice Appar Mot. 1993;79(4):281–4.

33. Rivière C, Lazennec J-Y, Van Der Straeten C, Auvinet E, Cobb J, Muirhead-Allwood S. The influence of spine-hip relations on total hip replacement: a systematic review. Orthop Traumatol Surg Res. 2017;103(4):559–68.

34. Murphy WS, Yun HH, Hayden B, Kowal JH, Murphy SB. The safe zone range for cup anteversion is narrower than for inclination in THA. Clin Orthop. 2018;476(2):325–35.

35. Upadhyay A, York S, Macaulay W, McGrory B, Robbennolt J, Bal BS. Medical malpractice in hip and knee arthroplasty. J Arthroplast. 2007;22(6 Suppl):2–7.e4.

36. Bsat S, Frei H, Beaulé PE. The acetabular labrum: a review of its function. Bone Jt J. 2016;98-B(6):730–5.

37. Crowninshield RD, Maloney WJ, Wentz DH, Humphrey SM, Blanchard CR. Biomechanics of large femoral heads: what they do and don't do. Clin Orthop. 2004;429:102–7.

38. Matsushita I, Morita Y, Ito Y, Gejo R, Kimura T. Activities of daily living after total hip arthroplasty. Is a 32-mm femoral head superior to a 26-mm head for improving daily activities? Int Orthop. 2011;35(1):25–9.

39. Karimi D, Kallemose T, Troelsen A, Klit J. Hip malformation is a very common finding in young patients scheduled for total hip arthroplasty. Arch Orthop Trauma Surg. 2018;138(4):581–9.

40. Fottner A, Peter CV, Schmidutz F, Wanke-Jellinek L, Schröder C, Mazoochian F, et al. Biomechanical evaluation of different offset versions of a cementless hip prosthesis by 3-dimensional measurement of micromotions. Clin Biomech Bristol Avon. 2011;26(8):830–5.

# 第3章

# 髋关节置换的发展和未来

Charles Rivière, Ciara Harman, Kartik Logishetty and Catherine Van, Der Straeten

**关键点：**

- 假体设计和手术技术的改进大大降低了并发症的风险，从而降低了翻修手术的风险，可使患者的术后功能恢复到比较好的水平。

C. Rivière(✉)
The MSK Lab-Imperial College London, White City Campus，London，UK
South West London Elective Orthopaedic Centre, Epsom，UK

C. Harman
South West London Elective Orthopaedic Centre, Epsom，UK

K. Logishetty
The MSK Lab-Imperial College London, White City Campus，London，UK
e-mail: k.logishetty@imperial.ac.uk

C. Van Der Straeten
Ghent University Hospital,
Corneel Heymanslaan 10，Ghent，Belgium

- 尽管通过技术辅助可以更精确地植入假体，但仍然存在相关并发症，这是由于采用传统的对线技术导致的。

- 通过植入位置的影像学表现很难预测与假体位置不良相关的并发症，但已表明与患者的脊柱-骨盆活动度相关。

- 考虑到腰椎骨盆运动学和固有髋关节解剖的髋关节置换个体化策略正在研究中。

- 通过产生生理假体髋关节（从自然的解剖恢复）和假体优化相互作用，在日常生活活动中（选择适合脊柱灵活度的白杯方向），髋关节置换的运动学对位对线技术可以优化髋关节假体的临床结果。

## 3.1  髋关节假体设计的演变

自从第一次尝试用组织植入关节成形术（用诸如阔筋膜和猪膀胱之类的材料）治疗退化的髋关节以来，已经有了显著的进展。Smith-Peterson在1937年使用玻璃模具进行半髋重建[1]。虽然第一次全髋关节置换是由Wiles在1938年做的，但那次尝试以失败告终。全髋关节置换术的成功和广泛应用开始于20世纪60年代，当时Sir John Charnley引入了"低摩擦关节置换术"，使用丙烯酸水泥进行固定。髋关节置换的早期经历了几十年的发展，旨在减少失败（包括松动、不稳定、假体磨损和骨溶解相关的失败），同时适应当代患者的活动度比较高和长寿的特点[1]。

随着光滑锥形（力学匹配型）和形态匹配型理念的进步，骨水泥柄设计逐渐完善[2]。现代固定技术是通过使用脉冲灌洗、逆行骨髓腔水泥填充和水泥加压发展起来的。英国和法国的骨水泥固定技术都相当出色[3]。法国的技术包括完全排空松质骨的髓腔，并植入一个填充髓腔的股骨假体，以进行线对线匹配，用一个薄的水泥套主要作为空隙填充物。这被称为"法国悖论"的原理与人们认为的水泥覆盖层最小厚度应为2~4mm且应完整（英国骨水泥填充技术）的观点相反。然而，这是一项用户友好型的技术，Charnley-Kerboull和Ceraver Osteal型柄的可复制的良好的长期临床结果已经显现[3]。

非骨水泥假体的设计是为了解决最初被错误地归因于骨水泥碎片（所谓的"骨水泥病"）的骨溶解问题。早期的无水泥柄设计是有缺陷的，因为它们过于坚硬（圆柱形和铬钴合金），并且由于覆盖层太厚而倾向于骨干固定。因此观察到由于应力遮挡导致的大腿中部疼痛和近端骨丢失的发生率比较高[4]。随后的股骨柄设计变得更加灵活（非圆柱形和钛合金），股骨柄被部分包覆，以实现更好的近端固定和载荷传递[4]。当代的非骨水泥柄要么是锥形的，要么是圆柱形的，要么是解剖型的。后一组解剖型设计柄紧密填充干骺端，这改善了生理负荷分布，但不允许术中调整股骨前倾（图3.1）。

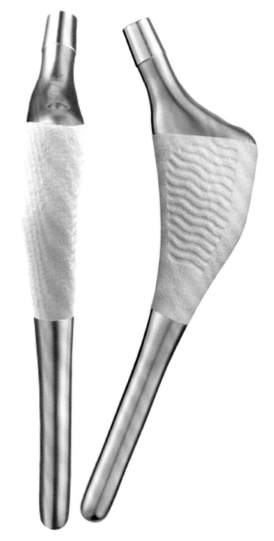

图 3.1  解剖型股骨柄

类似于非骨水泥柄的发展，第一代非骨水泥臼杯设计差，手术失败率高。有缺陷的锁定型设计允许内衬和金属底之间的过度微动，这会产生大量的聚乙烯碎片以及随后引起的骨溶解和无菌性松动[1]。在改良时，设计者注意到早期假体设计在骨-假体界面有大量纤维组织。因此，羟基磷灰石涂层被引入非骨水泥杯，以增强骨向深层内生长并促进骨间隙闭合[5]。

在20世纪80年代，人们认识到骨溶解是由宿主对聚乙烯磨损颗粒的反应而不是水泥碎片引起的，这一认识将研究重点转移到减少假体表面磨损上[1]。第一代超高分子量聚乙烯（UHMWPE）耐磨性较差，因此容易受到磨损。产生的碎片触发假体周围组织的巨噬细胞反应，激活破骨细胞引起骨吸收。后来改用不易磨损的高交联聚乙烯与陶瓷、钴铬金属或最近氧化铝（一种陶瓷金属合金）组成的界面假体[1]。经过几十年的发展（包括四代陶瓷），现在认为金属–高X交联聚乙烯、陶瓷–高X交联聚乙烯和陶瓷-陶瓷界面是最可靠的选择[1,6,7]。

增加股骨头直径能改善头臼间的活动度，增加头臼间的"脱位距离"和稳定性，降低微分离、边缘负载、假体撞击和脱位的风险[8,9]。第一代超高分子聚乙烯（UHMWPE）磨损随着股骨头直径的增大而增加，现代假体界面更能抵抗磨损，所以可以承受这种接触表面积的增加。当用于全髋关节置换时，最近设计的金对金大直径假体已被证明会导致头颈连接处的高扭矩和过度微动腐蚀（锥度侵蚀），随后产生金属碎屑不良反应[1]。当用于髋关节表面置换时，相同的金对金界面被证明对于设计和安置良好的假体是安全的，即避免边缘负载[1,6,7]。为了防止陶瓷内衬断裂的风险，并促进陶对陶大直径假体用于全髋关节置换，研发了带有预组装陶瓷内衬的整体式陶瓷臼杯，该陶瓷内衬容纳在金属臼杯内（图3.2）。它们具有良好的中期临床结果，尽管经常产生异响（吱吱声），但其临床影响可忽略不计[10-12]。

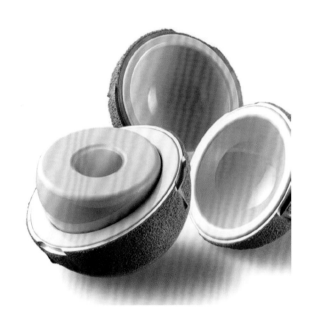

图3.2　整体式陶瓷髋臼杯

另一项降低脱位风险的创新是双动头设计（图3.3）[13]。Bousquet和Rambert认为，通过在臼杯和股骨头之间引入一个可活动的关节，患者可以有更大范围的无撞击活动。新出现的临床结果表明，双动头臼杯可降低初次和翻修髋关节置换术的脱位发生率，并可用于脊柱-骨盆活动度受限、神经肌肉疾病或软组织问题患者的初次全髋关节置换[14,15]。

最后，股骨颈保留短柄设计（图3.4）[16]，有利于保留股骨近端解剖结构和骨

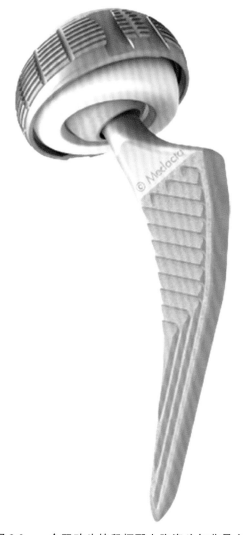

图 3.3 一个双动头的臼杯配上陶瓷头与非骨水泥柄的组合

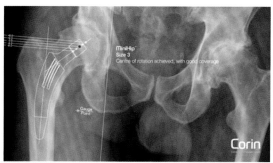

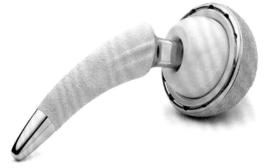

图 3.4 一种仅固定在股骨颈和干骺端（股骨近端）的股骨短柄假体

量，自世纪之交以来，微创手术也显示出良好的中期结果。与传统设计柄相比，具有更多生理性干骺端负荷、更快恢复、减少晚期假体周围骨折、更容易翻修等的预期优势，其实际结果仍有待证实[16]。

所有这些技术发展都有助于髋关节置换术的成功及其作为"世纪手术"的资格[1]。根据国家关节登记记录，不管假体固定和内衬的类型（金对金大直径假体除外），术后一般能恢复正常功能并获得满意结果，其在14年时的存活率为95%[6、7]。

## 3.2 髋关节置换手术器械的发展

假体传统上的精确定位依赖于外科医生的视觉空间能力，并借助于基本的工具如瞄准器。技术辅助可以使外科医生定位假体的有效性大大增加，恢复健康的髋关节生物力学和无撞击运动范围，从而改善患者的预后。考虑到这一目标，计算机导航系统、个体化截骨工具（Patient-specific instrumentation，PSI）（图3.5）和机器人技术相继被引入[1,6]。个体化截骨工具需要术前3D成像和计算机辅助设计（computer-aided Design，CAD）规划来创建患者专用截骨导板，以便外科医生可以根据术前计划精确地确定假体的大小和位置。相比之下，计算机导航系统和手术机器人通过术中3D规划来辅助植入，然后引导截骨模块位置（计算机导航）或者实施截骨（机器人）。当截骨导

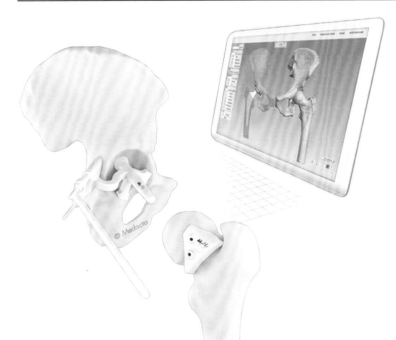

图3.5　个体化工具——该截骨导板是3D打印的，以匹配患者的解剖结构，并提供适配的臼杯方向和股骨颈截骨术

板用销钉固定在骨面上，或者在用锯切割骨块的过程中，截骨模块会发生轻微的位移。因此，机器人被认为比计算机导航系统更精确，因为它们通常不使用截骨导板；并且，当放在手术规划之外的方向或位置时，锯、铰刀或钻的动力将终止。与人工技术植入假体[6]相比，毫无疑问这些技术提高了手术精度，但它们的临床效果尚未得到证实。

## 3.3　髋部手术入路的演变

可通过多种解剖途径进行髋关节置换术，通常采用后方、侧方、上方或前方手术入路。根据具体情况，手术入路破坏了关节周围软组织的完整性，进而减缓了关节置换后的恢复，有时可能直接导致并发症（例如，不稳定、残余跛行、疼痛和异位骨化）。为了减少这些问题，有学者提出了微创外科手术方法，如小切口后入路或肌间隙入路（包括直接前入

路、Rottinger，SupraPath）（图3.6）[1,17]。专用工具和短柄设计的发展使微创手术成为可

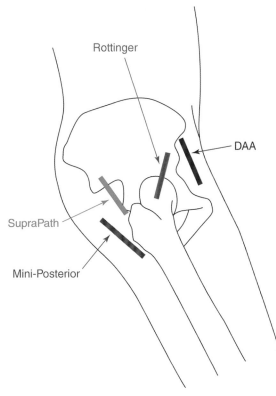

图3.6　进行髋关节置换术的常见微创手术方法。DAA 直接前入路

能[16]。与传统方法相比，微创外科方法在技术上要求更高，随后的学习曲线更长，但可以加速恢复，同时保持较低的脱位率[6,17,18]。

## 3.4 髋关节假体适配技术

半个世纪前的"机械学对线"技术（图3.7）被认为是全髋关节置换术中的金标准[19,20]。它专注于实现一个设定的生物力学目标，而忽略了患者的个体解剖[19,21]。髋关节的旋转中心居中，以减少假体上的应力，假体系统地定向在通用的"安全区"。目标是分别获得15°和40°臼杯前倾角和外展角，并且，相对于后髁线以10°~15°的前倾角定位股骨柄[19-21]。技术辅助通过确定骨盆前平面并考虑仰卧位或站立位骨盆的倾斜，增加了臼杯定位的准确性；这样，臼杯功能定位的概念就诞生了[20,22,23]。

联合前倾[20,24]和解剖植入[25-30]的观念转变和非骨水泥股骨假体的应用增加有关。非骨水泥股骨柄必须达到稳定的压配以获得骨固定，以适应近端股骨多变的几何形状。因此，与骨水泥假体柄不同，非骨水泥股骨假体调整股骨前倾的能力有限，如果机械地放置假体臼杯，假体撞击的风险更大[7,8,31-33]。随着对髋臼和股骨假体之间这种动态相互作用的认识的提高[34,35]，促进了联合前倾技术[24]的发展：首先准备股骨——在准备髋臼时将最终的髓腔锉留在原位。所选择的臼杯前倾角度取决于观察到的股骨干前倾，最终的组合

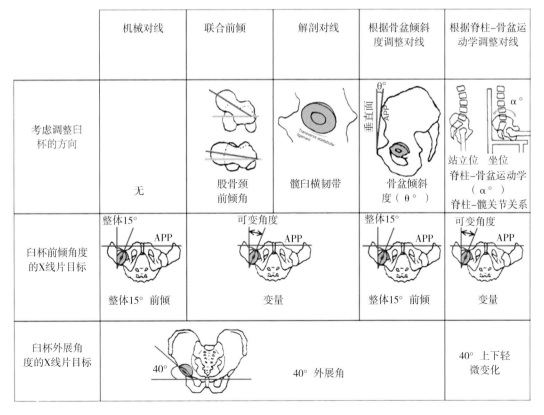

图 3.7　该图展示了多种调整髋臼假体的技术。APP：anterior pelvic plane，骨盆前平面

前倾角度通常在30°和40°之间。

相比之下，髋关节假体解剖学植入[25-30]的概念旨在恢复生理的髋关节解剖，重点是恢复臼杯解剖前倾和髋关节旋转中心。由于个体在日常生活活动中表现出多种髋臼功能方位和股骨-髋臼相互作用组合[36-38]，根据术前图像计算理想臼杯方位的解剖学定位方法作用有限。旋转中心依赖于术中参数如髋臼横韧带[25]和使用卡钳精确测量偏心距和颈部长度来确定。解剖学的植入旨在通过实现假体周围软组织的生理平衡和髋关节运动学来恢复髋关节的自然解剖结构，提高假体髋关节的功能和患者满意度[29,39]。使用保留颈部的股骨假体（包括表面置换[27]或保留颈部的股骨柄设计[16,28]）有助于解剖结构的恢复。

## 3.5 常规假体的残余并发症

尽管髋关节置换被认为是一项非常成功的手术，并被命名为"世纪手术"，但仍存在一些残余并发症[7,31-33,38]，包括假体松动、晚期假体周围骨折、不稳定（0%~10%）[6,7]和无明显并发症时的残余疼痛（10%~20%）[31]，表明在假体设计、技术和技术实施方面仍有显著改进的空间。初次置换失败导致翻修手术的仍然过多，术后14年从3%~8%不等[6,7]。翻修手术的主要适应证是无菌性松动（占翻修比例的48%），其次是脱位（15%），假体周围骨折（10%），然后是感染（9%）[6,7]。翻修手术的风险和适应证同初次手术时患者的年龄有显著的相关性，年轻

患者更有可能需要翻修手术[6,7]，50岁左右接受全髋置换的男性有30%的翻修风险，相比之下，60多岁或70多岁进行相同的初次置换，其翻修风险分别约为20%和10%[7]。许多这些残余并发症主要与假体间较差的相互作用有关，即频繁出现边缘负载[33]和假体撞击[32,38,39]。这些可以通过使用更合适的（耐受边缘负载和假体撞击）假体和/或应用更个体化的外科技术植入髋关节假体来减轻。

## 3.6 改善临床结果的下一步可能就是个体化假体植入

假体边缘负载、假体撞击、脱位和假体髋关节功能不佳的风险已被证明受到腰椎状况（个体脊柱-髋关节关系）的显著影响[14,40-43]。相比之下，通过常规臼杯[10, 12, 14,32,35,44,45]的X线定位，这些风险仍然难以预测。尽管我们有能力使用个体化精准医疗、导航和机器人技术精确定位假体，但是证明它们减少了脱位或改善了无撞击运动范围的证据仍有限[6,46]。这可能是植入技术标准过于一致（过于系统化）的结果，没有充分注意每个患者的个体性，包括髋关节解剖和运动。避免撞击和边缘负载的真正"安全"的髋臼目标范围比以前认为的要更小，且在患者之间存在很大差异[36,37,47,48]，因此支持假体选择和假体放置的个体化原则。

为了改善下个世纪髋关节置换的临床效果，我们提倡个体化的植入，考虑腰椎运动学/脊柱-髋关节关系[49-52]和髋关节解剖学[19,51,52]，以进行生理和生物力学上健全的髋关节置换。手术方法、假体设

计和假体方向应取决于患者独特的解剖和运动学特征，然后可以利用技术辅助来精确执行特定患者的计划。通过制造符合生理的假体髋关节（恢复自然的解剖）和通过优化日常活动中的假体相互作用（适应脊柱灵活性的臼杯方向），可以提高髋关节假体的临床效果。包容性好、耐磨的现代髋关节假体的精确运动对线可能会达到髋关节置换术的最终目标，即置换一个生物利用度高、耐用的"被遗忘"的假体髋关节，并可能代表髋关节置换术的未来。

# 参考文献

1. Learmonth ID, Young C, Rorabeck C. The operation of the century: total hip replacement. Lancet. 2007;370(9597):1508–19.

2. Scheerlinck T, Casteleyn P-P. The design features of cemented femoral hip implants. J Bone Joint Surg Br. 2006;88-B(11):1409–18.

3. Langlais F, Kerboull M, Sedel L, Ling RSM. The 'French paradox'. J Bone Joint Surg Br. 2003;85-B(1):17–20.

4. Rivière C, Grappiolo G, Engh CA, Vidalain J-P, Chen A-F, Boehler N, et al. Long-term bone remodelling around 'legendary' cementless femoral stems. EFORT Open Rev. 2018;3(2):45–57.

5. Jaffe W, Scott D. Rationale and clinical application of hydroxyapatite coatings in pressfit total hip arthroplasty. Semin Arthroplast. 1993;4(3):159–66.

6. Ferguson RJ, Palmer AJ, Taylor A, Porter ML, Malchau H, Glyn-Jones S. Hip replacement. Lancet. 2018;392(10158):1662–71.

7. Commitee NS. National Joint Registry for England, Wales, Northern Ireland and the Isle of Man: 15th annual report, 2017. National Joint Registry Centre. 2018.

8. McCarthy TF, Nevelos J, Elmallah RK, Chughtai M, Khlopas A, Alipit V, et al. The effect of pelvic tilt and femoral head size on hip range-of-motion to impingement. J Arthroplast. 2017;32(11):3544–9.

9. Ezquerra L, Quilez MP, Pérez MÁ, Albareda J, Seral B. Range of movement for impingement and dislocation avoidance in total hip replacement predicted by finite element model. J Med Biol Eng. 2017;37(1):26–34.

10. Blakeney WG, Beaulieu Y, Puliero B, Lavigne M, Roy A, Massé V, et al. Excellent results of large-diameter ceramic-on-ceramic bearings in total hip arthroplasty. Bone Joint J. 2018;100(11):8.

11. McDonnell SM, Boyce G, Baré J, Young D, Shimmin AJ. The incidence of noise generation arising from the large-diameter Delta motion ceramic total hip bearing. Bone Jt J. 2013;95-B(2):160–5.

12. Tai SM, Munir S, Walter WL, Pearce SJ, Walter WK, Zicat BA. Squeaking in large diameter ceramic-on-ceramic bearings in total hip arthroplasty. J Arthroplast. 2015;30(2):282–5.

13. Heffernan C, Banerjee S, Nevelos J, Macintyre J, Issa K, Markel DC, et al. Does dual-mobility cup geometry affect posterior horizontal dislocation distance? Clin Orthop Relat Res. 2014;472(5):1535–44.

14. Dagneaux L, Marouby S, Maillot C, Canovas F, Rivière C. Dual mobility device reduces the risk of prosthetic hip instability for patients with degenerated spine: A case-control study. Orthop Traumatol Surg Res. 2019;105(3):461–6.

15. Darrith B, Courtney PM, Della Valle CJ. Outcomes of dual mobility components in total hip arthroplasty: a systematic review of the literature. Bone Jt J. 2018;100-B(1):11–9.

16. Khanuja HS, Banerjee S, Jain D, Pivec R, Mont MA. Short bone-conserving stems in cementless hip arthroplasty. J Bone Jt Surg Am. 2014;96(20):1742–52.

17. Mogliorini F, Biagini M, Rath B. Total hip arthroplasty: minimally invasive surgery or not? Meta-analysis of clinical trials. Int Orthop. 2018;43(7):1573–82.

18. Connolly KP, Kamath AF. Direct anterior total hip arthroplasty: comparative outcomes and contemporary results. World J Orthop. 2016;7(2):94.

19. Rivière C, Lazic S, Villet L, Wiart Y, Allwood SM, Cobb J. Kinematic alignment technique for total hip and knee arthroplasty: the personalized implant positioning surgery. EFORT Open Rev. 2018;3(3):98–105.

20. Bhaskar D, Rajpura A, Board T. Current concepts in acetabular positioning in total hip arthroplasty. Indian J Orthop. 2017;51(4):386.

21. Lazennec JY, Thauront F, Robbins CB, Pour AE. Acetabular and femoral anteversions in standing position are outside the proposed safe zone after total hip arthroplasty. J Arthroplast. 2017;32(11):3550–6.

22. Meftah M, Yadav A, Wong AC, Ranawat AS, Ranawat CS. A novel method for accurate and reproducible functional cup positioning in total hip arthroplasty. J Arthroplast. 2013;28(7):1200–5.

23. Maratt JD, Esposito CI, McLawhorn AS, Jerabek SA, Padgett DE, Mayman DJ. Pelvic tilt in patients undergoing total hip arthroplasty: when does it matter? J Arthroplast. 2015;30(3):387–91.

24. Dorr LD, Malik A, Dastane M, Wan Z. Combined anteversion technique for total hip arthroplasty. Clin Orthop Relat Res. 2009;467(1):119–27.

25. Archbold HAP, Mohammed M, O'Brien S, Molloy D, McCONWAY J, Beverland DE. Limb length restoration during total hip arthroplasty: use of a caliper to control femoral component insertion and accurate acetabular placement relative to the transverse acetabular ligament. Hip Int. 2006;16(1):33–8.

26. Hill JC, Archbold HAP, Diamond OJ, Orr JF, Jaramaz B, Beverland DE. Using a calliper to restore the

Centre of the femoral head during total hip replacement. J Bone Joint Surg Br. 2012;94-B(11):1468–74.

27. Girard J, Lons A, Ramdane N, Putman S. Hip resurfacing before 50 years of age: a prospective study of 979 hips with a mean follow-up of 5.1 years. Orthop Traumatol Surg Res. 2018;104(3):295–9.

28. Shin Y-S, Suh D-H, Park J-H, Kim J-L, Han S-B. Comparison of specific femoral short stems and conventional-length stems in primary cementless total hip arthroplasty. Orthopedics. 2016;39(2):e311–7.

29. Patel AB, Wagle RR, Usrey MM, Thompson MT, Incavo SJ, Noble PC. Guidelines for implant placement to minimize impingement during activities of daily living after total hip arthroplasty. J Arthroplast. 2010;25(8):1275–1281.e1.

30. Meermans G, Van Doorn WJ, Koenraadt K, Kats J. The use of the transverse acetabular ligament for determining the orientation of the components in total hip replacement: a randomised controlled trial. Bone Jt J. 2014;96-B(3):312–8.

31. Beswick AD, Wylde V, Gooberman-Hill R, Blom A, Dieppe P. What proportion of patients report long-term pain after total hip or knee replacement for osteoarthritis? A systematic review of prospective studies in unselected patients. BMJ Open. 2012;2(1):e000435.

32. Marchetti E, Krantz N, Berton C, Bocquet D, Fouilleron N, Migaud H, et al. Component impingement in total hip arthroplasty: frequency and risk factors. A continuous retrieval analysis series of 416 cup. Orthop Traumatol Surg Res. 2011;97(2):127–33.

33. Hua X, Li J, Jin Z, Fisher J. The contact mechanics and occurrence of edge loading in modular metal-on-polyethylene total hip replacement during daily activities. Med Eng Phys. 2016;38(6):518–25.

34. Rivière C, Lazennec J-Y, Van Der Straeten C, Auvinet E, Cobb J, Muirhead-Allwood S. The influence of spine-hip relations on total hip replacement: a systematic review. Orthop Traumatol Surg Res. 2017;103(4):559–68.

35. Mayeda BF, Haw JG, Battenberg AK, Schmalzried TP. Femoral-acetabular mating: the effect of femoral and combined anteversion on cross-linked polyethylene wear. J Arthroplast. 2018;33(10):3320–4.

36. Nam D, Riegler V, Clohisy JC, Nunley RM, Barrack RL. The impact of total hip arthroplasty on pelvic motion and functional component position is highly variable. J Arthroplast. 2017;32(4):1200–5.

37. Mellon SJ, Grammatopoulos G, Andersen MS, Pandit HG, Gill HS, Murray DW. Optimal acetabular component orientation estimated using edge-loading and impingement risk in patients with metal-on-metal hip resurfacing arthroplasty. J Biomech. 2015;48(2):318–23.

38. McCarthy TF, Alipit V, Nevelos J, Elmallah RK, Mont MA. Acetabular cup anteversion and inclination in hip range of motion to impingement. J Arthroplast. 2016;31(9):264–8.

39. Shoji T, Yamasaki T, Izumi S, Kenji M, Sawa M, Yasunaga Y, et al. The effect of cup medialization and lateralization on hip range of motion in total hip arthroplasty. Clin Biomech. 2018;57:121–8.

40. Pierrepont JW, Feyen H, Miles BP, Young DA, Baré JV, Shimmin AJ. Functional orientation of the acetabular component in ceramic-on-ceramic total hip arthroplasty and its relevance to squeaking. Bone Jt J. 2016;98-B(7):910–6.

41. Heckmann N, McKnight B, Stefl M, Trasolini NA, Ike H, Dorr LD. Late dislocation following total hip arthroplasty: spinopelvic imbalance as a causative factor. J Bone Jt Surg. 2018;100(21):1845–53.

42. Grammatopoulos G, Dhaliwal K, Pradhan R, Parker SJM, Lynch K, Marshall R. Does lumbar arthrodesis compromise outcome of total hip arthroplasty? Hip Int. 2019;29(5):496–503.

43. Ochi H, Homma Y, Baba T, Nojiri H, Matsumoto M, Kaneko K. Sagittal spinopelvic alignment predicts hip function after total hip arthroplasty. Gait Posture. 2017;52:293–300.

44. Abdel MP, von Roth P, Jennings MT, Hanssen AD, Pagnano MW. What safe zone? The vast majority of dislocated THAs are within the Lewinnek safe zone for acetabular component position. Clin Orthop Relat Res. 2016;474(2):386–91.

45. Goyal P, Lau A, Naudie DD, Teeter MG, Lanting BA, Howard JL. Effect of acetabular component positioning on functional outcomes in primary total hip arthroplasty. J Arthroplast. 2017;32(3):843–8.

46. Reininga IH, Zijlstra W, Wagenmakers R, Boerboom AL, Huijbers BP, Groothoff JW, et al. Minimally invasive and computer-navigated total hip arthroplasty: a qualitative and systematic review of the literature. BMC Musculoskelet Disord. 2010;11(1):92. http://bmcmusculoskeletdisord.biomedcentral.com/articles/10.1186/1471-2474-11-92

47. McCarthy TF, Alipit V, Nevelos J, Elmallah RK, Mont MA. Acetabular cup anteversion and inclination in hip range of motion to impingement. J arthroplast. 2016;31(9):264-8.

48. Pierrepont J, Hawdon G, Miles BP, Connor BO, Baré J, Walter LR, et al. Variation in functional pelvic tilt in patients undergoing total hip arthroplasty. Bone Jt J. 2017;99-B(2):184–91.

49. Stefl M, Lundergan W, Heckmann N, McKnight B, Ike H, Murgai R, et al. Spinopelvic mobility and acetabular component position for total hip arthroplasty. Bone Jt J. 2017;99-B(1_Supple_A):37–45.

50. Phan D, Bederman SS, Schwarzkopf R. The influence of sagittal spinal deformity on anteversion of the acetabular component in total hip arthroplasty. Bone Jt J. 2015;97-B(8):1017–23.

51. Riviere C. Kinematic versus conventional alignment techniques for total hip arthroplasty: a retrospective case control study. Orthop Traumatol Surg Res. 2019;105(5):895–905.

52. Spencer-Gardner L, Pierrepont J, Topham M, Baré J, McMahon S, Shimmin AJ. Patient-specific instrumentation improves the accuracy of acetabular component placement in total hip arthroplasty. Bone Jt J. 2016;98-B(10):1342–6.

# 第二部分

· · ·

# 使用定制假体实施个体化髋关节置换术

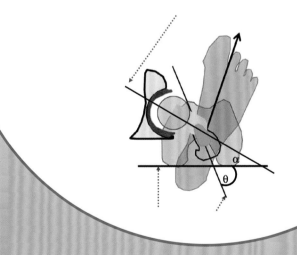

# 第4章

# 应用髋关节表面置换重建股骨近端解剖

Julien Girard and Koen De Smet

**关键点：**

- 髋关节表面置换术是一种个体化的髋关节置换手术，可在保留股骨近端解剖结构的情况下恢复生物力学参数。
- 有了髋关节表面置换术，股骨能够最大程度保留骨量。
- 髋关节稳定，活动范围不受限制，脱位风险极低。
- 患者可能重返高强度体育活动（跑步、足球、柔道、曲棍球等）。
- 与普通全髋关节置换术相比，步态参数

的恢复更好。

- 无大腿疼痛和最佳股骨负荷，保存髋关节本体感觉。
- 在股骨干畸形或有股骨内植入物的情况下，髋关节表面置换术使手术更容易。

## 4.1 为什么要实施髋关节表面置换术（优点和缺点）？

如今，对于有髋关节问题的年轻患者来说，骨量保护和高耐磨的假体变得更加重要。金属-金属髋关节表面置换术（HR）现在已经临床使用了20年。为了实现骨量保护、更少的假体磨损和更高的患者活动度，权衡各方面情况施行手术和术后的失败率可能是一个技术难题。当时由于缺乏髋关节表面置换术假体设计学、摩擦学和机械性能方面的知识，促使人们普遍希望尝试这一理念，但

J. Girard(✉)

Orthopedics C Unit， Hopital Roger Salengro， CHRU Lille， Lille Cedex， France University of Lille， Lille， France

e-mail: julien.girard@chru-lille.fr

K. De Smet

Anca Medical Center， AMC， Xavier De Cocklaan 68.1, St Martens Latem Deurle, Belgium

因效果差导致这一术式被放弃。

　　这种术式的最大缺点是它不能适用于所有的髋关节病变，也不是每个骨科医生都有资质开展，只有少量的骨科医生允许进行髋关节表面置换手术。金属-金属髋关节表面置换术的缺点是磨损后的假体碎屑会导致不利的局部组织反应（ALRT）或假瘤，并且大量钴和铬离子会释放至全身。在这些病例中，一般问题的发生与高钴水平有关，但在功能正常的病例中则没有关系。即使我们有术前周密的设计和精湛的手术技术，手术并发症也很难避免，因为没有髋关节手术有100%的成功率。除了预期的手术失败之外，还有一个不可预见的假体过敏反应，1%的女性和0.1%的男性会出现假体过敏反应。

　　众所周知，股骨侧的骨量保留，同样也适用于髋臼侧，在手术技术正确的情况下，骨切除不会比全髋关节置换术（THA）更多。但由于学习曲线过长和缺乏大号假体或小号臼杯，髋关节表面置换术开始开展时并非如此。与初次全髋关节置换术相比，在密切随访患者和假体植入情况下，及时实施关节翻修术，两者的临床结果差异不大。翻修手术中臼杯尺寸的增加可以忽略不计，并且许多文献中并未对此表现过多的担忧[1]。

　　髋关节表面置换术的某些并发症，如股骨颈骨折和股骨头假体松动，虽然其发生率现在已变得很低。如果遵循所有专家建议和当前临床实践，施行髋关节表面置换术会有更多的好处。髋关节表面置换术许多好处在过去十年中已经为人们熟知，骨量保存和更容易翻修就是其中之一。骨密度研究表明，

髋关节表面置换术后，骨密度恢复正常。

　　我们认为髋关节表面置换术可以让更年轻、活动量更大的患者不受限制地恢复日常生活和体育运动。这种差异已经在越来越多的随机研究中得到证实[2]。研究证实，金属-金属的髋关节表面置换术，对于活动量大的患者的假体磨损风险并没有影响。在术后功能恢复正常的髋关节表面置换术中，磨损产物和金属离子会随着时间的推移而下降[3]，髋关节解剖在生物力学和肌肉力臂上更容易恢复到正常。与全髋关节置换术相比，髋关节表面置换术后脱位的风险较低，甚至极其罕见。

　　虽然髋关节表面置换术的翻修率取决于假体的类型及其尺寸大小，但是骨科医生的经验也起很大的作用。一些作者认为这种观点是消极的。根据澳大利亚骨科协会国家关节置换委员会（AOANJRR 2017）的登记数据，在具体的患者中，如一组患有骨关节炎的年轻男性患者，术后16年的翻修率仅为9.5%，而同一组患者的全髋关节置换术的翻修率为10.4%。而大样本/单一外科医生组术后假体的存活率提高至98%。

　　一个意想不到的发现是，与骨水泥型或生物型全髋关节置换术的患者相比，金属-金属髋关节表面置换术的髋关节骨性关节炎患者的长期生存率较高。在对检索数据中各种因素调整后，这种差异仍然存在。虽然残余影响因素是可能的，但观察到的效应量仍很大[4]（图4.1），这些发现还需要进一步验证。目前，在拥有20年的新一代金属-金属髋关节表面置换术的经验后，我们已经取其精

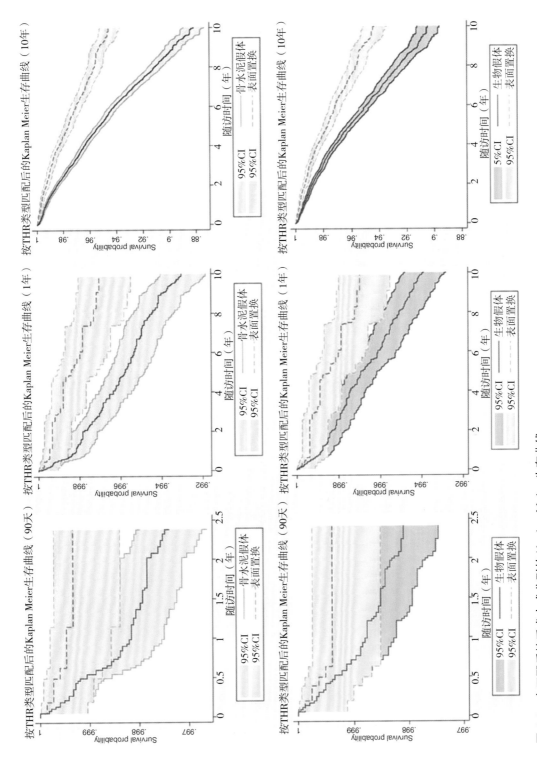

**图 4.1　在匹配后按手术方式分列的 Kaplan Meier 生存曲线**

THR：全髋关节置换术；生物假体：骨水泥或生物型全髋关节置换术；表面置换：金属-金属髋关节表面置换术

华去其糟粕，并且在患者身上继续使用经过正确技术和经验验证成熟设计产品。

## 4.2　支持髋关节表面置换的临床证据

**调查数据：**与老年患者相比，年轻患者（≤50岁）的全髋关节置换术结果明显更差。2016年瑞典委员会通过24年的随访发现，50岁以下患者的假体存活率为54.2%，而75岁以上患者的假体存活率为94.3%[5]。2016年的澳大利亚关节登记系统（AOANJRR）表明，在10年和15年的随访中，年龄<55岁患者的全髋关节置换术的翻修率分别为8.5%和12.7%[6]。另一方面，这个特定人群中的髋关节表面置换术似乎疗效更好。采用伯明翰髋关节表面置换系统（BHR），2016年英格兰和威尔士国家联合委员会[7]，2016年澳大利亚联合委员会[6]和2015年瑞典委员会[5]报告的12年生存率为90.1%，15年生存率为89.9%，10年生存率为96.6%。

最近，建立了一个国际大样本中心髋关节表面置换学术委员会，对接受手术时年龄≤50岁的患者进行至少3年的随访（11 386例，平均年龄为42.7岁）[8]。平均股骨头大小为49.7mm，平均随访时间为7.6年（3～22年）。男性患者8459例（74.3%），女性患者2926例（25.7%）。22年时总生存率为89.1%（95%CI：88.5～89.7）。男性的存活率21年为92.7%（95%CI：92.1～93.3），明显高于女性22年的生存率81.6%（95%CI：80.3～82.9）。

**恢复体育运动情况：**髋关节置换术后运动功能的恢复是越来越普遍的功能需求，然而髋关节置换术后高强度运动的恢复似乎具有挑战性，关于这一问题几乎没有相关文献依据支持。由于股骨头假体的尺寸和自体股骨头尺寸接近，假体有较高的耐磨性（没有股骨头骨折的风险），髋关节表面置换术是能够满足这一功能需求的。据几项研究报告，在髋关节表面置换术后，低、中、高强度运动的恢复均良好。迄今为止，关于人工髋关节置换术后恢复运动的可能性，还没有达成共识。然而，髋关节表面置换术后病人可不受限制地恢复日常活动和体育运动。髋关节表面置换术后患者的运动能力恢复均良好。但没有长期的研究分析过哪些活动会对髋关节假体无菌性松动产生影响。最典型的例子是参加铁人三项运动的病人。Girard等人[9]发现，在48名铁人三项运动员中，游泳、自行车和跑步的恢复率分别为38/48（79%）、41/48（85%）和33/48（69%）。更有趣的是，在4.7年的随访中，所有患者在术前曾至少参加了一次铁人三项比赛，28/48（58.3%）的患者参加了铁人三项比赛，术前和术后相比，他们的运动能力并没有下降。

**功能表现：**髋关节表面置换术后髋关节功能的恢复与术中保护股骨的生理形态相关。对于髋关节表面置换术，保留股骨侧的骨质有两个重要作用：保留股骨颈中的本体感受器和股骨近端解剖结构。髋关节表面置换术后的解剖重建可保留外展肌和伸肌力臂。一项比较全髋关节置换和表面髋关节置换的前瞻性随机研究表明，髋关节表面置换能更好地恢复髋关节的生物力学[10]。33例（60%）全髋关节置换术患者和42例

（86%）表面髋关节置换术患者的下肢长度均恢复4mm左右。14例（25%）全髋关节置换和29例（59%）表面置换的股骨偏心距恢复4mm左右。步态分析表明，在所有运动平面中，髋关节表面置换术可以恢复患者的生物力学和正常步态模式，而全髋关节置换术后需要长时间适应。术后6个月和2年时，全髋关节置换患者的行走速度低于正常人和髋关节表面置换术患者[11]。表面置换可以提高中心控制能力，并在步态启动阶段增加能量产生。基于静态和动态稳定性分析和姿势协调性研究得出了相同的结论[11,12]。在平衡和姿势控制方面，髋关节表面置换术后比全髋关节置换术后具有更好的稳定性和运动模式。

## 4.3 髋关节表面置换术假体的最佳定位（技巧和要点）

### 4.3.1 髋关节表面置换术成功的关键技术

髋关节表面置换术有几个关键技术。最重要的是病人的选择和熟练的手术技术。女性患者行髋关节手术因股骨头尺寸小、髋关节发育不良发生率高以及潜在的骨质量差而面临更大的失败风险。炎性疾病、缺血性坏死、股骨头囊性变和髋关节发育不良会增加手术失败率。髋关节表面置换术最好的适应证是髋关节骨性关节炎。肥胖不是禁忌证，但股骨头直径大于48mm似乎是一个先决条件。

后外侧入路是髋关节表面置换术的"最佳手术入路"。不必分离臀大肌，软组织的保护对血供和臀肌功能很重要。外旋肌群须距骨面5~8mm切断，保留一个小袖口。在

梨状肌水平切开关节囊，而不是在头颈交接处，不应在头颈结合处进行凝血，保留关节囊是关键技术。我们不建议进行360°的关节囊剥离。臼杯的位置对金属-金属假体的性能也至关重要。臼杯应呈40°前倾，臼杯倾斜度过大会增加假体磨损和手术失败率升高的风险。另一方面，以小于30°的倾斜度植入的臼杯会导致在外展和/或屈曲时撞击股骨颈。股骨头圆韧带是关键的解剖标志，臼杯植入后，杯体应与股骨头圆韧带成一直线。这是在解剖位置避免撞击的唯一条件。先处理股骨侧是一个明智的选择，有利于髋臼暴露，测量股骨颈的大小，并实现最佳的臼杯和股骨前倾。

### 4.3.2 股骨柄假体位置

首先股骨头不是圆形的，它更趋向于椭圆形这一点很重要。其次是掌握头颈偏心距：股骨头中心和股骨颈表面之间的距离。鉴于股骨头不是圆形的，头颈偏心距随着头/颈周长比值变化不是恒定的。第三，在所有髋关节假体设计中，髋关节表面置换术中的头颈偏心距最差。髋关节表面置换股骨头颈偏心距低于全髋关节置换术。事实上，全髋关节置换术后的头颈部直径比接近2（假设头部直径为28mm，颈部直径为12~14mm），大直径头部的头颈部直径比超过3，头颈偏心距约为1.2，这一点至关重要。股骨颈和髋臼杯或髋臼骨之间撞击的凸轮效应是髋关节表面置换失败的主要原因之一。因此，正确的假体定位和术中透视至关重要。臼杯和股骨柄假体的位置是相互关联的，过度的臼杯前倾必然会导致后凸轮效应。一个后倾的臼杯导致前凸轮效应，一个过度倾斜的臼杯导致

上凸轮效应。

同样，头颈部低偏心距可能不利于获得良好的髋关节屈曲。在全髋关节置换术后，髋关节活动范围受"假体对假体"凸轮效应的限制，而在髋关节表面置换术中，活动范围受"臼杯假体对股骨柄假体"接触的限制。屈髋是日常活动中最重要的运动。为了避免臼杯撞击并增加其发生时的弯曲程度，最大限度的头颈部前方偏心距是必要的（图4.2）。股骨柄假体相对于股骨颈中心轴的前向平移可以改善头颈部前倾和髋关节屈曲。通常，股骨柄假体的位置与股骨颈的后皮质平齐。考虑到1mm的前移使髋关节屈曲增加了5°，股骨柄假体的前平移似乎是增加活动范围的一种合理方式[13]。但是头颈部前方偏心距非常重要，避免大幅度减少后方偏心距也很重要。

髋关节表面置换术是一种过渡性的外科手术。每次优化股骨位置时，反方向位置就会有影响。因此，通过增加前屈来改善髋关节屈曲应该小心，以避免减小髋关节伸直的活动范围。事实上，臼杯位置完全对称不能

一概而论。总而言之，日常活动需要更多的屈曲而非伸直。股骨假体前后移动是增加髋关节活动范围最有效的方式。股骨柄假体固定后，可小心移除头颈连接处的骨赘。

股骨偏心距的最终位置是每个股骨假体的金属偏心距，一般为3~4mm，水泥袖套厚度增加0~1.5mm。因此，髋关节表面置换术股骨头颈偏心距从3~5mm不等。有此手术技巧可以用来增加髋关节运动范围。

小心的股骨前方骨成形术可以改善前倾位，降低凸轮效应的风险。但是必须注意到如果髋关节置换术器械穿过颈部皮层，会增加股骨颈骨折的风险。

清理髋臼边缘骨赘十分重要。但在前壁必须保留2~3mm宽的髋臼骨，以避免出现髂腰肌撞击的风险。但如必要时髋臼周围骨赘要清理干净。

颈干角不建议调整。事实上，股骨假体的后翻对凸轮效应的影响很小，而且会导致股骨假体柄和颈部之间的撞击。

增加假体直径理论上可以增加股骨偏心距。但是植入大号臼杯会导致腹股沟疼痛、髋臼骨折和腰肌刺激的风险。此外，股骨柄假体必须和股骨头假体完美适配。

股骨假体的位置轻微外翻会获得更好的生物力学性能。与自然股骨颈相比，股骨假体建议外翻5°~10°[14]。然而，髋关节内收时会使颈部囊内压力过大，而过度外翻会使切口张力过大。术中有2个重要解剖标志是股骨颈底部和股骨头凹。股骨K线应放置在相对于下股骨颈线略外翻的位置，比股骨头凹约高1cm。

为了获得最佳的髋部活动范围，避免股

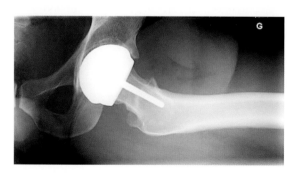

**图4.2　最佳股骨假体位置**
股骨假体与颈部平行，生理上前倾。注意从后向前的轻微移动，这能获得更好的头颈偏心距

骨颈假体撞击臼杯假体，需要在股骨颈周围获得合适的股骨头颈偏心距。这意味着可以调整各种类型髋部畸形（Perthes病，创伤后等）的偏心距。这与传统的全髋关节置换术非常不同，传统的全髋关节置换术首先切除股骨近端，然后进行股骨柄重建。股骨柄假体应恢复患者的自然解剖结构、生物力学特性，并恢复局部软组织张力。髋关节表面置换术是一种保留解剖结构的外科手术，可保留股骨近端并最大限度地减少截骨。对于全髋关节置换术，外科医生有许多植入选择：多种假体柄尺寸、组配式假体头、不同的颈干角、标准或高偏心距柄、不同的假体头直径、防脱位盂唇等。对于髋关节表面置换术来说，这些可能性都不存在，保留股骨近端的解剖结构能促使关节精确的生物力学重建（在随机研究中有良好描述）。事实上，在全髋关节置换术中，生物力学恢复与股骨柄假体固定相关。如果柄的稳定性不是最佳，它可能会导致假体型号过大和患肢过长，并增加股骨偏心距。在髋关节表面置换术中，股骨柄假体直径接近于自体头部直径。假体头的稳定性在假体置入后即可获得，因此型号太小是不可能完成的。

在手术结束时，检查假体的位置非常重要。如果髋关节骨性关节炎没有股骨颈畸形，并且有统一的颈干角，在髋关节处于中立位时（不旋转，不外展，腿部与躯干成一直线），两个假体位置应平行。需要达到股骨柄假体轻度外翻（140°），臼杯前倾接近40°。因为它有助于避免股骨颈部和臼杯之间的碰撞，这是至关重要的。进行最后一次检查是为了检测潜在的凸轮撞击（前部或后

部）。如果有必要的话，可以实施髋臼边缘成形术或股骨颈周围成形术。

### 4.3.3 血供

在开始髋关节表面置换术前，需要熟悉股骨头部的血供来源。应熟悉和了解股骨颈后外侧和内侧的滋养血管的位置。在整个手术过程中，毛细血管以及股骨头周围的所有软组织都应予以保护。维持股骨颈的血液供应至关重要。另一方面，髋关节表面置换术通常采取后入路，其不可避免地会切断供应股骨头血供的主要血管。但是大多数研究没有报告发生股骨头塌陷或热伤害导致的骨坏死。髋关节炎时股骨头的主要血液供应可能来自囊内血管，而不是毛细血管。此外，股骨骨骺和干骺端之间的一些血管吻合可以增加股骨颈部的血供。但是骨科医生应该明白以上两种可能性并不意味着术中毛细血管不需要保留。

由于后外侧入路使股骨头血供受到破坏，因此有人提出其他手术入路。手术入路的主要目标是保证股骨头血供。这些方法有直接外侧入路、前入路和转子间入路。但迄今为止，这些手术入路都没能降低股骨头部塌陷率。最佳的手术入路仍然是后外侧入路，因其软组织破坏最小：不需要过度分离臀大肌，不进行环形关节囊切开术，不需剥离附着于髂骨上的臀中肌，能够保留股骨颈部的毛细血管和软组织。

### 4.3.4 股骨骨水泥固定技术

股骨柄假体固定技术是髋关节表面置换术假体使用寿命长的重要因素。应在准备好的股骨头上额外钻孔，以增加固定面积。水泥孔之间需要至少1cm的距离，以避免骨水

泥释放热量导致骨坏死。选择5～10个深度为7mm、直径为4mm的钻孔作为锚定孔。一些骨科医生建议在小转子内放置抽吸装置，同时进行股骨头脉冲灌洗，以最优化骨水泥分布。然而，这可能导致深部组织水泥渗漏和随后的局部热坏死。在使用低粘度水泥之前，圆顶孔似乎就足够了。在假体中间接填充水泥或在股骨头上直接填充水泥，这两种骨水泥填充技术的优点仍存争议，要注意的是，骨水泥袖套和渗透深度会因水泥粘度、头部骨密度、扩髓头部和股骨假体之间的间隙以及假体设计而有很大不同。

## 4.4　髋关节表面置换的未来发展方向

与全髋关节置换术不同，髋关节表面置换时骨科医生只从患髋中刮除病损软骨，并使用金属-金属的假体进行表面重建。然而，在一些患者中，假体释放的金属颗粒会引起组织反应。由于与金属病有关的失败，对金属离子和金属过敏风险的担忧导致了新的发展，特别是对女性患者，她们往往股骨头部较小，过敏发生率较高。虽然外科医生仍然需要对这项技术积累丰富的经验，但骨科关节市场已经有了一些新的发展。

一种新的带聚乙烯杯的表面置换假体正在测试中，而陶瓷-陶瓷假体在设计上似乎是表面置换的更理想假体。无论生产或设计什么，我们都应该意识到可能会有困难和意外情况。陶瓷-陶瓷假体产生的关节弹响声是全髋关节置换术中众所周知的问题。

据报道，陶瓷-陶瓷假体产生的关节弹响声发生率在1%～29%之间，这取决于"噪声"的定义[15]。一些声学研究已经区分了弹响声和其他类型的噪音，如金属-金属假体表面翻修的咔哒声、咯咯声、爆裂声和刺耳声。问题是这些是否也会出现在陶瓷-陶瓷的表面翻修假体中。大直径金属-金属髋关节假体的弹响声与间隙增加和润滑减少有关[16]。在较新的陶瓷-陶瓷大直径全髋关节（头部直径高达48mm）中，弹响声发生率随着头部直径（36～48mm）而增加[17]。这些证据在所有上市的新型陶瓷-陶瓷表面置换假体的临床研究中有记录[18]。基于实验室进行的应力测试，高冲击应力导致的陶瓷断裂应该是一个较小的问题。希望表面重建不会再现这些并发症，但我们必须意识到也可能会出现新的问题，比如全髋关节置换手术中假体柄上大金属头的锥形磨损问题——这是我们60年关节手术中从未经历过的问题！

个体化定制聚乙烯髋关节表面置换是由骨科医生德里克·麦克明恩最早设计的。它是金属过敏患者的替代品。臼杯由高度交联的聚乙烯制成，外表面有一层钛多孔涂层，如RM压装杯（Matthys）20年后无菌松动的平均存活率为94.4%。Pritchett医生（西雅图，美国）设计的Synovo保护性植入物是由交联聚乙烯制成的，比传统聚乙烯更强、更轻、更耐磨。两种设计都使用钴铬头，因此仍然存在过敏的理论风险，就像膝关节植入物一样。但事实上，这些硬软接触面设计的假体，并不会伴随年轻活跃患者的一生，并不会是髋关节表面置换术理想的发展方向。

陶瓷-陶瓷髋关节表面置换术是降低磨损和过敏风险的更好方法（图4.3）。伦敦帝国理工学院的 Justin Cobb 是世界上第一个用陶瓷-陶瓷假体进行髋关节置换的骨科医生。一项临床试验旨在表明陶瓷假体适用于男性和女性，因为传统的髋关节表面置换术目前不太适合女性患者。新设备名为"H1"（图4.3），有一个仿形杯和BIOLOX delta和BIOLOX delta衬垫。轮廓设计旨在更好地匹配患者的解剖结构并防止撞击。臼杯有钛多孔涂层，头部非骨水泥型。这种设计是全新的；因此，可能也会出现意想不到的问题。在它们完全进入骨科市场之前，应该对它们进行长时间的评估。同样的道理也适用于新推出的ReCerf髋关节表面置换术，该关节成形术采用Ceramtec公司生产的陶瓷整体部件，即股骨头和髋臼杯，不含金属部件。

其他公司正在研究使用其他衬垫的髋关节表面置换术。历史追溯到髋关节表面重建技术，它看起来是更符合解剖学、生物力学和更合理的手术方法。从20世纪50年代Charnley的软聚四氟乙烯假体，到1953年的Haboush（美国）金属-金属假体，再到20世纪70年代的 Gerard（法国）和Muller（瑞士）以及20世纪80年代的 Wagner假体，髋关节表面置换术是骨科医生一贯的选择。如今，金属-金属的假体有着长久的历史，实践经验比传统的全髋关节置换术要丰富。至关重要的是，我们不能在同样的错误上绊倒两次，我们应该谨慎对待新技术、新项目，至少目前我们做的还是不够的。

## 4.5 为什么我们推荐髋关节表面置换术？（令人信服的论据）

对于年轻患者，我推荐髋关节表面置换术而不是全髋关节置换术的主要原因是：

- **骨量保留**：髋关节表面置换术，股骨侧可以很好的实现骨量保留。此外，由于生理负荷，术后股骨颈的骨密度也有增加。

- **无脱位风险**：在一项随机对照试验中，Vendittoli等[10]报道称，在髋关节表面置换术组中，脱位率为0%，而在全髋关节置换术组中，脱位率为3%。Pollard等[19]报告了54例全髋关节置换术患者中脱位率为7.4%，而54例髋关节表面置换术患者中无一例发生脱位。

- 重返高强度体育活动（跑步、足球、柔道、曲棍球等的可能性）。

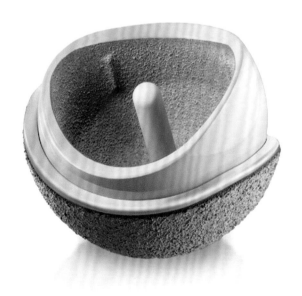

图 4.3　陶瓷 - 陶瓷 H1® 髋关节重建假体（Embody，伦敦，英国）在 2017 年首次被 Pr.Justin Cobb 植入

- 自然步态参数的生理恢复。

- 生物力学参数的恢复：髋关节表面置换术后无患肢长度的丢失，且拥有正常股骨偏心距。

- 没有大腿疼痛。

- 最佳股骨负荷。

- 保存髋关节本体感觉。

- 即使在股骨干畸形或现有股骨内植物无法移除的情况下，也有可能进行髋关节表面置换术。

# 参考文献

1. De Smet K, Van Der Straeten C, Van Orsouw M, Doubi R, Backers K, Grammatopoulos G. Revisions of metal-on-metal hip resurfacing: lessons learned and improved outcome. Orthop Clin N Am. 2011;42(2):259–69.

2. Lavigne M, Masse V, Girard J, Roy AG, Vendittoli PA. Return to sport after hip resurfacing or total hip arthroplasty: a randomized study. Rev Chir Orthop Reparatrice Appar Mot. 2008;94(4): 361–7.

3. Van Der Straeten C, Van Quickenborne D, De Roest B, Calistri A, Victor J, De Smet K. Metal ion levels from well-functioning Birmingham hip resurfacings decline significantly at ten years. Bone Joint J. 2013;95-B(10):1332–8.

4. Kendal AR, Prieto-Alhambra D, Arden NK, Carr A, Judge A. Mortality rates at 10 years after metal-on-metal hip resurfacing compared with total hip replacement in England: retrospective cohort analysis of hospital episode statistics. BMJ. 2013;347:f6549. https://doi.org/10.1136/bmj.f6549.

5. Swedish Register. https://registercentrum.blob. core.windows.net/shpr/r/Annual-Report-2015-H19dFINOW.pdf20.

6. Australian Orthopedic Association National Joint Replacement Registry. https://aoanjrr.sahmri.com/fr/ annual-reports-2016.

7. 2016 National Joint Register of England and Wales. http://www.njrcentre.org.uk/njrcentre/NewsandE-

vents/NJR14thAnnualReportrecordnumberofprocedures during201617/tabid/1453/Default.aspx.

8. Van Der Straeten C. Results from a worldwide HR data base. Seoul: International Society for Technology in Arthroplasty; 2017.

9. Girard J, Lons A, Pommepuy T, Isida R, Benad K, Putman S. High-impact sport after hip resurfacing: The Ironman triathlon. Orthop Traumatol Surg Res. 2017;103(5):675–8.

10. Vendittoli PA, Ganapathi M, Roy AG, Lusignan D, Lavigne M. A comparison of clinical results of hip resurfacing arthroplasty and 28 mm metal on metal total hip arthroplasty: a randomised trial with 3-6 years follow-up. Hip Int. 2010;20(1):1–13.

11. Szymanski C, Thouvarecq R, Dujardin F, Migaud H, Maynou C, Girard J. Functional performance after hip resurfacing or total hip replacement: a comparative assessment with non-operated subjects. Orthop Traumatol Surg Res. 2012;98(1):1–7.

12. Bouffard V, Nantel J, Therrien M, Vendittoli PA, Lavigne M, Prince F. Center of mass compensation during gait in hip arthroplasty patients: comparison between large diameter head total hip arthroplasty and hip resurfacing. Rehabil Res Pract. 2011;2011:586412.

13. Girard J, Krantz N, Bocquet D, Wavreille G, Migaud H. Femoral head to neck offset after hip resurfacing is critical for range of motion. Clin Biomech (Bristol, Avon). 2012;27(2):165–9.

14. Beaulé PE, Harvey N, Zaragoza E, Le Duff MJ, Dorey FJ. The femoral head/neck offset and hip resurfacing. J Bone Joint Surg Br. 2007;89(1):9–15.

15. Keurentjes, et al. High incidence of squeaking in THAs with alumina ceramic-on-ceramic bearings. Clin Orthop Relat Res. 2008;466(6): 1438–43.

16. Brocket, et al. The influence of clearance on friction, lubrication and squeaking in large diameter metal-on-metal hip replacements. J Mater Sci Mater Med. 2008;19(4):1575–9.

17. Blakeney WG, Beaulieu Y, Puliero B, Lavigne M, Roy A, Massé V, Vendittoli PA. Excellent results of large-diameter ceramic-on-ceramic bearings in total hip arthroplasty. Bone Joint J. 2018;100-B(11): 1434–41.

18. Tai S, et al. Squeaking in large diameter ceramic-on-ceramic bearings in total hip arthroplasty. J Arthroplast. 2014;30(2) https://doi.org/10.1016/j. arth.2014.09.010.

19. Pollard TC, Baker RP, Eastaugh-Waring SJ, Bannister GC. Treatment of the young active patient with osteoarthritis of the hip. A five- to seven-year comparison of hybrid total hip arthroplasty and metal-on-metal resurfacing. J Bone Joint Surg Br. 2006;88(5):592–600.

# 第**5**章

# 应用颈锚柄设计重建股骨近端解剖结构

Philippe Piriou and James Sullivan

## 5.1　引言

　　保留颈部的股骨柄设计能够通过重建自然股骨近端解剖结构实现个体化手术（针对特定患者）。这有助于保持生理性软组织张力和髋关节活动度，有望提高髋关节假体功能和患者满意度，并降低脱位风险。此外，通过这种假体设计在简化翻修手术和减少应力遮挡引起的骨丢失方面有明显的优势。作者介绍了他们使用羟基磷灰石多孔涂层的锥形股骨颈部假体的经验：Silent™关节系统。Allan Ritchie博士在20世纪90年代中期首次提出了"静默髋"的理念（图5.1），当时首次

P. Piriou (✉)

Clinique Ambroise Paré, Neuilly sur Seine, France

J. Sullivan

The Australian School of Advanced Medicine,
Macquarie University Hospital,
Sydney, NSW, Australia

认识到需要为更年轻、对活动度要求更高的患者提供更好的解决方案。此后，一群工程师和外科医生与汉堡大学合作[1]，设计的假体逐步完成临床前期体外评估，并在2003年，两名骨科医生（Honl和Sullivan博士）协助Depuy开始临床研究评估假体的稳定性。2003年1月至11月，共进行了41例髋关节手术。在此之后，更多医生在广泛的研究中测试这项技术的有效性，并取得了令人满意的结果。

　　读者可能会惊讶地发现一篇关于某种假体不再上市销售的文章，然而笔者使用这种假体的临床疗效却是完全满意的。因为该假体是与发现具有高故障率的大直径金属-金属轴承一起销售的，因此不幸被牵连了。由于来自律师和监管机构的压力，公司只能在该假体获得优异临床效果的情况下决定不再销售。对我们来说，这一创新理念值得我们讨论，并在不久的将来会被重新提及。

　　保持健康的骨储备是外科医生对年轻患者

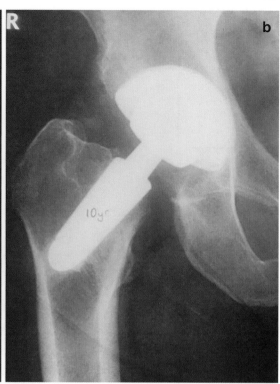

**图 5.1　Silent 柄是一种颈部锥形假体，具有 HA 和多孔涂层**
a. 这个柄是能够骨长入的；b. 10 年的随访后续活动中说明 Silent 柄固定良好

进行初次全髋关节置换手术的目标。为了能使普通患者用上全髋关节假体，笔者设计了保留骨量和生理方式传递股骨颈载荷的股骨短柄假体。事实上，近端股骨弹性的固定减轻了传统股骨柄的近端应力遮挡。对患者的主要益处是假体的后续翻修可以使用标准股骨柄进行。通常年轻患者活动度更大，对功能恢复的期望值也更高。因此，这些患者更有可能需要进行假体翻修。

## 5.2　Silent 柄的设计原理和发展

2000—2010 年，市场上存在几种类型的股骨保骨 THA（图 5.2）[2]：短柄假体、颈板装置、颈锚柄和表面置换。推力板假体（TPP）自 1978 年以来就已问世。现在，发展到第三代，从 1992 年以来一直在临床上使用，它是由钛颗粒涂层表面，以允许骨长入。据报道，这第三代 TPP 比第二代 TPP 设计具有更好的生存期和更好的功能结果。Silent 假体的出现，是由于发现大腿外侧疼痛的 TPP 假体，需要移除侧板。而在这些病例中，颈部中心的植入假体继续提供良好的固定效果。

Michael M Morlock 和 Matthias Honl 与 Depuy 的团队合作，开发了最终版本的 Silent 柄。首先，有一个临床前测试阶段，以了解植入物的生物力学并限制其使用条件（图 5.3 和 5.4）。在骨密度高的骨质中安装压配合假体对于抵抗内翻力和获得足够的稳定性以确保骨生长至关重要。手术操作时，放置股骨柄需要首先切除股骨头，然后用磨钻进行颈部髓腔准备。最后的假体通过压配合植入。

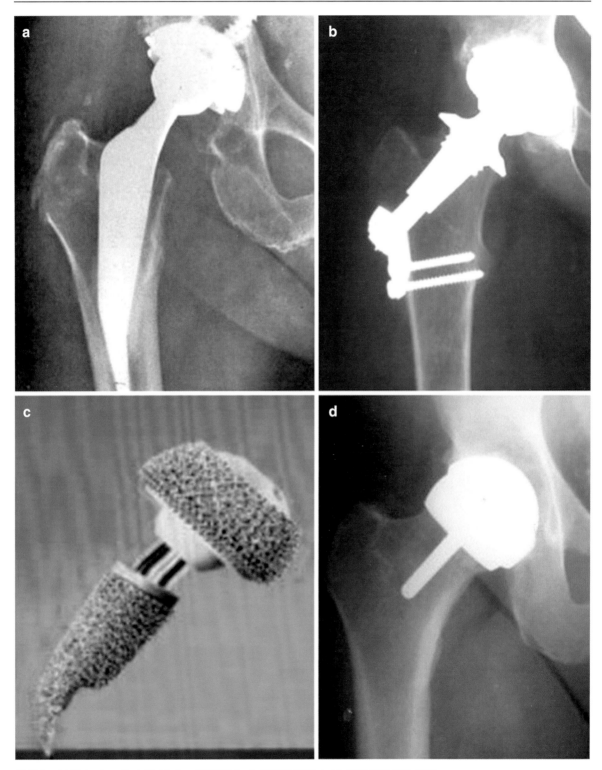

图 5.2 短柄（a）、推力板（b）、颈锚柄（c）和表面置换（d）四种股骨假体设计

## 5.3 临床数据

我们在此报告Silent假体的首次临床研究

结果。一项前瞻性研究设计了队列研究，并在两个中心（M Honl—德国和 J Sullivan—澳大利亚）开展。这个研究的亮点是临床（并

- 由轴向接头负载组件引起的应力（Press Fit）

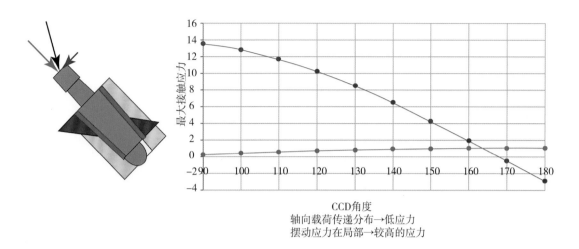

图5.3　这个图显示了当 Silent 柄被生理负载时（左图上的黑色箭头）股骨颈上的应力分解（左图）和颈干角（CCD角）对轴向（绿色）和摆动（红色）最大接触应力的影响

（最）长柄和（最）高颈截骨可能性（外侧骨皮质未与假体接触）
→最大限度地增加股骨与假体接触长度
→尽量减少骨界面应力

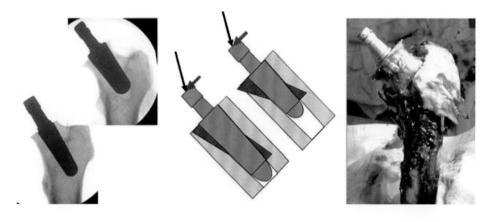

图5.4　植入 Silent 柄时建议是使用尽可能长的柄，且不与外侧皮质接触，以不降低其压配适合度。这将最大限度地增加股骨假体接触长度，并尽量减少骨界面应力，从而优化股骨整合，降低假体周围骨折的风险

发症的发生及Harris髋关节和Oxford髋关节评分的功能评估）和影像学（术后3、6、12、18、24和60个月的标准和RSA X线）测量的结合。定期收集术前和之后的5年随访内的Harris和Oxford髋关节评分。这两个国家的当地伦理委员会和监管机构批准了这项研究。

25～65岁、体重小于90kg的髋关节骨关节炎患者被纳入本研究。排除的标准包括股骨颈的显著骨丢失或严重畸形、延伸至股骨颈的骨坏死、髋内翻（颈干角＜125°）、

Charnley分类为C级以及患者感染或Paget髋关节疾病。

2003年1月至11月，41名患者接受了Silent柄的髋关节置换术，在股骨中植入了额外的钽珠，并将其附着在股骨柄上进行放射立体照相测量分析（RSA）。研究的一般情况如下：平均年龄50.4岁（范围26～65岁），平均BMI 26.6（范围19～37），女性18名，男性23名。髋关节退行性变的原因为原发性骨关节炎28例，发育不良3例，股骨头缺血性坏死6例，关节感染晚期2例，其他2例。除了一名患者接受了聚乙烯-陶瓷假体外，所有患者都接受了陶瓷-陶瓷假体置换，德国组倾向于采用28mm股骨头和前外侧入路，而澳大利

亚组采用32mm股骨头和后侧入路。

出院后随访5年，只有一个患者失访。如图5.5和图5.6所示，所有患者获得了良好的Harris和Oxford髋关节评分。影像学上没有观察到股骨侧异常表现；股骨距区域的骨密度增加（图5.7）。RSA在18个月的时间内显示出令人满意的股骨假体柄移动情况（图5.8），证明了Silent柄良好的一级稳定性和二级固定（成骨）。

有5例患者髋部再手术，但无Silent柄的翻修；翻修了三个臼杯：一个由于复发性脱位，一个由于早期髋臼骨折，一个由于腰肌撞击。第四个患者跌倒后，由于陶瓷内衬断裂，更换了一个髋臼内衬。最后一个患者，

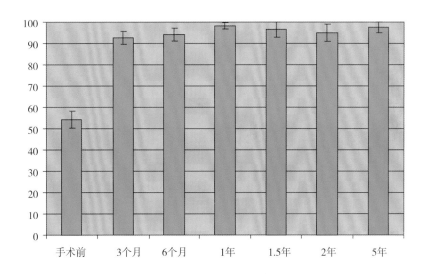

图 5.5　术前和术后 5 年随访期间的 Harris 髋关节评分

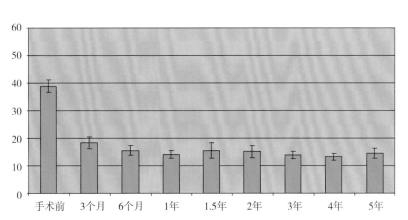

图 5.6　术前和 5 年随访期间的 Oxford 髋关节评分（0 最好，60 最差）

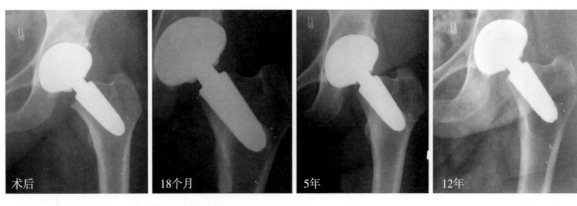

术后　　　　　　18个月　　　　　　5年　　　　　　12年

图5.7　在12年期间，Silent™柄周围骨重塑的X线表现

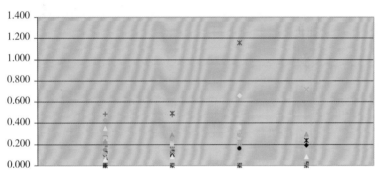

随访时间3个月，6个月，12个月，18个月

图5.8　此图显示了通过放射立体照相测量分析，Silent™柄在植入后3、6、12和18个月可忽略的股骨假体柄的位移情况

由于术后18个月发生急性血源性假体周围感染，在冲洗创口后更换了一个髋臼衬垫和股骨头假体。

## 5.4　讨论

Silent柄是一种骨量保留的假体，其锚定在股骨颈中，因此在生理上比杆状或短弧形假体更能承载股骨近端的应力。X线片可见骨重塑[3]和股骨距保护[4]。与表面重建手术不同的是，Silent柄可用于股骨头的坏死或畸形，因为它依赖于在颈部的固定（图5.9）。此外，股骨头的切除使得能够更容易地进入髋臼以进行打磨和植入髋臼假体。

前期的RSA研究表明，在植入后的前2年，远端髓内移位应小于1~1.5mm。Silent™柄的数据完全符合这一限制，表明柄稳定性良好。股骨侧的准备是通过扩髓进行的。这为锥形假体植入创造了精确的骨隧道，并获得了良好的初始稳定性。对于年轻患者来说，保留颈部的柄植入是一项创新。在几项临床研究中已经证明了其有效性[5,6]。不幸的是，经济、政治和监管环境并没有给这个股骨柄假体提供更广泛范围的应用。无论如何，两位作者都对此表示遗憾[7]。

## 5.5　病例报告

使用仅在股骨颈的固定短柄并不是由Depuy独家设计的。以下一例42岁的男性患

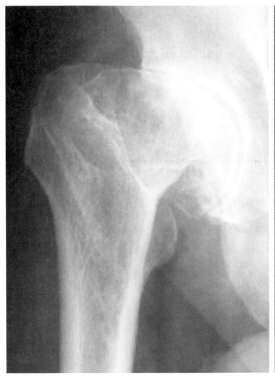
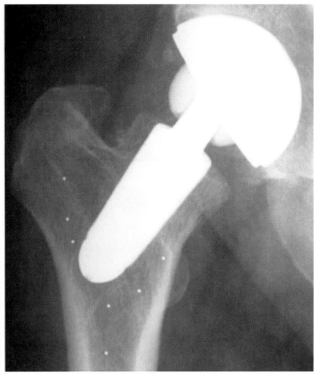

图 5.9　Legg-Calve-Perthes 病患者髋部植入 Silent™ 柄

者就是证明，该患者植入Primoris柄的假体。这种柄是由Biomet研发的，类似于Silent柄，尽管取得了出色的初步结果，但还是被遗忘了。患者喜欢跑步，但由于右髋关节骨关节炎不得不停止跑步（图5.10）。在通过直接前路进行全髋关节置换后，患者早在术后第6周就恢复了跑步活动（图5.11）。术后4年，患者继续保持跑步，对假体稳定性无影响（图5.12）。

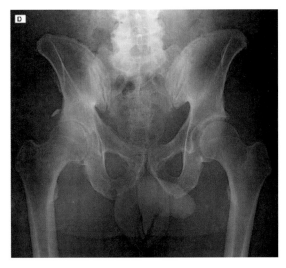

图 5.10　42 岁男子右髋关节骨关节炎的骨盆正位 X 线片

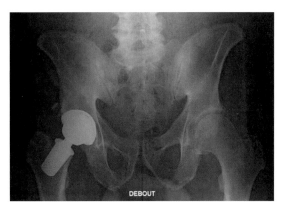

图 5.11　术后 6 周骨盆正位 X 线片

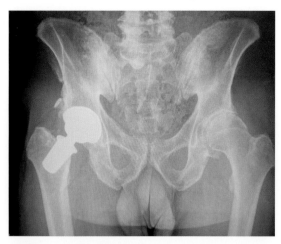

图5.12　手术后4年骨盆X线片，显示假体位置良好，没有明显的应力遮挡

# 参考文献

1. Falez F, Casella F, Papalia M. Current concepts, classification, and results in short stem hip arthroplasty. Orthopedics. 2015;38(3 Suppl):S6–13.

2. Rajakulendran K, Field RE. Neck-preserving femoral stems. HSS J. 2012;8(3):295–303.

3. Tran P, Zhang BX, Lade JA, Pianta RM, Unni RP, Haw CS. Periprosthetic bone remodeling after novel short-stem neck-sparing total hip arthroplasty. J Arthroplast. 2016;31(11):2530–5.

4. Burchard R, Braas S, Soost C, Graw JA, Schmitt J. Bone preserving level of osteotomy in short-stem total hip arthroplasty does not influence stress shielding dimensions - a comparing finite elements analysis. BMC Musculoskelet Disord. 2017;18(1):343.

5. Hauer G, Vielgut I, Amerstorfer F, Maurer-Ertl W, Leithner A, Sadoghi P. Survival rate of short-stem hip prostheses: a comparative analysis of clinical studies and national arthroplasty registers. J Arthroplast. 2018;33(6):1800–5.

6. Molfetta L, Capozzi M, Caldo D. Medium term follow up of the biodynamic neck sparing prosthesis. Hip Int. 2011;21(1):76–80.

7. Giardina F, Castagnini F, Stea S, Bordini B, Montalti M, Toni A. Short stems versus conventional stems in cementless Total hip arthroplasty: a long-term registry study. J Arthroplast. 2018;33(6):1794–9.

# 第6章
# 用定制股骨柄假体重建股骨近端解剖结构

Elhadi Sariali, Alexandre Mouttet, Xavier Flecher and
Jean Noel Argenson

## 6.1 引言

髋关节骨关节炎患者股骨近端解剖结构
差异很大[1-4]。这种差异可能会导致在使用
传统的股骨柄假体进行全髋关节置换术时，
难以可靠地恢复原有的髋关节解剖形态和生
物力学。髋关节生物力学参数［如股骨偏心
距（FO）、下肢长度（LL）和股骨前倾角
（FA）］的不良恢复可能会影响临床结果，
甚至导致跛行[5]、边缘负荷[6]、假体撞击和脱
位[5]。例如，股骨偏心距减少15%会减少外展
力臂并妨碍步态[7]，这表明准确恢复股骨偏
心距很重要，尤其是对功能要求高的年轻患
者。

为了帮助医生在全髋关节置换术中重
建股骨近端解剖结构，传统的股骨柄通常配
有两个颈干角和两个股骨偏心距。然而，
重建患者特有的股骨前倾仍然具有技术挑战
性——尤其是使用生物型股骨柄。因此，研
发了具有组配式功能的股骨柄假体，以帮助
恢复髋关节生物力学（股骨偏心距、下肢长
度和股骨前倾角），减少假体撞击的风险。
然而，组配式假体的接触处的过度腐蚀，并

E. Sariali ( ✉ )
Hôpitaux Universitaires La Pitié Salpêtrière-Charles
Foix, AP-HP, Paris, France

A. Mouttet
Polyclinique Médipôle Saint-Roch,
Perpignan, France

X. Flecher · J. N. Argenson
Department of Orthopaedics and Traumatology,
Aix Marseille Univ, APHM, CNRS, ISM, Sainte-
Marguerite
Hospital, Institute for Locomotion,
Marseille, France
e-mail: Jean-noel.ARGENSON@ap-hm.fr

造成假体颈骨折的高发生率和因金属碎片产生的局部组织不良反应[8]；阻碍了组配式假体的广泛应用。有学者提出使用近端（干骺端固定）定制柄来精确恢复患者特定的股骨近端生物力学参数[9]。他们的长期临床结果非常好，20年随访假体存活率为97%，其中也包括了活动量非常大的50岁以下患者[10]。

然而，定制股骨柄需要3D打印，手术前需较长的准备时间制造，且比传统股骨柄造价更高。因此，尚不清楚有多大比例的全髋关节置换术患者需要定制的假体柄实现股骨近端解剖结构的精确恢复。为了解决这个问题，我们在2009年1月至2014年11月期间进行了一项前瞻性研究，包括所有接受3D打印的初次全髋关节置换术的患者，这些患者使用了解剖型近端羟基磷灰石涂层组配式颈柄（下架的SPS柄，Symbios，瑞士）或定制股骨柄（Symbios，瑞士）。

## 6.2　方法

**一般情况研究**。2009—2014年间，578名患者通过微创前入路进行了3D打印假体的全髋关节置换术。其中女性284例，男性294例，平均年龄61岁（标准差13），平均体重指数为$26.5 \pm 5kg/m^2$。为了使用3D重建恢复髋关节生物力学，根据指南确定72例（12%）患者需要定制的股骨柄，其中女性40例，男性32例，年龄48岁（标准差15.4），平均体重指数为$26.7 \pm 5kg/m^2$，12例患者有髋关节手术史。在定制组中，最常见的病因：髋臼撞击综合征（DDH）33例（46%）、原发性骨关节炎27例（38%）、AVN病6例（8%）和

Legg–Calve–Perthes病6例（8%）。在 SPS®组中，最常见的病因是：原发性骨关节炎456例（80%）、髋臼撞击综合征（DDH）18例（3.5%）、AVN病65例（13%）和Legg–Calve–Perthes病6例（1%）。定制假体组的患者明显更年轻（$P < 0.001$），DDH患者更多（$P < 0.001$）。所有患者都使用了HA涂层的髋臼假体（APRIL®，Symbios，瑞士），配有Biolox delta陶瓷头和内衬（CeramTec德国）。对于直径 < 44mm的臼杯，使用28mm的股骨头假体；对于直径 < 50mm的臼杯，使用32mm的假体头；对于较大的臼杯，使用36mm的假体头。所有的手术都是由同一名外科医生（E.Sariali）进行的，他采用了微创前路手术（direct anterior approach，DAA），患者仰卧在牵引手术台上[11]。手术前，患者接受低剂量CT扫描[12]，并使用 HIP-PLAN®软件[13]进行三维重建，以确定假体的尺寸和位置，并预测任何可能的手术困难。该研究是根据法国生物伦理法（2004年8月9日第2004-806号法律第1121-1条）进行的，并得到了负责该医院的患者保护委员会的认可。

**手术计划**。术前模拟髋臼假体、3D-cup模板参照内侧髋臼壁定位，髋臼壁未被破坏。髋臼杯被髋臼骨完全覆盖，以避免与周围软组织特别是腰肌的任何撞击。目标是恢复髋臼前倾角和臼杯外展达到40°（图6.1）。在髋关节发育不良（DDH）患者中，设计了标准的20° 髋臼前倾角。根据最大化干骺端的适合度和填充度选择股骨柄的大小。为了确定假体头尾部的位置，使用反映与骨干接触的骨密度（基于Hounsfield单位）的彩色图像模式。为了获得良好的机械稳定

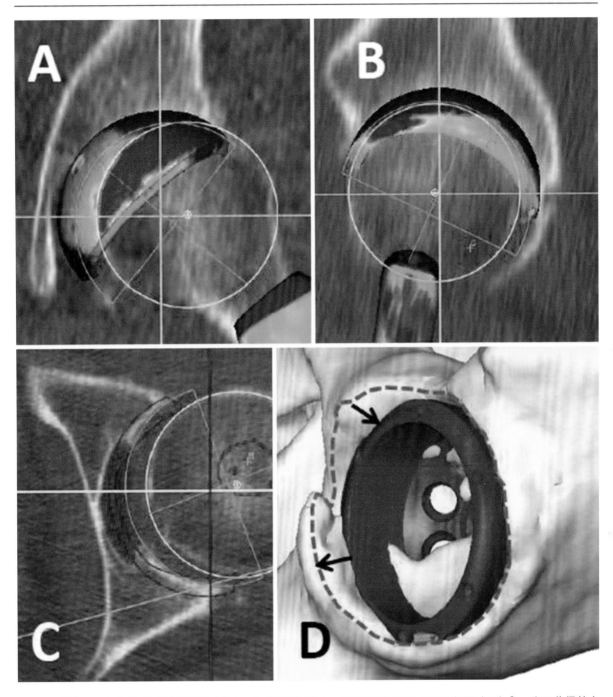

图 6.1　模拟 3D 臼杯位置 [ 冠状视图（A）、矢状视图（B）、轴向视图（C）和 3D 视图（D）]。为了获得基本的稳定性，我们假设臼杯必须在至少三个点上与高密度骨质接触：两面臼壁和臼顶。通过测量从臼杯边缘到髋臼边缘的距离，特别是相对于两个壁（黑色箭头）和顶部的侧面部分的距离，来确定臼杯的 3D 位置

性，外科医生假定股骨柄应与高密度骨（皮质骨）接触，至少在股骨柄的外侧扩张部和股骨距接触（图6.2）。目标也是恢复对应于髋臼偏心距和股骨偏心距之和的整体髋关节

偏心距。事实上，如果需要臼杯的内侧平移以获得良好的骨质覆盖，而股骨偏心距增加相同的量以恢复天然的整体偏心距。一旦模拟臼杯和假体柄植入，在术前计划中确定四

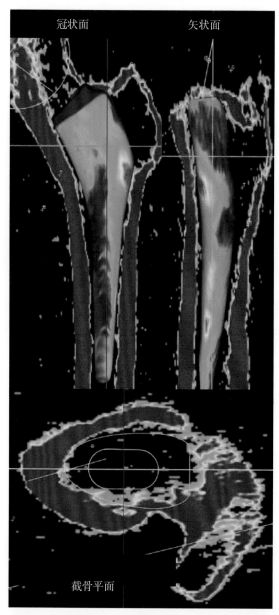

冠状面　　　矢状面

截骨平面

**图6.2** 术前股骨的三维成像，包括冠状面和矢状面。手术时可获得截骨平面的视图，以帮助控制股骨柄扭转

个点，以模拟关节成形术引起的髋关节解剖结构的改变（图6.3）：（1）髋臼（Ac）和髋臼杯（Cc）的中心——这两点Ac和Cc之间的向量被标记为髋臼偏心距（AD）；（2）股骨头（FHc）和股骨大转子（FBc）的中心——这两点之间的向量标记为股骨偏心距（FHD）。测量整体股骨位移作为这两个向

量髋臼偏心距（AD）和股骨偏心距（FHD）的和。目标是实现FD向量为0，这意味着两个天然中心髋臼和股骨头的相对位置没有被全髋关节置换术改变。还对整个下肢进行了旋转分析，包括测量髋臼前倾角、股骨颈前倾角和足向角——定义为内外踝轴线和双后髁平面线之间的夹角（图6.4）。基于先前报道的关于直接前路-全髋关节置换术后脱位风险的结果[14]，手术目标是恢复股骨自然前倾状态，除非股骨前后方向位移超过8mm。当髋关节旋转中心（COR）后移与股骨前倾增加同时出现时，才会出现这种情况。在这种情况下，我们可以使用颈部后倾的定制柄来使股骨球中心与臼杯中心重合（图6.5）。当观察到足外旋角度减小时，股骨前倾略有下降，以达到15°的足外旋角。对于股骨球，四个长度可以用来改变颈部长度：-4mm，0，+4mm，和+8mm。如果使用我们标准柄（SPS®，Symbios SA）进行三维重建不能达到要求，则使用定制的股骨柄。为此，我们接受偏心距和长度15%的偏差及髋关节旋转中心的前后位置6mm偏差。股骨柄的设计是为了最大限度地适应和填充干骺端区域（小转子中部两侧各20mm）。以承受疲劳试验来计算最小柄长度。

**手术操作。**所有患者均采用微创DAA手术。将臼杯与泪滴位处平行，参照髋臼内壁放置。手术医生使用模拟臼杯的3D视图作为指导，通过检查从杯的边缘到髋臼顶部以及到前壁和后壁的距离，并对比术前计划髋臼边缘的位置。测量两个参数来检查最终的股骨柄位置。首先，测量从小转子顶部到股骨柄顶部的距离。其次，调整股骨柄的前倾，

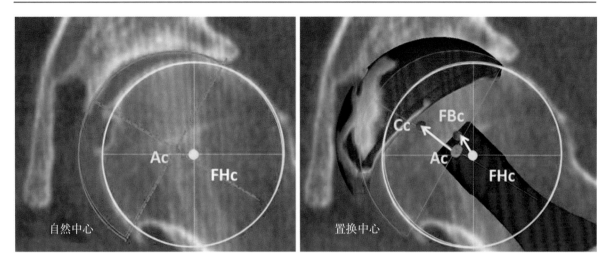

图6.3 确定自然髋臼中心（Ac）和股骨头中心（FHc）。这两点之间的距离被标记为对应于关节表面磨损的初始位移。最终臼杯（Cc）和股骨假体头（FBc）的中心被确定。AcCc的矢量标记为髋臼位移（acetabular displacement，AD）。FHcFBc的矢量标记为股骨头位移（femoral head displacement，FHD）。整体的股骨位移（FD）测量为AD和FHD之和。我们的目标是FD=0，模拟了一个XL号头（长颈）

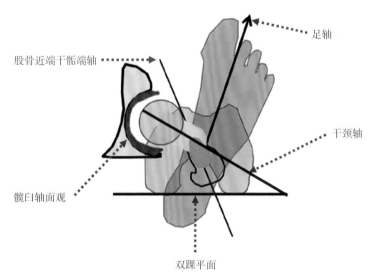

图6.4 下肢扭转分析，包括髋臼前倾、股骨前倾和脚部方向

测量柄相对于股骨颈截骨横截面的位置，使之与术前计划一致。对于定制的股骨柄，只需一个定制的骨刀用于股骨准备。术后方案包括所有患者立即完全负重。

**假体的质量控制**。为了评估使用定制假体柄进行髋关节解剖重建的准确性，我们比较了30例接受定制全髋关节置换术的患者的自体和假体解剖参数。为此，术前和术后的计算机断层扫描与标准化髋关节软件相匹配，分别参照骨盆和股骨骨性标志（图6.6）。我们测量了肢体长度差异以及股骨偏心距和股骨前倾的变化。

**手术风险**。外科医生预测有以下风险：（1）股骨皮质破裂或股骨骨折，根据我们的经验，如果合并以下三种情况，更有可能发生这种风险：（a）股骨前曲度高；（b）股

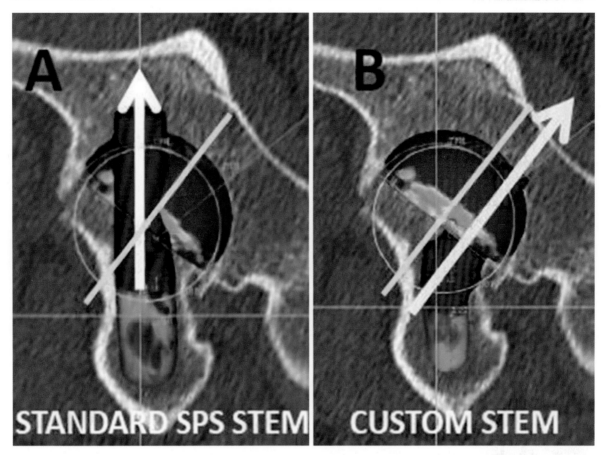

图 6.5　该病例为髋关节发育不良患者，由于股骨近端干骺部的过度向前扭转，股骨头中心和臼杯中心不匹配。髋臼扩孔手术产生旋转中心的后向平移，从而导致髋关节前向不稳定。与标准的直柄（A）相反，用一个定制的具有后倾颈的柄（B）使股骨头中心与臼杯中心重合

骨近端松质骨密度高；（c）股骨髓腔狭小。鉴于以上情况，在开始扩髓前，使用电动工具和软钻刀对股骨进行扩髓。（2）同时恢复股骨偏心距和长度困难，特别是在股骨髓腔与股骨偏心距不一致的患者中（即，股骨髓腔大而偏心距小，反之亦然）。（3）由于异常股骨扭转，最终股骨前倾不合适（与自然股骨前倾相比为 ±10°）。对于这些情况，建议采用适当的后倾或前倾颈来降低假体撞击的风险，从而增加稳定性。

临床评估。在最后一次随访中，用两份自我完善的问卷对患者进行评估：Harris髋关节评分（0分最差，100分最佳）和Oxford髋关节评分（0分最差，60分最佳）。

统计分析方法。 Pearson相关系数用于研究两个变量（术前和术后前倾值）之间的关系。手术精度是通过评估计划值和术后值之间匹配解剖参数的差异（mean±SD）来定义的。使用Ryan-Joiner和Shapiro-Wilk测试评估数据的正态性。对于正态分布变量，当两组具有相同的方差时，使用Student-$t$检验分析它们之间的差异。对于异常分布变量或具有不同方差的正态分布变量，使用Mann和Whitney检验。$P<0.05$说明差异具有统计学意义。统计分析用JMP软件（版本11；SAS）。

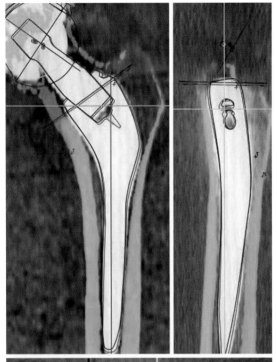

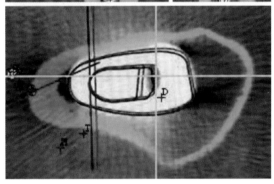

图 6.6　在一组 30 名患者中，用 HIP-PLAN® 软件进行术前和术后假体的 CT 扫描，以比较假体计划和实际固定效果

## 6.3　结果

**假体植入精度。**计划的和实际的股骨柄前倾角之间有极好的一致性，偏差精确到 1°（ ±4° ）。计划的（20° ±8° ）和术后测量的股骨前倾角（21° ±8° ）之间的差异没有统计学意义（ P = 0.3 ），它们之间的相关性很强（ r=0.9，P<0.001 ）（图6.7a）。 计划和术后的下肢长度（LL ）之间有

很好的一致性，植入精度 −0.6 ± 2.5mm。计划（5 ± 4.6mm ）和执行（4.4 ± 5.5mm ）LL（ P=0.3 ）之间没有显著性差异，它们之间的相关性很强（ r=0.9，P<0.001 ）（图6.7b ）。最后，股骨偏心距的计划和实际达到了极好的一致，植入精度为1.2 ± 2.4mm。计划的股骨偏心距（43.3 ± 6.8mm ）和术后的股骨偏心距（42.1 ± 7.0mm ）之间没有显著差异（ P=0.3 ），此外，这两个值之间存在很强的相关性（ r=0.95，P<0.001 ）（图6.7c ）。

**对手术困难的预期。**使用定制股骨柄的主要解剖学原因是：（1 ）近端股骨的扭转异常阻碍了计划的股骨前倾的恢复（图6.8 ），并潜在地使患者易于脱位或足部方向异常；（2 ）严重的髋内翻或髋外翻使得在使用传统股骨柄时股骨偏心距和长度的同时恢复具有挑战性（图6.9 ）；（3 ）严重的股骨倾斜度异常患者，例如侏儒和巨人患者，标准的股骨柄不合适，型号太大或者太小。

**临床结果。**在 5 年（ ±2 ）的平均随访中，所有病例均获得了良好的临床结果，没有因感染原因而翻修股骨柄，没有发生脱位，没有患者质疑术后下肢长度异常。平均 Harris 评分从30提高到93（ ±16 ），Oxford评分从23提高到56（ ±9 ）。

## 6.4　讨论

我们研究的主要结果是：（1 ）12%的患者需要定制的股骨柄来重建其原股骨解剖结构，主要原因是扭转异常和严重的髋内翻或髋外翻；（2 ）定制柄的人工植入（无技术障碍）是精确的；（3 ）应用3D打印、术中检查

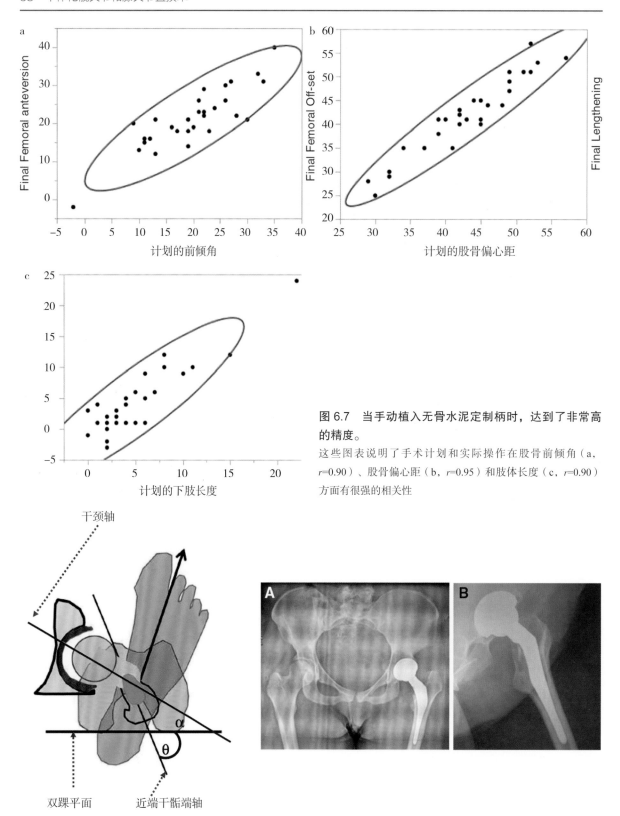

图 6.7 当手动植入无骨水泥定制柄时，达到了非常高的精度。

这些图表说明了手术计划和实际操作在股骨前倾角（a，$r=0.90$）、股骨偏心距（b，$r=0.95$）和肢体长度（c，$r=0.90$）方面有很强的相关性

图 6.8 术后 X 线片如下：（a）正位片；（b）侧位片。图中描述了一名患有严重扭转障碍患者的 3D 打印，其股骨近端干骺端角度为 63° 与天然股骨前倾相比增加了 40°。为了稳定髋关节，颈部需要相对于轴进行 40° 后倾。标准直颈 SPS 股骨柄的使用会导致股骨前倾超过 40°。为了稳定髋关节，颈部相对于股骨干需要后倾 40°

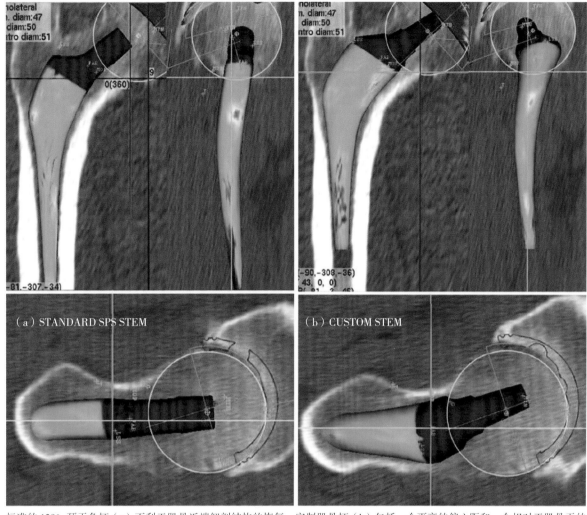

标准的 129° 颈干角柄（a）不利于股骨近端解剖结构的恢复。定制股骨柄（b）包括一个更高的偏心距和一个相对于股骨干的 15° 后倾

和定制假体进行髋关节生物力学的重建，为股骨近端解剖异常的患者带来了良好的术后功能恢复。

这项研究的主要局限性是我们的研究结果是针对特殊假体和患者。一定比例的患者需要定制股骨柄，出于这个原因，仅应用了 SPS 股骨柄。其他股骨柄设计可能会有不同的结果。

使用定制的股骨柄技术对髋关节进行解剖学重建的准确度极高。这种准确性与以前报道的基于 3D 打印的全髋关节置换术相比取得一样好的结果[4,11]。然而，定制组的患者具有复杂的髋关节解剖结构，主要是他们的股骨近端形态异常，并且使用传统的假体［如 SPS®柄（解剖型设计）］无法恢复其正常的生物力学。

很少有研究使用 CT 扫描评估术后髋关节解剖恢复的准确性，因为它需要对术前解剖进行 3D 打印和精确匹配。与最佳髋臼杯定位不同，前期没有推荐股骨前倾"安全区"的文献。在这项研究中，我们提出了一种新的方法来确定股骨前倾。外科医生应该弥补磨挫引起的髋臼中心的变化。一般髋臼准备会引起髋关节旋转中心的后移、内移和上移。因此，我们建议在3D打印中相应地调整股骨偏心距和前倾/后倾。在重度发育不良髋关节（脱位）的情况下，手术目标是达到15°～20°前倾。

Kirshnan等[15]报道，股近端腔内（股骨宽度和体积）和腔外（股骨偏心距、颈部长度和股骨前倾）解剖不相关，表明相同的近端股骨体积可能对应于高度可变的股骨偏心距。有趣的是，Sariali等[13]认为，对于定制的股骨柄尺寸，股骨偏心距为22mm，以便准确恢复患者的天然的偏心距。因此，对于髋关节畸形患者，定制股骨柄是首选的解决方案。通过定制股骨柄，外科医生可以精确地处理髓外解剖而无需关注髓内解剖结构情况，同时避免使用组配式颈相关的并发症，例如组配颈的骨折和由金属碎片产生的有害的局部组织反应。

## 6.5 小结

定制股骨柄是治疗髋关节解剖结构异常患者的最可靠方案。大约有12%的患者需要定制的股骨柄来实现股骨近端解剖的精确重建。对所有髋关节骨性关节炎患者来说，术前进行3D打印和术中检查解剖参数是预测手术困难、选择合适的假体和恢复正常髋关节生物力学的关键步骤。

## 参考文献

1. Argenson J, Ryembault E, Flecher X, Brassart N, Parratte S, Aubaniac J. Three-dimensional anatomy of the hip in osteoarthritis after developmental dysplasia. J Bone Joint Surg Br. 2005;87(9):1192–6.
2. Husmann O, Rubin P, Leyvraz P, de Roguin B, Argenson J. Three-dimensional morphology of the proximal femur. J Arthroplast. 1997;12:444–50.
3. Schmidutz F, Graf T, Mazoochian F, Fottner A, Bauer-Melnyk A, Jansson V. Migration analysis of a metaphyseal anchored short-stem hip prosthesis. Acta Orthop. 2012;83(4):360–5.
4. Sariali E, Mouttet A, Pasquier G, Durante E. Three dimensionnal hip anatomy in osteoarthritis. Analysis of the femoral off-set. J Arthroplast. 2009;24(6):990–7.
5. Asayama I, Chamnongkich S, Simpson K, Kinsey T, Mahoney O. Reconstructed hip joint position and abductor muscle strength after total hip arthroplasty. J Arthroplast. 2005;20:414–20.
6. Sariali E, Klouche S, Mamoudy P. Ceramic-on-ceramic total hip arthroplasty: is squeaking related to an inaccurate three-dimensional hip anatomy reconstruction? Orthop Traumatol Surg Res. 2012;100(4):437–40.
7. Sariali E, Klouche S, Mouttet A, Pascal-Moussellard H. The effect of femoral offset modification on gait after total hip arthroplasty. Acta Orthop. 2014;85(2):123–7. Epub 2014/02/26.
8. Kwon YM, Khormaee S, Liow MH, Tsai TY, Freiberg AA, Rubash HE. Asymptomatic pseudotumors in patients with taper corrosion of a dual-taper modular femoral stem: MARS-MRI and metal ion study. J Bone Joint Surg Am. 2016;98(20):1735–40. Epub 2016/11/22.
9. Flecher X, Pearce O, Parratte S, Aubaniac J, Argenson J. Custom cementless stem improves hip function in young patients at 15-year followup. Clin Orthop Relat Res. 2010;468(3):747–55.
10. Dessyn E, Flecher X, Parratte S, Ollivier M, Argenson JN. A 20-year follow-up evaluation of total hip arthroplasty in patients younger than 50 using a custom cementless stem. Hip Int. 2018;23:1120700018803290. Epub 2018/10/24.
11. Sariali E, Catonne Y, Pascal-Moussellard H. Three-dimensional planning-guided total hip arthroplasty through a minimally invasive direct anterior approach. Clinical outcomes at five years' follow-up. Int Orthop. 2017;41(4):699–705. Epub 2016/06/18.
12. Huppertz A, Lembcke A, Sariali E, Durmus T, Schwenke C, Hamm B, et al. Low dose computed tomography for 3D planning of total hip arthroplasty: evaluation of radiation exposure and image quality. J Comput Assist Tomogr. 2015;39(5):649–56.
13. Sariali E, Mouttet A, Pasquier G, Durante E, Catonne Y. Accuracy of reconstruction of the hip using computerised three-dimensional pre-operative planning and a cementless modular-neck stem. J Bone Joint Surg Br. 2009;91(3):333–40.
14. Sariali E, Klouche S, Mamoudy P. Investigation into three dimensional hip anatomy in anterior dislocation after THA. Influence of the position of the hip rotation centre. Clin Biomech. 2012;27(6):562–7.
15. Krishnan S, Carrington R, Mohiyaddin S, Garlick N. Common misconceptions of normal hip joint relations on pelvic radiographs. J Arthroplast. 2006;21:409–12.

# 第 **7** 章

# 重建股骨近端解剖：大直径股骨头全髋关节置换术

William G.Blakeney, Jean-Alain Epinette and Pascal-André Vendittoli

**关键点：**

**大直径股骨头全髋关节置换术**

- 定义为内衬直径＞36mm，包括整体式或双动式股骨头设计。

- 允许术后髋关节的超生理运动范围和

W. G. Blakeney

Department of Surgery, CIUSSS-de-L'Est-de-L'Ilede-Montréal, Hôpital Maisonneuve Rosemont. 5415, Montréal, QC, Canada

Department of Surgery, Albany Health Campus, Albany, WA, Australia

J.-A. Epinette
Clinique Médico-chirurgicale,
Bruay la Buissière, France
e-mail: jae@orthowave.net

P.-A. Vendittoli (✉)
Department of Surgery, CIUSSS-de-L'Est-de-L'Ilede-Montréal, Hôpital Maisonneuve Rosemont. 5415, Montréal, QC, Canada

Department of Surgery, Université de Montréal, Montréal, QC, Canada

恢复不受限制活动。

- 是一个设计良好的假体，可最大限度地减少股骨颈撞击髋臼假体边缘的风险。

- 无论采用何种手术方式，术后脱位率都极低。

- 有助于恢复髋关节生物力学，仅要求最小化的术中稳定性操作。

- 陶瓷-陶瓷THA可以提供假体长期寿命并使髋关节活动不受限，同时可避免假体撞击、植入时股骨骨折和髋关节不稳定的风险。

- 鉴于最近报道的低磨损率，双动式全髋关节置换术可考虑广泛用于接受全髋关节置换术的患者。

## 7.1 引言

在全髋关节置换术中使用大直径股骨

头（large-diameter femoral heads，LDHs，>36mm）有许多潜在的好处。它们可提供超生理范围的运动，这使得它们在假体植入位置方面的要求更加宽松。这对从事体力劳动或活动量需求高的患者尤其有益。对于年轻患者，金属-金属界面的假体有可能使用寿命更长。陶瓷-陶瓷（CoC）界面的大股骨头假体的发展，应该会减少一些金属-金属（MoM）界面LDH的金属碎片（ARMD）的局部不良反应的发生率。

## 7.2　髋关节稳定性和运动范围

在世界各地，大直径股骨头越来越多地用于全髋关节置换术，主要是因为其可以降低脱位风险。这个结论已经在许多试验中已得到证明。根据一组1748名接受大直径股骨头全髋关节置换术的患者报告，在平均31个月的随访中，脱位率低至0.05%[1]。由两位经验丰富的关节外科医生进行的所有全髋关节置换术的回顾性研究报告，在平均5年的随访中，小直径股骨头组的脱位率（1.8%，10/559）明显高于大直径股骨头组（0%，0/248）[2]。在接受全髋关节翻修术的患者中也观察到了改善的结果。一项随机临床对照研究表明，在术后随访平均5年，大直径股骨头（36或40mm）患者的不稳定性显著降低，脱位风险仅为1.1%，而小直径股骨头（32mm）患者的不稳定性为8.7%。这些结果已在国家关节登记册中记录[4,5]。

大直径股骨头全髋关节置换术脱位率低是许多因素的结果。首先，这是由于更大的头颈比和增加的跳脱距离的结果（图7.1）。

也有人提出，大直径股骨头可以通过吸力作用对脱位提供反作用力，防止微分离[6]。大直径股骨头填充了切除股骨头后留下的关节腔空隙，并具有增大的移位容积，这可进一步防止脱位。它们还可能有利于关节活动和本体感觉。

在假体发生撞击之前，大直径股骨头会增加髋关节的活动范围。Burroughs等人在一项生物力学研究中发现，增加股骨头至38mm对活动范围的影响比较稳定。这是因为撞击不再发生在假体上而是关节外（软组织或骨骼），此时与股骨头大小无关[7]。对于像陶瓷这样的硬假体来说，避免假体撞击是一个显著的优点。金属股骨颈和陶瓷内衬之间的接触与内衬碎裂、颈部磨损（金属磨损）、疼痛和噪音产生（吱吱作响）有关[8]。此外，Scifert等人报道，随着关节外接触，而不是假体颈部撞击内衬，抵抗脱位的力矩大幅增加（约大4倍）[9]。Cinotti等人同样发现，随着股骨头尺寸的增大，髋关节活动范围随之增大，并且在髋臼假体位置不当的情况下，股骨头尺寸较大对关节活动度的益处更大；因此，大直径股骨头是一个更合适的假体[10]。对于众多接受全髋关节置换的腰骶部退行性变患者，外科医生所面对的挑战是如何确定髋臼假体最佳放置位置，因为这类患者有较高的撞击和脱位风险[11,12]。

年轻和运动量大的患者经常会遭受继发性骨关节炎的痛苦，如髋臼后翻、髋关节发育不良、股骨后倾、Perthes畸形和手枪柄畸形。这些异常的解剖不太适合应用矫正度有限的髋关节表面置换手术。在全髋关节置换术中，最有利于关节活动度和磨损的组件定

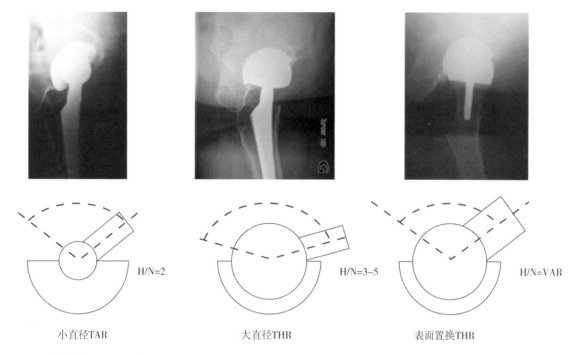

图 7.1 在小直径股骨头全髋关节置换术，大直径股骨头全髋关节置换术及髋关节表面置换术之间未发生假体 - 假体撞击时不同的头颈比和相关的运动弧

位可能会受到初次假体未能达到最佳的固定所限制。使用大直径股骨头全髋关节置换术有助于外科医生解决这些问题。

尽管随着头部尺寸的增加，运动范围可能平稳，但避免发生脱位所需的跳脱距离将继续增加。跳脱距离是脱位所需的股骨头中心侧向平移量。头部尺寸越大，脱位所需的跳脱距离越大。然而，跳脱距离随着股骨头旋转中心偏心距的增加而减小。这一点很重要，因为目前用于大直径股骨头全髋关节置换术的臼杯设计通常是大约160°的半球，偏心距为3～4mm。增加臼杯外展和减小前倾也会影响跳脱距离，因此大直径股骨头可以抵消由于假体位置不良造成的脱位风险[13]。

许多作者已经报道了假体在体内出现了微分离，他们证明在下肢摆动阶段，股骨头可能不会保持在臼杯的中心。金属对聚乙烯（MoP）全髋关节置换术在股骨头和聚乙烯内衬之间有较大的间隙。此外，聚乙烯的润湿性降低，可能导致润滑膜的粘结性降低，从而导致髋关节分离。一项视频荧光透视研究显示，与小直径全髋关节置换术中的微分离相比，大直径股骨头全髋关节置换术金属-金属（MoM）中没有微分离[14]。这种微分离导致的潜在有害影响包括早期磨损和部件松动，它还与髋关节发出的咔嗒声和吱吱声有关。在一项对24名患者进行的多种摩擦学组合的试验中，唯一一名没有发出声音的患者是在步态中没有经历股骨头微分离的患者[15]。间隙小、接触面宽的陶瓷-陶瓷大直径股骨头全髋关节置换术可能有助于减少或避免步态过程中的假体微分离，改善肌肉功能和关节运动功能。

## 7.3　重建解剖

大直径股骨头全髋关节置换术的另一个好处是使术后髋关节更符合解剖学。通过保持与天然髋关节相似的生物力学，在个别病例上恢复髋关节偏心距、下肢长度和股骨头直径，患者置换的髋关节会更自然。由于其牢靠的稳定性和低脱位风险，进行大直径股骨头全髋关节置换术的外科医生可以根据患者的个体解剖结构来确定患者的下肢长度和股骨偏心距，而不必术中进行调整或妥协来确保髋关节的稳定性。在步态实验室中，已经证明大直径股骨头全髋关节置换术可使重心和步态模式恢复正常[16]。大量研究表明，与传统的小直径股骨头全髋关节置换术相比，股骨头直径的改善能更好地恢复正常步态参数[17,18]。与28mm股骨头直径的全髋关节置换术和髋关节表面置换术相比，大直径股骨头全髋关节置换术被证明能更好地恢复髋关节活动度[19]。根据我们的经验，接受过髋关节表面置换和对侧大直径股骨头全髋关节置换术的患者，通常患者更喜欢大直径股骨头全髋关节置换，因为其术后活动度更好。

随着股骨头直径的增加，脱位的风险逐渐减少，外科医生已经消除了越来越多的病人选择限制。对丹麦登记处的一项研究显示，与具有标准限制的28mm股骨头的历史队列相比，在32mm和36mm股骨头的全髋关节置换患者队列中，术后立即可以无限制活动，其脱位的风险没有增加[20]。在我们的机构中，已经消除了进行后路大直径股骨头全髋关节置换术的所有术后限制，术后平均66.5个月（范围48.0 ~ 78.5）的随访显示，我们的

前276个髋关节术后脱位率为0%。[21]。它还显著简化了接受双侧或门诊THA手术患者的术后管理。对患者宣教的需求大大减少，患者对术后髋关节的满意度也大大提高。

一旦髋关节囊愈合（2 ~ 3个月），我们允许大直径股骨头全髋关节置换术患者恢复不受限制的活动，甚至就像用自己的髋关节一样进行危险活动，如皮划艇、攀岩和滑雪。专业活动恢复也不受限制。屋顶工人、水管工、消防员或警察术后都可以回归原来的岗位。以前使用小直径（28 ~ 32mm）金属-陶瓷假体的患者是需要接受这些限制的。此外，由于陶瓷-陶瓷假体磨损率低，因此对活动量也没有限制。

## 7.4　潜在的问题：锥部磨损、ARMD 和噪声

使用LDH THA有一些潜在的缺点。但随着高交联聚乙烯的引入，对聚乙烯内衬体积磨损的担忧是没有根据的。随着大股骨头金对金全髋关节置换术的广泛应用，临床有害的锥部腐蚀（或锥部磨损）因其有据可查的问题引起了媒体的广泛关注。一项随机研究报告称，与金属-金属髋关节表面置换术相比，大直径股骨头金属-金属全髋关节置换术的血清金属离子水平更高，这表明股骨柄的锥部问题比关节问题更严重[22]。虽然大多数头颈的材料和摩擦学组合都有锥部腐蚀的记录，但在 LDH MoM THAs广泛应用之前相关的临床后遗症的报告很少。现在研究认为它与不良局部组织反应（ALTR）有关，最终可能导致关节置换手术失败。据推测，最初设

计用于28mm股骨头小直径锥形更容易腐蚀，因为在具有较大直径股骨头的头颈连接处摩擦扭矩增加。增加大股骨头的锥部尺寸是一个可行的解决方案。然而，目前还不清楚哪个程度的LDH尺寸会导致这个问题。假体回收和有限元分析研究已经确定了与锥形腐蚀现象风险相关的多个机械因素，包括锥形长度、锥形角度、表面光洁度、刚度和可能导致腐蚀的混合合金。我们比较了27例单侧初次 LDH CoC THA患者的全血钛离子水平，这些患者的头部尺寸从36mm到48mm不等，使用了钛股骨柄和髋臼假体[23]。36～40mm头直径（无钛套筒）患者的平均钛离子水平为2.3μg/L，44mm和48mm股骨头（有钛套筒）患者的平均钛离子水平为1.9μg/L。这些钛含量较低，可能与假体表面不可避免的被动腐蚀有关。没有患者出现ALTR的临床症状。

LDH CoC假体的引入是为了减少假体撞击，提高稳定性，优化摩擦力，而没有金属-金属假体中出现的相关问题。相对于金属头，金属离子从头颈连接处的释放明显更低[23,24]。澳大利亚关节局报告称，由于陶瓷-陶瓷假体的头部尺寸增加，5年后手术翻修率下降。头部＜28mm时，翻修率为4.7%，而32mm时为3.3%，36～38mm时为2.8%，40mm或更大时为2.6%[4]。由于脱位率低，因此翻修率也很低。在1年时，28mm或更小的股骨头脱位的累积翻修率为2.0%，而32mm为0.4%，36～38mm为0.3%，40mm或更大的股骨头脱位的累积翻修率为0.1%。

还有一个被注意到的问题，是金属-金属假体的吱吱作响。McDonnell等人在Delta Motion Hip System（DePuy Synthes，

Warsaw，IN，USA）中报道了第一个LDH整体式Delta陶瓷髋臼系统（自退出生产以来）[25]。据他们报告，在平均21个月的随访中，208个髋关节术后的总体吱吱声发生率为21%。Goldhofer等人报告说，5年随访时吱吱声的发生率为17%[26]，2年时为7%[27]。然而，在患者满意度或临床结果（Oxford髋关节评分和Harris髋关节评分）方面，吱吱声和静默髋关节患者之间没有显著差异。在我们的机构中，回顾276例使用Maxera（Zimmer，Warsaw，IN，USA；图7.2）LDH CoC髋关节置换显示了吱吱声的类似发生率（22.7%）[21]。吱吱声与患者年龄较小和活动度较大（SF-12 PCS和UCLA评分较高）显著相关。增大的股骨头也与吱吱声的增加有关。尽管吱吱作响，但功能评分和患者满意度都很高。经过9年的临床使用，我们已经实施了2700多例CoC LDH THA手术。没有因为假体松动、骨溶解、局部不良组织反应等进

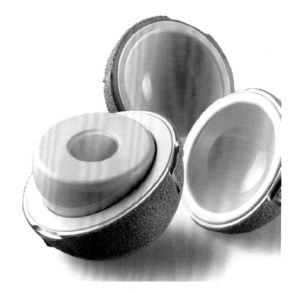

图 7.2　整体式 Maxera 髋臼假体配有 LDH delta 陶瓷内衬

行翻修手术。5例早期假体松动继发于初次压配固定不牢固，4例术后早期脱位采用闭合复位治疗，后期随访无复发。

## 7.5　具有双动头的LDH

另一个可以纳入大直径股骨头的髋关节

假体设计是双动式关节。这种"双动关节"是1974年由法国圣艾蒂安的Gilles Bousquet教授发明的，采用双重原理"小关节"来最大限度地减少磨损问题，加上"大关节"来稳定髋关节和防止不稳定（图7.3）[28-30]。我们知道，双动式假体在传统的全髋关节置换术中表现良好，主要用于脱位风险高的患者

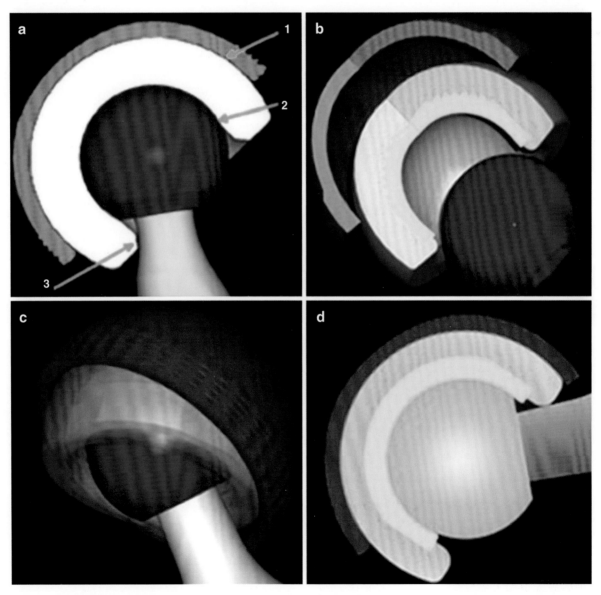

图7.3　DM臼杯中的三个关节面。a, b：这三个关节面分别是（a1）PE内衬和金属外壳之间的大关节面，（a2）股骨头和内衬之间的小关节面，（a3）所谓的股骨颈和PE内衬之间的第三关节面；（c）显示PE内衬与股骨颈接触时的旋转；（d）显示股骨颈与内衬和金属外壳边缘之间运动的关系

（神经源性患者，主要表现为肌力下降等）和复杂的假体翻修。与传统假体相比，双动杯在发生撞击前可增加额外的活动度屈曲30.5°，外展15.4°，外旋22.4°[31]。Stroh等人[32]在一篇文献综述中报道了假体的高稳定性，结果表明双动杯装置显著降低了脱位的风险，无论是在初次关节成形术中（DM为0.1%，固定插入假体为2%~7%）还是在翻修手术中（DM为3.5%，固定插入假体为10%~16%）。自2000年代初以来，对改良的双动式假体设计的风险效益比进行了不同的评估，为这种双动头设计解决方案创造了潜在的新适应证[33]。目前的假体外涂层具有良好的骨长入，使得松动率明显下降[34]。第二，更好的臼杯设计、光滑而圆的股骨颈、改进了在活动聚乙烯衬垫中保留头部的机制以及新一代聚乙烯衬垫几乎消除了假体内脱位的并发症（早期植入时可见），并将磨损降至最低。这些改善有望长期持续下去，对于年轻和活动度大的患者也是如此。那么，我们是否应该支持将双动头假体的适应证扩大到大多数全髋关节置换术患者中呢？[35]

在这种扩大适应证的背景下，在2015年欧洲癌症研究基金会大会（布拉格）上提出了令人鼓舞的早期结果。661例年龄＜55岁患者的747个原发性髋关节病具有良好的临床结果，髋关节平均Harris评分为93.4分，包括98.9%（0.976~1）各种翻修的髋关节寿命为12.7年，仅有3例行翻修手术（术后10天早期臼杯移位，术后2年因神经源性疼痛，术后3年因髋关节前方软组织撞击）。无脱位、无不稳定、无松动、无骨溶解或明显磨损，尤其无假体内脱位。双动杯与固定式评估的最后一个因素涉及到医学经济学方面。髋关节脱位（甚至闭合复位）的再住院治疗，或者在反复不稳定的情况下进行翻修，占国家财政卫生预算中很大比例。最近的一项法国国家级社会经济项目（纳入80 405例患者）研究这些髋关节不稳的比较成本，将双动杯与固定杯进行了比较，如果系统地采用双动杯，每100 000例患者将避免3283次脱位，140 000例假体的潜在年收益为3960万欧元[36]。在法国所观察到的结论很可能和国际范围内得到的结论类似。

## 7.6 LDH THA 总结

无论是单动头还是双动头的LDH THAs在降低脱位风险方面都有很大的价值。大头颈比提供的超生理活动范围运动使其成为一种容错率高的手术，为腰-骨盆运动学异常导致外科医生的操作不精准和非最佳的髋臼朝向优化留下了一些空间。它还可以更好地重建单个髋关节解剖结构（股骨偏心距和下肢长度），以获得更符合生理学的假体周围软组织张力，这可能有利于更自然的关节运动，并优化功能结果和患者满意度。LDH THA可双侧同时手术且可在门诊进行，使就诊更简单化，它允许患者无限制的活动，回归到正常的活动和度假。有证据表明，患者可以恢复到更正常的步态，并且比传统的THA具有更大的活动度。通常患者的髋关节肌张力会更低，尤其是当术前存在挛缩时，置换后更有可能达到像自己的髋关节一样的效果。LDH THAs的目的是更好地复制正常的人体解剖结构，这应该会保证更大的功能活动和更自然的髋关节。大股骨头陶瓷-陶瓷假体的早期结果一直很令人满意。虽然偶尔会出现明显的吱吱声，但对病人来说似乎并不是困扰。大股骨头陶瓷-陶瓷全髋关节置换术由于避免了假体磨损，早期和晚期不稳定的风险降低。双动头的LDH也很有吸引力，因为它成本较低，不产生噪音，不产生骨折风险。由于最近报道的低磨损率，双动头可考虑用于更大比例的接受全髋关节置换术的患者，因此建议选定一组年轻和活动度大的受试者使用大直径股骨头陶对陶假体。

## 7.6　临床案例

一名40岁的男性，年轻时患有双侧髋关节疾病（图7.4），因双侧严重髋关节疼痛而无法接受保守治疗。在过去的17年里，他一直是一名消防员，喜欢皮划艇、自行车和攀岩等体育活动。一年前，他不得不停止所有的休闲活动，在过去的三个月里，他一直无法工作。他想尽快恢复正常生活。

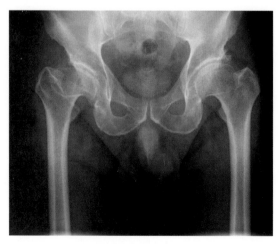

图7.4　患者的骨盆正位片，年轻时患有双侧Perthes病并继发髋关节退变

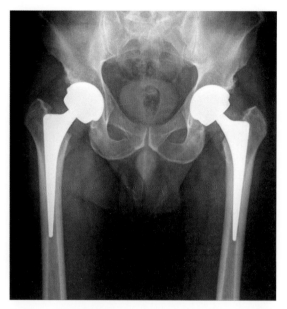

图7.5　患者接受双侧 CoC LDH THAs 的术后正位骨盆 X 线片

我们为他实施了双侧CoC LDH THAs，通过我们的标准后路方法在一期完成。手术很顺利，总共用了1小时45分钟，包括体位转换时间，总失血量为450cc（图7.5）。病人住院时间2天。没有对活动范围加以限制。他术后4周开始在没有助行器的情况下负重活动，并开始恢复自行车锻炼。4个半月后，他不受限制地恢复了工作和休闲活动。经过5年的随访，他对自己的临床结果仍然非常满意。他曾在几个场合听到过左髋部发出的吱吱声音，但称之为"在意料之中"。他认为他的右髋是一个自然的或被遗忘的髋，左髋是一个没有限制的人造髋。

## 参考文献

1. Lombardi AV Jr, Skeels MD, Berend KR, Adams JB, Franchi OJ. Do large heads enhance stability and restore native anatomy in primary total hip arthroplasty? Clin Orthop Relat Res. 2011;469:1547–53.

2. Stroh DA, Issa K, Johnson AJ, Delanois RE, Mont MA. Reduced dislocation rates and excellent functional outcomes with large-diameter femoral heads. J Arthroplast. 2013;28:1415–20.

3. Garbuz DS, Masri BA, Duncan CP, et al. The frank Stinchfield award: dislocation in revision THA: do large heads (36 and 40 mm) result in reduced dislocation rates in a randomized clinical trial? Clin Orthop Relat Res. 2012;470:351–6.

4. Author N. Australian Orthopaedic Association National Joint Replacement Registry. Annual report. Adelaide: AOA; 2017. https://aoanjrr.sahmri.com/annual-reports-2017. Accessed 10 Oct 2017.

5. Malkani AL, Ong KL, Lau E, Kurtz SM, Justice BJ, Manley MT. Early- and late-term dislocation risk after primary hip arthroplasty in the Medicare population. J Arthroplast. 2010;25:21–5.

6. Peters CL, McPherson E, Jackson JD, Erickson JA. Reduction in early dislocation rate with large-diameter femoral heads in primary total hip arthroplasty. J Arthroplast. 2007;22:140–4.

7. Burroughs BR, Hallstrom B, Golladay GJ, Hoeffel D, Harris WH. Range of motion and stability in total hip arthroplasty with 28-, 32-, 38-, and 44-mm femoral head sizes. J Arthroplast. 2005;20:11–9.

8. Elkins JM, O'Brien MK, Stroud NJ, Pedersen DR, Callaghan JJ, Brown TD. Hard-on-hard total hip impingement causes extreme contact stress concentrations. Clin Orthop Relat Res. 2011;469:454–63.

9. Scifert CF, Noble PC, Brown TD, et al. Experimental and computational simulation of total hip arthroplasty dislocation. Orthop Clin North Am. 2001;32:553–67, vii.

10. Cinotti G, Lucioli N, Malagoli A, Calderoli C, Cassese F. Do large femoral heads reduce the risks of impingement in total hip arthroplasty with optimal and non-optimal cup positioning? Int Orthop. 2011;35:317–23.

11. Malkani AL, Garber AT, Ong KL, et al. Total hip arthroplasty in patients with previous lumbar fusion surgery: are there more dislocations and revisions? J Arthroplast. 2018;33(4):1189–93.

12. Sing DC, Barry JJ, Aguilar TU, et al. Prior lumbar spinal arthrodesis increases risk of prosthetic-related complication in total hip arthroplasty. J Arthroplast. 2016;31:227–32 e1.

13. Sariali E, Lazennec JY, Khiami F, Catonne Y. Mathematical evaluation of jumping distance in total hip arthroplasty: influence of abduction angle, femoral head offset, and head diameter. Acta Orthop. 2009;80:277–82.

14. Komistek RD, Dennis DA, Ochoa JA, Haas BD, Hammill C. In vivo comparison of hip separation after metal-on-metal or metal-on-polyethylene total hip arthroplasty. J Bone Joint Surg Am. 2002;84-A:1836–41.

15. Glaser D, Komistek RD, Cates HE, Mahfouz MR. Clicking and squeaking: in vivo correlation of sound and separation for different bearing surfaces. J Bone Joint Surg Am. 2008;90(Suppl 4):112–20.

16. Bouffard V, Nantel J, Therrien M, Vendittoli PA, Lavigne M, Prince F. Center of mass compensation during gait in hip arthroplasty patients: comparison between large diameter head total hip arthroplasty and hip resurfacing. Rehabil Res Pract. 2011;2011:586412.

17. Nantel J, Termoz N, Ganapathi M, Vendittoli PA, Lavigne M, Prince F. Postural balance during quiet standing in patients with total hip arthroplasty with large diameter femoral head and surface replacement arthroplasty. Arch Phys Med Rehabil. 2009;90:1607–12.

18. Nantel J, Termoz N, Vendittoli PA, Lavigne M, Prince F. Gait patterns after total hip arthroplasty and surface replacement arthroplasty. Arch Phys Med Rehabil. 2009;90:463–9.

19. Lavigne M, Ganapathi M, Mottard S, Girard J, Vendittoli PA. Range of motion of large head total hip arthroplasty is greater than 28 mm total hip arthroplasty or hip resurfacing. Clin Biomech (Bristol, Avon). 2011;26:267–73.

20. Gromov K, Troelsen A, Otte KS, Orsnes T, Ladelund S, Husted H. Removal of restrictions following primary THA with posterolateral approach does not increase the risk of early dislocation. Acta Orthop. 2015;86:463–8.

21. Blakeney WG, Beaulieu Y, Puliero B, et al. Excellent results of large-diameter ceramic-on-ceramic bearings in total hip arthroplasty. Bone Joint J. 2018;100-B:1434–41.

22. Garbuz DS, Tanzer M, Greidanus NV, Masri BA, Duncan CP. The John Charnley award: metal-on-metal hip resurfacing versus large-diameter head metal-on-metal total hip arthroplasty: a randomized clinical trial. Clin Orthop Relat Res. 2010;468:318–25.

23. Deny A, Barry J, Hutt JRB, Lavigne M, Masse V, Vendittoli PA. Effect of sleeved ceramic femoral heads on titanium ion release. Hip Int. 2018;28(2):139–44.

24. Hallab NJ, Messina C, Skipor A, Jacobs JJ. Differences in the fretting corrosion of metal-metal and ceramic-metal modular junctions of total hip replacements. J Orthop Res. 2004;22:250–9.

25. McDonnell SM, Boyce G, Bare J, Young D, Shimmin AJ. The incidence of noise generation arising from the large-diameter Delta motion ceramic total hip bearing. Bone Joint J. 2013;95-B:160–5.

26. Goldhofer MI, Munir S, Levy YD, Walter WK, Zicat B, Walter WL. Increase in benign squeaking rate at five-year follow-up: results of a large diameter ceramic-on-ceramic bearing in total hip arthroplasty. J Arthroplast. 2018;33(4):1210–4.

27. Tai SM, Munir S, Walter WL, Pearce SJ, Walter WK, Zicat BA. Squeaking in large diameter ceramic-on-ceramic bearings in total hip arthroplasty. J Arthroplast. 2015;30:282–5.

28. Fessy M. La double mobilité ; Maîtrise Orthopédique (152) 2006; http://www.maitrise-orthopedique.com/articles/la-double-mobilite-86.

29. Guyen O, Pibarot V, Vaz G, Chevillotte C, Bejui-Hugues J. Use of a dual mobility socket to manage

total hip arthroplasty instability. Clin Orthop Relat Res. 2009;467:465–72.

30. Grazioli A, Ek ET, Rudiger HA. Biomechanical concept and clinical outcome of dual mobility cups. Int Orthop. 2012;36:2411–8.

31. Guyen O, Chen QS, Bejui-Hugues J, Berry DJ, An KN. Unconstrained tripolar hip implants: effect on hip stability. Clin Orthop Relat Res. 2007;455:202–8.

32. Stroh A, Naziri Q, Johnson AJ, Mont MA. Dual-mobility bearings: a review of the literature. Expert Rev Med Devices. 2012;9:23–31.

33. Epinette JA. Clinical outcomes, survivorship and adverse events with mobile-bearings versus fixed-bearings in hip arthroplasty-a prospective comparative cohort study of 143 ADM versus 130 trident cups at 2 to 6-year follow-up. J Arthroplast. 2015;30:241–8.

34. Epinette JA, Beracassat R, Tracol P, Pagazani G, Vandenbussche E. Are modern dual mobility cups a valuable option in reducing instability after primary hip arthroplasty, even in younger patients? J Arthroplast. 2014;29:1323–8.

35. Blakeney WG, Epinette JA, Vendittoli PA. Dual mobility total hip arthroplasty: should everyone get one? EFORT Open Rev. 2019;4(9):541–7.

36. Epinette JA, Lafuma A, Robert J, Doz M. Cost-effectiveness model comparing dual-mobility to fixed-bearing designs for total hip replacement in France. Orthop Traumatol Surg Res. 2016;102:143–8.

# 第**8**章

# 重建股骨近端解剖：组配式股骨假体

Aldo Toni, Francesco Castagnini, and Susanna Stea

## 8.1 组配式股骨颈

可以根据连接位置将组配式股骨柄假体分类：股远端柄、中段柄和近端柄。中段柄和近端柄的组配式应用的更广泛，无论连接处位于股骨颈截骨近端或远端（中段柄）（图8.1）。为了提供不同的股骨类型、偏心距和长度的独立组合，1987年Cremascoli Ortho（Milan，Italy）引入组配式股骨颈假体。

A. Toni (⊠)

Casa di Cura Madre Fortunata Toniolo,
Bologna, Italy

F. Castagnini

Ortopedia-Traumatologia e Chirurgia protesica e dei
reimpianti d'anca e di ginocchio, IRCCS Istituto
Ortopedico Rizzoli, Bologna, Italy

S. Stea

Laboratorio di Tecnologia Medica, IRCCS Istituto
Ortopedico Rizzoli, Bologna, Italy
e-mail: stea@tecno.ior.it

**组配式股骨颈的基本原理。**组配式股骨颈的基本原理是实现更好的软组织平衡，并减少假体撞击的发生[1,2]。组配式股骨颈假体的最佳适应证是有髋关节解剖异常和生物力学异常的患者，他们将获得最明显的受益[1,2]。在这些患者中，由于受到骨适配和覆盖的限制，通过标准的髋臼和股骨假体组件的方向调整以达到充分的适配可能是无效的。这种次优的假体方向可能导致活动范围受限、外展肌功能障碍、增加脱位及其他撞击相关事件的风险[1,3]。一个明显的例子是髋关节发育不良的骨和软组织改变（图8.2）[1,2]。短的前倾颈和外展肌力不足可以通过组配式假体进行准确重建，独立调节软组织张力和下肢长度。此外，组配方式也可以对组合假体版本提供充分的修正。对于髋内翻也可以有类似的考虑：如果用传统的假体，根据假体的大小逐渐增加颈部长度，可以使用更大的尺寸来恢复偏心距，但有时会造成不可接受的

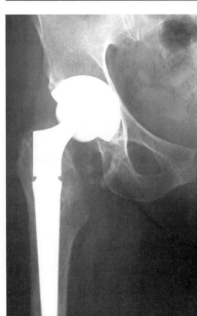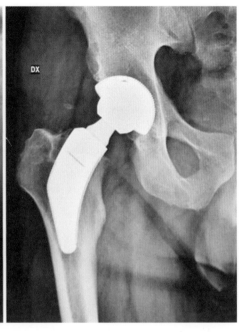

图 8.1　可根据连接位置对组配式股骨柄进行分类：左图为柄中段组配式（在股骨颈截骨远端），右图为股骨近端组配（在股骨颈截骨近端）

下肢长度差异（图8.3）[1-3]。组配式假体对创伤后病例也可能比较有益，其中异常的髋臼或股骨形态可能影响假体位置。在翻修病例中，当髋臼骨丢失可能危及臼杯定位时，组配式假体可提高关节稳定性并减少撞击，抵消不完美的髋臼假体定位和/或软组织张力[1]。即使在看起来相对简单的标准的初次关节成形术的情况下，由于股骨近端的解剖结构在患者之间存在显著差异并且不可预测[2]，组配式的近端假体可能更受临床青睐。男性通常股骨颈较长，颈干角较大，前倾角较小；相反，女性通常股骨颈短、内翻和前倾[2]。大多数股骨柄设计具有尺寸成比例的颈部长度，这可能部分解决了这种广泛的变异性，但影响了下肢的长度和股骨偏心距[2]。据估计，干骺端适配的锥形柄至少需要15个不同尺寸，分布在三个干骺端结构以及两个不同的颈干角以匹配85%股骨正面解剖结构[4]。此外，在植入过程中，非骨水泥柄的自由度有

限。因此，理论上组配式股骨颈假体在异常解剖结构的情况下具有优势，与传统的股骨干相比，更符合天然股骨近端解剖结构。由于这些原因，我们经常手术中使用组配式股骨颈假体用于异常和大部分髋关节解剖正常患者。

**组配颈的临床结果。**有确凿的证据表明，设计良好的组配颈假体能够很好地恢复股骨近端解剖结构并具有良好的长期临床结果。Montalti等人[5]报道了使用组配式股骨颈假体对严重髋关节发育不良的患者进行了良好的解剖重建（AncaFit stem，Cremascoli Ortho，Milan，Italy）。特别是用于高位髋关节假体中心重建，运用组配式股骨颈假体，可改善生物力学和恢复偏心距，具有良好的临床效果，在最少10年的随访中仅出现一例臼杯无菌性松动。Archibeck等人[6]报告了100例采用组配式假体设计的初次全髋关节置换术和100例未采用组配式假体设计的初次全髋关节置换术之间的比较（分别为Kinectiv®和

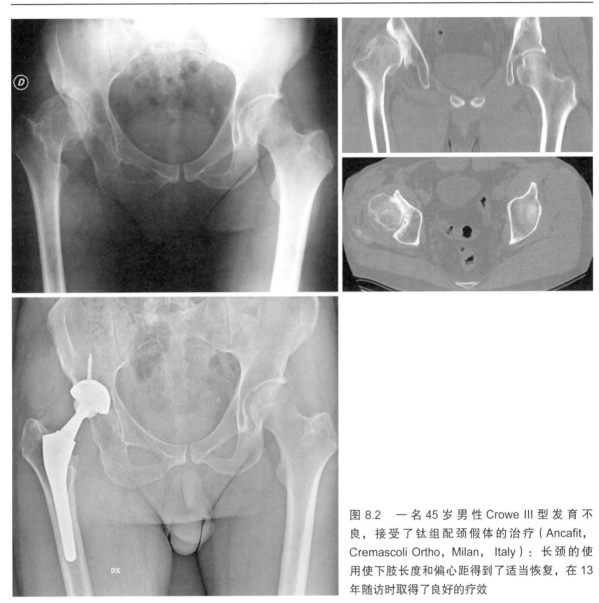

图 8.2 一名 45 岁男性 Crowe Ⅲ 型发育不良，接受了钛组配颈假体的治疗（Ancafit, Cremascoli Ortho, Milan, Italy）：长颈的使用使下肢长度和偏心距得到了适当恢复，在 13 年随访时取得了良好的疗效

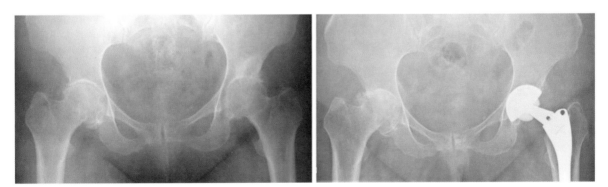

图 8.3 组配式假体在异常解剖中特别实用，如髋内翻。内翻颈（Apta, Adler Ortho, Milan, Italy）用于恢复适当的颈干角、偏心距和下肢长度，在 8 年的随访中取得了令人满意的结果

M/L Taper®柄，ZimmerBiomet，Warsaw，USA）。85%的组配式髋关节假体和60%的单体式髋关节假体将偏心距和下肢长度恢复到1mm以内。相反，Duwelius等人[7]在采用相同假体的类似比较中，未能在2年随访中证明良好的临床结果。尽管如此，组配颈组仍显示出具有更好的重建下肢长度和偏心距的特征。

**我们的经验：Emilia Romagna区域关节成形术登记系统。** 在Emilia Romagna的区域关节成形术登记系统中，用于治疗原发性骨关节炎的16 575个组配假体（557名病例在术后15年面临风险）和35 620个一体式假体（1781名病例在术后15年面临风险），其15年累积假体植入生存率相似，分别为90.8%和91%[8]。组配式假体组的无菌性松动率较低（髋臼侧假体松动0.4% vs 0.7%；股骨侧假体松动0.6% vs 0.8%；双侧松动0.1% vs 0.4%），以及由于聚乙烯磨损导致的翻修率也较低（0.04%；16 575个假体中的7个假体），但是这些差异均无统计学意义。就假体不稳定导致的翻修而言，两组之间没有显著性差异。这些数据表明，组配颈可使组件之间更好地相互作用，能够减少组件固定的机械应力，并防止它们无菌性松动。仅考虑由于先天性病变（如髋关节发育不良）而进行的髋关节置换手术，两组的结果更为惊人。组配颈假体（2805例，其中238例在术后15年面临风险）在15年内的生存率为93.3%，而传统假体（3707例，其中389例在术后15年面临风险）的生存率较低，为89.6%。关于翻修的原因，两组假体早期不稳定的翻修率相似（前3个月内），但组配颈的全髋关节置换术后复发性脱位的翻修率较

低（0.5% vs 0.8%）。组配颈的无菌臼杯松动的翻修率也显著降低（0.5% vs 1.9%）。这一发现表明，在组配颈组中，无菌臼杯松动的翻修率与因原发性骨关节炎植入的全髋关节相当，比用于先天性病变的传统假体低4倍。另一方面，在先天性疾病组中，组配颈假体颈部骨折的发生率为0.5%。

**组配颈假体失败剖析。** 由于组配颈柄连接处经常出现过度腐蚀以及相关的临床并发症（例如，颈部断裂、金属碎屑的不良局部组织反应），组配式假体的常规使用频繁受到质疑[1,9]。在Graves等人[9]最近的一项澳大利亚登记的研究结果中，组配颈在10年内因各种原因的翻修率为9.7%，而传统柄的翻修率为5.1%。然而，当组配颈组被分为铬-钴（Cr-Co）颈组和钛（Ti）颈组时，后者表现更好：10年随访时，钛假体翻修率仅为7.4%，这表明颈部合金是一个重要的影响因素。第一个组配颈假体由钛合金制成，与锥形连接和钛合金柄匹配[1]。在报告的假体断裂和分离中，颈部假体故障主要是抗疲劳强度不足（图8.4）[1,9]。因此，铬钴合金颈假体被提议用一种更强的合金替代品，并放入钛合金柄上，以防止骨折[1,10,11]。新的铬-钴合金颈部骨折率较低（迄今为止，澳大利亚登记处没有发现假体断裂）[9]。锥形连接处的过度腐蚀主要与其位置的异常微动有关（机械力辅助下的缝隙腐蚀），有可能成为一种灾难性的并发症[1,10-15]。一个著名的例子可能是2012年召回的Rejuvenate假体（Stryker，Mahwah，USA），其铬钴颈与钛合金柄组配。De Martino等人[10]分析了60个因多种原因被移除的Rejuvenate柄；全部结果显示在颈-柄组配连接处有严重的微动腐蚀迹象，在植入

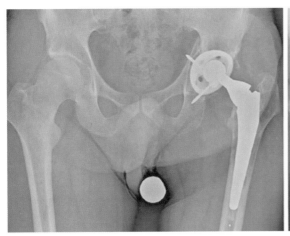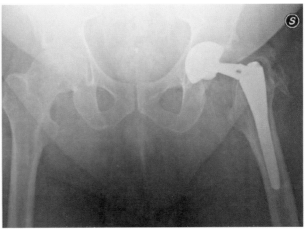

图 8.4　近端组配式钛合金假体可能导致分离（左图）和颈部断裂（右图）：分离发生在植入术后 20 年的外伤后。断裂发生在重度肥胖（150kg，65 岁男性）

后不久开始（不到4周），并随时间延长而增加。相反，头-颈的锥形仅显示出可忽略的腐蚀迹象。作者认为，颈-柄连接处受到悬臂弯曲：颈部的内侧和外侧被周期性地压向柄的相应部分，产生了一种小振幅的振荡运动[10]。Nawabi 等人[11]描述了216个Rejuvenate全髋关节的结果，强调了由于悬臂弯曲导致的坏死和金对金假体类似的局部组织不良反应。金属离子的来源是机械力辅助的缝隙腐蚀：进入组配接头的流体使钛合金重新钝化，导致酸蚀释放出钛或钴溶解[10-15]。由于这些严重的问题，美国髋关节和膝关节外科医生协会制定了一个特定的风险分层算法，定义了铬-钴颈假体的中度或重度风险[12]。建议进行严格的随访，包括标准X线片、定期金属离子水平测定和横断面图像（MARS-MRI或CT扫描），以确定是否需要进行翻修手术。另一方面，钛颈与铬-钴颈相比，电解不明显，离子释放适中，在非临界范围内[13-15]。Kop 等人[13]的一项研究表明，钛颈部更耐腐蚀，经常产生冷焊现象。颈-柄组配连接处的冷焊现象在减少微动腐蚀方面可能有益，但是这些患者中22%会因产生组件分离而面临一个很麻烦（不可能）的修复程序。尽管钛颈部组配更安全，但一些与颈部破损的灾难性事件不应被遗忘（澳大利亚登记中为0.2%）[9]。钛颈部断裂的原因很难描述：假体设计可能起主要作用，因为极少产品有频繁涉及[13-15]。此外，关于钛颈部断裂的检索研究发现，当植入到年轻、活动度大、超重的患者体内时，内翻的高偏心距的组配颈组件发生断裂的风险更高[1, 13-15]。

## 8.2　组配式股骨头

类似于组配式颈，组配式头于20世纪80年代引入，旨在恢复更好的髋关节假体生物力学[16]。在20世纪90年代，这一技术成功推广，90%的假体都具有组配式股骨头[16]。如今，组配式股骨头是全髋关节置换术中的一个重要因素，因为外科医生可使用不同的支撑面，以更准确地恢复偏心距和下肢长度，提高稳定性并方便翻修手术[16-18]。通常，头部组配式发生在莫氏锥度（Morse taper），导致抵抗轴向力和扭转力的压配连接（锥度锁定）[16]。然而没有标准的锥度。锥度需要采用不同的配置和角度进行制造，不同制造商和髋关节设备之间有多种变化[16-18]。因此，对于部分翻修患者，外科医生必须仔细评估新股骨头和固定良好的股骨柄之间的兼容性[16-18]。尽管头部组配式组合利大于弊，但应该注意到其部分缺点：组件失效和过度腐蚀[17]。股骨头脱位在现代假体中比较少见，通常发生在外伤后和继发于不匹配[17]。临床上严重的腐蚀几乎只发生在金属大头上，陶瓷头很少发生。锥度受到由于氧化作用和微量运动引起的机械力辅助缝隙腐蚀，通常类似于 Morse锥度的颈-柄连接[17]。发生头-颈部界面腐蚀增加的主要因素有：不同的金属组合、头部较大（＞32mm）、锥度较短、头部偏心距较高（例如，XL头）以及活动量大和/或肥胖患者[17]。尽管有这几个问题，在初次的全髋关节置换术中常规使用组配式头-颈并没有受到挑战。此外，组配式头-颈假体的使用在翻修系统中显得尤为重要[18]。这种假体可以减少下肢长度的差异和偏心距的丢失，改善生物力学和提高人工髋关节的稳定性。在一个包括95例患者的回顾性分析中，Hoberg等人[18]描述了使用BioBall®系统（Merete，Berlin，Germany）完成的翻修，8年生存率为92.8%，2例患者因复发性脱位需要进一步手术。在翻修后的病例中没有发现腐蚀。

## 8.3　组配式股骨组件有助于个体化髋关节重建

近端股骨组配是一种有用工具，优化人

工髋关节生物力学有可能减少与组件相互作用相关的并发症（边缘负荷、假体撞击和不稳定性等相关并发症）。每个病人都有独特的髋关节生物力学，甚至可能随着年龄而变化。髋关节生物力学的三个主要参数，股骨偏心距、髋关节旋转中心以及股骨和髋臼的联合前倾角，即使在普通的髋关节形态中也是随机和独立的[1-4]。在进行髋关节置换时，恢复髋关节的原始解剖结构是优化假体功能和生物力学以及整体临床结果和患者满意度的一个良好选择。然而，由于传统的假体，即使使用组配式股骨头假体，可能只重建了一部分髋关节解剖，大多数患者在重建后仍会改变了其自然髋关节解剖。由于三个平面的长度和角度的独立调整，无论柄的大小如何，近端组配式假体（头和颈）都可以在毫米精确度内有效地再现髋关节的生物力学[1,2]。因此，可以精细地重建肌肉杠杆力臂，并优化前倾角。因此，关节偏心距选择更多，关节力分布更均匀，并因此改善了组件间的相互作用，以上表明使用组配式假体进行个体化髋关节置换并非没有切实的结果[4]。当在异常解剖患者中选择最小组配（头部）的传统假体无法重建髋关节生物力学时，更应该选择近端股骨组配柄[1,2,5]。

## 8.4　组配式假体：操作者指南

具有异常解剖结构和生物力学的复杂病例，如发育异常的髋关节，可能是组配式假体植入的最佳适应证[2,5]。到目前为止，设计良好的股骨头/颈组配已被证明是可靠的，并在一些病例中获得了良好的长期结果（图

8.5）[1,5]。相反，人们普遍不支持全部使用组配颈假体[9]。排除其成本（比传统假体贵15%～25%），增加组配接头会带来一些腐蚀、拆卸和组配假体失败等的额外风险[11]。组配假体失败的教训使我们总结出了重要的经验[16]：由于腐蚀和离子释放，应避免使用混合合金；钛颈上的铬-钴合金头可以接受，但应该避免钛柄连接铬-钴颈[1,9-13]。每一个锥度都是为了更好地抵抗扭转载荷，而不是压力载荷[16]。因此，对于年轻、活动量大和超重的患者，高股骨偏心距的组配式头颈应谨慎采用或最好不采用[13-15]。在这些情况下，更有可能发生组配式假体连接处腐蚀和钛颈疲劳断裂[13-15]。因此，为了避免锥度问题，可以减少锥度界面处的压力载荷，如果是组配式股骨头，可以通过增加直径和长度增加强度[13-15]。重要的是要强调正确的组配：锥形连接处不应嵌入其他物体。普遍建议采用谨慎的外科技术来避免锥形失败[9-17]。虽然存在上述不良反应，但是组配式假体仍然被证明是可靠的，我们应该接受新生事物，以生产更安全的组配式假体。钛合

金的显微组织和晶粒尺寸被认为是重要的因素：特别是，由于大多数裂纹在两个 α-晶片之间引发和扩大，避免或减少这些因素可能是有益的[14]。因此钛合金组配式假体的发展应该伴随着适当的假体设计，这是一个显著影响长期结果的因素[13-15]。到目前为止，还没有找到100%安全的设计。Ancafit假体的组配式连接设计被证明是良好的[8]：在至少5年的随访中，3148例中只有2例发生股骨颈断裂。之所以这样成功，可能是适度的偏心距范围（13.5mm）发挥了重要作用。另一个积极的经验是Modula®系统（Adler Ortho，Milan，Italy），可用于不同的股骨柄设计。这种组配式钛颈系统提供三个参数（长度、偏心距、外展角）的独立三维调节，每侧实现27种组合，偏心距范围为26mm[19]。虽然初始数据显示股骨颈断裂率过高，特别是在年轻患者和高偏心距假体中（未发表的结果），但最近使用的第二代"强化"颈部系统使断裂率有了显著改善。到目前为止，在最近一次随访（2015年12月）中，平均随访1.8年（范围：0～3.7年）[8]时，二代系统的1689个假体中无断裂发生。

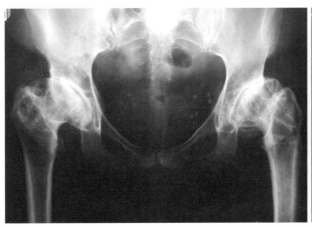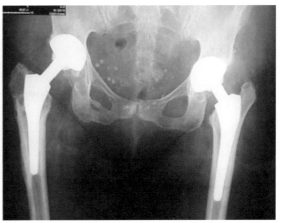

图 8.5　组配式颈在解剖结构复杂的情况下是很有用的假体。1 例髋发育不良患者接受了组配式全髋关节置换（Ancafit，Cremascoli Ortho，Milan，Italy），15 年后获得了良好的影像学结果。

## 8.5　临床案例

一名64岁的女性患者因长期的右腹股沟区疼痛，来到我们诊所诊治。当她还是个孩子的时候，接受了先天性髋关节发育不良的保守治疗，取得了满意的效果。患者残留有跛行，需要长期使用拐杖，还有严重的双下肢长度差异（Harris髋关节评分：23.8分）。

骨盆正位片显示双侧Crown Ⅲ度发育不良（图8.6）。两个髋关节关节退化严重，大转子严重变形。右下肢短缩2cm。CT扫描显示

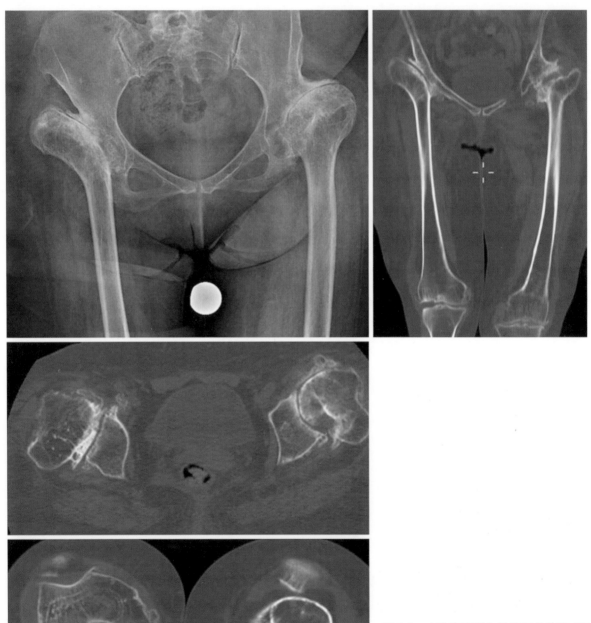

图 8.6 （临床病例）骨盆正位片和 CT 扫描显示双侧髋关节发育不良，大转子严重变形，下肢长度差异，髋臼小而浅，股骨前倾明显，股骨偏心距小，外展肌力不足

发育不良、小而浅的髋臼和显著的颈部前倾（27°）。臀肌短且营养不良。

采用前外侧入路进行了右侧生物型全髋关节置换术。臼杯采用钛金属多孔杯（TiPor，Adler Ortho，Milan，Italy），安装在一个高位的髋关节中心。植入了一个组配式锥形股骨柄（Acuta，AdlerOrtho，Milan，Italy），放在最短的内翻钛柄的位置，以便在不损伤外展肌的情况下恢复偏移量。股骨柄前倾得到控制，使用锥形股骨柄——不需要后倾组配颈。Delta陶瓷衬垫选择了32mm的股骨头（CeramTec，Plochingen，Germany）。重建了大转子区域，缝合外展肌并恢复张力。植入后假体稳定，并实现了良好的运动范围，剩余0.8cm下肢长度差异，以避免臀大肌过度受力。

5年后，患者对最终结果满意：Harris髋关节评分85.8分。臀大肌仍然乏力，轻微的跛行很明显：长距离行走需要借助拐杖。在X线片上，假体显示出良好的生物相容性（图8.7）。

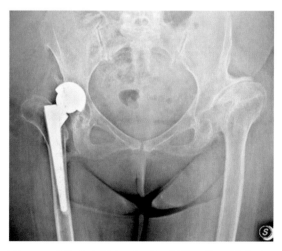

图 8.7 （临床病例）5 年后，骨盆正位 X 线片显示各组件的骨长入和偏心距非常好的恢复，避免臀肌过度受力。在这种情况下，股骨近端组配是必要的，以应对一个非常复杂的髋关节解剖

严重的发育不良病例应使用特定的组配式假体进行治疗。即使在关节反作用力异常高的情况下，使用多孔臼杯和陶-陶假体能降低磨损率和无菌松动率。锥形柄可以有效地控制联合前倾，尤其是当股骨柄前倾大于25°时。组配式股骨柄有助于独立微调偏心距、下肢长度和倾斜度，恢复良好的外展力臂和生理性软组织张力。

## 参考文献

1. Srinivasan A, Jung E, Levine BR. Modularity of the femoral component in total hip arthroplasty. J Am Acad Orthop Surg. 2012;20(4):214–22.
2. Traina F, De Clerico M, Biondi F, Pilla F, Tassinari E, Toni A. Sex differences in hip morphology: is stem modularity effective for total hip replacement? J Bone Joint Surg Am. 2009;91(Suppl 6):121–8.
3. Matsushita A, Nakashima Y, Fujii M, Sato T, Iwamoto Y. Modular necks improve the range of hip motion in cases with excessively anteverted or retroverted femurs in THA. Clin Orthop Relat Res. 2010;468(12):3342–7.
4. Massin P, Geais L, Astoin E, Simondi M, Lavaste F. The anatomic basis for the concept of lateralized femoral stems: a frontal plane radiographic study of the proximal femur. J Arthroplast. 2000;15(1):93–101.
5. Montalti M, Castagnini F, Giardina F, Tassinari E, Biondi F, Toni A. Cementless total hip arthroplasty in Crowe III and IV dysplasia: high hip center and modular necks. J Arthroplast. 2018;33(6):1813–9.
6. Archibeck MJ, Cummins T, Carothers J, Junick DW, White RE Jr. A comparison of two implant systems in restoration of hip geometry in arthroplasty. Clin Orthop Relat Res. 2011;469(2):443–6.
7. Duwelius PJ, Burkhart B, Carnahan C, Branam G, Ko LM, Wu Y, Froemke C, Wang L, Grunkemeier G. Modular versus nonmodular neck femoral implants in primary total hip arthroplasty: which is better? Clin Orthop Relat Res. 2014;472(4):1240–5.
8. Registro dell'implantologia protesica ortopedica RIPO. https://ripo.cineca.it/. Accessed 25 May 2018.
9. Graves SE, de Steiger R, Davidson D, Donnelly W, Rainbird S, Lorimer MF, Cashman KS, Vial RJ. The use of femoral stems with exchangeable necks in primary total hip arthroplasty increases the rate of revision. Bone Joint J. 2017;99-B(6):766–73.
10. De Martino I, Assini JB, Elpers ME, Wright TM, Westrich GH. Corrosion and fretting of a modular hip system: a retrieval analysis of 60 rejuvenate stems. J Arthroplast. 2015;30(8):1470–5.
11. Nawabi DH, Do HT, Ruel A, Lurie B, Elpers ME,

Wright T, Potter HG, Westrich GH. Comprehensive analysis of a recalled modular total hip system and recommendations for management. J Bone Joint Surg Am. 2016;98(1):40–7.

12. Kwon YM, Fehring TK, Lombardi AV, Barnes CL, Cabanela ME, Jacobs JJ. Risk stratification algorithm for management of patients with dual modular taper total hip arthroplasty: consensus statement of the American Association of hip and knee surgeons, the American Academy of orthopaedic surgeons and the hip society. J Arthroplast. 2014;29(11):2060–4.

13. Kop AM, Keogh C, Swarts E. Proximal component modularity in THA--at what cost? An implant retrieval study. Clin Orthop Relat Res. 2012;470(7): 1885–94.

14. Fokter SK, Rudolf R, Moličnik A. Titanium alloy femoral neck fracture--clinical and metallurgical analysis in 6 cases. Acta Orthop. 2016;87(2):197–202.

15. Kretzer JP, Jakubowitz E, Krachler M, Thomsen M, Heisel C. Metal release and corrosion effects of modular neck total hip arthroplasty. Int Orthop. 2009;33(6):1531–6.

16. Morlock M. Modularity in orthopaedics. J Traum Orthopae. 2017;5(3):60–3.

17. Wight CM, Lanting B, Schemitsch EH. Evidence based recommendations for reducing head-neck taper connection fretting corrosion in hip replacement prostheses. Hip Int. 2017;27(6):523–31.

18. Hoberg M, Konrads C, Huber S, Reppenhagen S, Walcher M, Steinert A, Barthel T, Rudert M. Outcome of a modular head-neck adapter system in revision hip arthroplasty. Arch Orthop Trauma Surg. 2015;135(10):1469–74.

19. Ollivier M, Parratte S, Galland A, Lunebourg A, Flecher X, Argenson JN. Titanium-titanium modular neck for primary THA. Result of a prospective series of 170 cemented THA with a minimum follow-up of 5 years. Orthop Traumatol Surg Res. 2015;101(2):137–42.

# 第三部分

利用技术工具实现假体准确植入进行个体化髋关节置换术

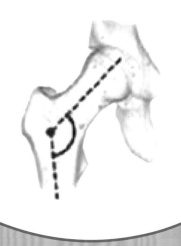

# 第9章

## 重建股骨近端解剖：术前 3D 打印和定制截骨导板

Tyler A.Luthringer and Jonathan M.Vigdorchik

**关键点：**

- 基于患者术前3D打印假体定制的股骨截骨导板可以提高患者股骨颈截骨的准度和精度。

- 股骨颈截骨的水平和角度会影响最终假体的高度和冠状面对线，而股骨近端解剖和髓腔形态影响非水泥型股骨假体柄的选择。

- 现有的股骨PSI系统只能控制股骨截骨的水平和角度，而不能决定假体柄型号的选择，尽管它们为帮助决策提供了有用的术前参考。

- 有必要对股骨导航PSI在实现目标假体高度、位置和规格等方面的有效性进行更多的研究，以揭示其与传统技术相比的临床效果。

## 9.1 理论依据是什么？

全髋关节置换术（THA）的成功与否取决于患者的特性、手术技术和合适的植入物选择。正确的手术技术需要精确的术前模板，然后是准确可靠的假体定位，这是一个可控的危险因素以防止全髋关节置换术后临床效果不佳的发生。重建正常的髋关节生物力学有助于减少假体磨损并保持稳定性。接近正常的髋关节生物力学也可以避免外展肌功能不全、肢体长度不等和早期假体失效。准确放置假体的一项关键挑战包括适应患者个体解剖结构的变化、功能性脊柱骨盆活动

T. A. Luthringer
NYU Langone Orthopedic Hospital,
NYU Langone Health, New York, NY, USA
e-mail: Tyler.Luthringer@nyulangone.org

J. M. Vigdorchik (✉)
Hospital for Special Surgery, New York, NY, USA
e-mail: VigdorchikJ@HSS.edu

度和术中定位。在全髋关节置换中，术前3D打印导板和个体化截骨工具（PSI）的出现有助于提高截骨的精确度实现个体化假体放置。

　　理想的股骨假体组件可以恢复下肢长度、股骨偏心距和股骨前倾。基于二维（2D）骨盆正位片的传统模板常常受限于股骨近端放大倍数的不准确和旋转对线的不一致。由于晚期骨关节炎可能存在的股骨前倾和外旋，股骨偏心距在骨盆正位片上投影可能会偏小[1]。生物型假体柄设计遵循从股骨颈截骨开口处到髓腔，实现骨干内外侧和远端骨干的固定[2]。股骨近端的形状会影响最终假体柄的前倾和冠状面对线[3]。此外，由于股骨近端的复杂解剖，在不同轴向的截骨面上股骨髓腔形态存在着显著差异[4]。因此，截骨的角度和平面分别影响股骨假体的前倾角和内翻/外翻校准[4]。传统模式的徒手股骨截骨术的病例只有87%能精确到目标的4 mm以内，而这可能会导致最终假体柄高度和位置的显著变化，从而导致肢体长度的变化[4]。

　　三维模型优化了柄的大小和位置以实现最佳干骺端负荷的固定和解剖重建。轴位成像弥补了2D模板冠状面的缺陷，使用定制的股骨截骨导板有助于减少手术技术带来的差异，并将下肢长度、偏心距和假体类型的误差降至最低。股骨导航PSI系统还可以在术前计划中动态模拟髋关节、骨盆和腰椎以评估各种极限姿势中的无撞击活动范围[5]。目前，市场上有四种可临床使用的PSI髋关节系统，其中两种包含股骨导向器（MEDACTA的MyHip和CORIN的OPS™）。截至2019年初，OPS™是唯一获得美国食品药品监督管理局（FDA）批准在美国上市的股骨PSI系统。OPS™将作为本章的主要示例系统，每个系统的方法和操作几乎是一样的。由于3D打印术前规划和术中股骨PSI导板的使用是紧密联系的，它们的使用适应证和潜在益处可以互相参考。

## 9.2　最佳适应证是什么？

　　术中PSI导板的牢靠固定需要相对健康的骨量储备[5]。在进行截骨术之前需要两枚钉固定于股骨作为定位。如果固定钉的稳定性因骨质量差而受到影响，或者导板不能牢靠地固定在预期位置，那么股骨颈截骨的准确性将受到影响。对于年轻、活跃、术后易发生脱位的、疑似存在过大的股骨前、后倾角或极端颈干角的患者，以及髋关节采用微创入路的外科医生而言，术前3D模型和股骨个体化截骨导板的辅助可能有特殊的价值。

　　**年轻、活跃的患者**：在年轻、活跃患者的全髋关节置换术中，恢复正常的髋关节生物力学不仅对延长人工髋关节的使用寿命很重要，对维持生理性髋关节软组织平衡和正常髋关节运动也很重要。活跃患者更有可能注意到他们自身的髋关节和人工髋关节之间的小差异以及肢体长度之间的微小差别，存在术后满意度降低的风险。股骨个体化截骨导板有助减少年轻患者术后肢体长度的差异，而这些人恰巧是对微小差异敏感。相较于老年患者，年轻活跃患者髋关节极度屈曲和伸展的姿势更多。股骨PSI系统将三维解剖模型重建与动态脊柱骨盆成像相结合，以规划各种功能位置中的最佳组件的位置。动态模拟评估极端运动范围内髋关节反作用力的大小和方向。术前将这一知识传授给外科医生，就可以充分考虑到年轻患者潜在的磨损率，以及更大运动量患者（如那些希望重返瑜伽或极限运动）的撞击风险。

**有不稳定倾向的患者：**有越来越多的证据在质疑那些广泛应用于全髋关节置换术中的传统髋臼"安全区"。已经证实由于"功能性"髋臼假体安放位置不当致使某些人群将会面临更大的脱位风险。关节外科医生已经开始通过根据个体脊柱骨盆运动力学来调整传统臼杯的位置来降低这种风险。虽然有证据表明脊柱骨盆活动度受限的患者可能特别受益于特定的置杯放置，但股骨假体位置对全髋关节稳定性的影响却相对较少被提及。尽管如此，鉴于已知联合前倾角和假体柄可以提供无撞击的活动范围[3]，对于有较高脱位风险的脊柱僵硬或既往有腰椎融合术的患者，可以考虑补充使用髋臼和股骨截骨导板。与年轻、活跃患者相似，在这类人群中，术前脊柱骨盆动态成像和运动模拟与术中通过导板实现所计划的假体位置同样重要。

**股骨颈差异：**生物型股骨柄的选择与冠状面对线取决于股骨轴向截骨平面的形态和股骨近端整体解剖结构的差异[3-4]。对于外科医生和患者而言，异常的股骨前倾角或颈干角会改变截骨时常规的解剖定位习惯。相较于导板靶向截骨，徒手股骨颈截骨在角度和水平上可能会存在很大的变异。如果截骨时不影响定位螺钉的牢固，股骨导航截骨板在股骨颈前倾或后倾以及髋内翻或外翻的患者中理论上具有优势。在这些具有挑战性

的病例中，定制的股骨截骨导板有助于实现预期的截骨平面和高度，更可靠地实现术前计划。

**微创入路：**对于在全髋关节置换术中采用微创入路的外科医生来说，个体化器械操作在提高股骨颈截骨的精确度方面可能是特别有价值的工具。微创髋关节置换手术的视野暴露有限，不易找到骨性标志物。由于股骨颈截骨通常参照股骨小粗隆，在有限暴露的情况下进行股骨颈截骨时，使用股骨截骨导板可以减少术中操作误差与术中透视的需求。

## 9.3　具体操作

**3D术前计划：**PSI系统需要使用计算机断层扫描（CT）或磁共振（MRI）进行术前成像来打印患者关节模型并制作个体化截骨导板和植入物。生成并利用3D计算机模型来虚拟规划假体的位置和大小。此外，在某些系统中，可以使用坐/站姿下的功能脊柱骨盆成像来确定髋关节伸展和屈曲的极限，并评估这些功能位置对所选假体和骨性撞击的影响。这些功能性X线片的输入也可以用于显示整个运动范围内髋关节反作用力的方向和大小[6]的动态模拟。手术前，外科医生可以在不同位置观察组件受力变化。假体的最终置入可能需要外科医生为每个患者量身定做。

**制作：**定制截骨导板的设计需要根据CT或MRI分别作原始解剖标志部位的骨或软骨填充。截骨导板的生产是通过选择性激光烧结或3D打印，并经消毒后送到手术中心。需要向外科医生提供股骨后方和前方的截骨导板

来确定最佳的手术入路（分别是脱位和原位股骨颈截骨）（图9.1）。从术前成像到导板制作的整个过程一般需要3~8周[5]。

**术中操作：** 术中常规暴露后，将股骨截骨导板放置在头颈交界处，并用针固定。用一把标准的摆锯沿着导板开口处完成截骨，虽然导板的开口处决定着截骨的水平和角度，但却无法在此确定假体柄的大小。

## 9.4 相关特有的并发症

文献中目前还没有关于在全髋关节置换术中使用股骨PSI的特定并发症报道；然而，大多数已发表的系列报道中病例数往往为大

约30名甚至更少[5,7,8]。在失血量或手术时间方面，个体化定制和常规器械之间没有显著差异。到目前为止二者仅限于在使用髋臼导板与外科医生经验之间仍必然会产生差别[5]。目前可用的股骨导航导板的理论并发症包括导板解剖位置安放错误，导板固定不充分或固定失效，以及因针固定或导板使用不当而导致的医源性骨折。使用PSI和3D定制截骨导板需要患者在术前接受CT扫描，因此，这会增加额外的时间、成本和辐射暴露（除非使用基于MRI的PSI系统）。与CT扫描相关的有效辐射剂量已被确定为2.8mSv，与年均环境辐射暴露相似[9,10]。目前尚无证据表明，在全髋关节置换截骨导板的制作中CT与MRI哪个更

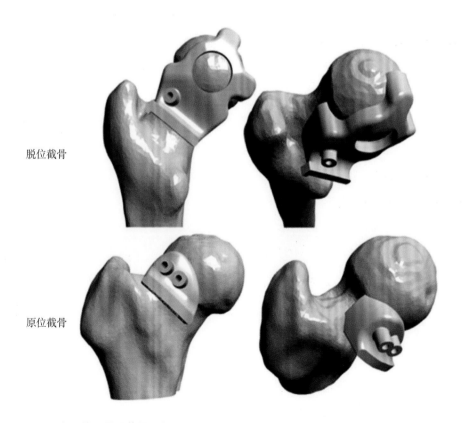

脱位截骨

原位截骨

图 9.1　定制的股骨颈截骨导板

具有优势，需要根据PSI系统所选定的哪种成像模式。

## 9.5　临床证据支持

由于在全髋关节置换术中应用股骨导航截骨导板是最近出现的，有关其临床应用的文献报道较少。常规的截骨导向器已被证实可以提高股骨颈截骨高度的准确性和减少术后下肢不等长（LLD）。Yang等[11]开发了一套6种间隔高度差为1 mm的截骨导向器，适用于各种股骨颈形态。将48例接受全髋关节置换术的患者进行随机分组，根据是否使用导向器分成两组，股骨颈截骨高度的平均差异分别为0.84mm和1.69mm[11]。导向器组的术后平均LLD为5.45 mm，而对照组为13.37mm[11]。伊藤等[7]对全髋置换术中使用截骨导板放置股骨假体可行性进行了初步研究，使用CT扫描数据进行3D打印和计算机建模，作者设计和制造了10例个体化的股骨截骨导向器进行临床试验。与术前相比，使用截骨导向器的股骨柄术后CT检查发现其倾斜角、内翻或者外翻和前倾角的平均准确度分别为2.1°±4.1°、1.0°±0.7°和4.7°±1.2°[7]。

早期的临床数据表明，市场上的OPS股骨近端截骨导向器能够实现精确截骨[8,12,13]。一项33名患者的分析中，发现两名外科医生早期使用OPS股骨截骨导向器能达到与计划截骨水平差异在1 mm内的临床准确率为85%，实际截骨水平与计划截骨水平之间的平均差异为0.7 mm[12]。在随后的一系列研究中，100名患者的后路全

髋关节置换术分别由3名外科医生完成；使用截骨导板的患者股骨颈截骨与术前计划相差在1mm和2mm范围内的分别占83%和96%[13]。与计划截骨的平均差异为0.3mm，最大误差为4 mm[13]。Schneider等[8]随后分析了30例通过直接前方微创入路行生物型截骨导板全髋关节置换患者的影像学结果。在30例截骨手术中，3mm范围内的高度差异有29例[8]。这些研究中，在内侧距比较了实际的股骨颈截骨水平与使用3D/2D匹配分析（Mimics X-ray module，Materialise，Belgium）的计划截骨水平，所有患者都行Trinity/TriFit TS生物型全髋关节置换术（Corin，Cirencester，UK）[8,12,13]。

一项单中心研究分析了对100名患者行OPS进行股骨三维重建恢复股骨头旋转中心的情况。在这些病例中，计划和实际的头部高度、横向偏心距和前向偏心距的平均差值分别为0.9mm、−0.9mm和3.2mm[14]。计划和实际发生的头部中心3D变化为4.4mm；前向偏心距的变化会引起实际假体前倾角与计划目标之间的显著差异（分别为16.3°和10.5°）[14]。在没有对照组的情况下，作者的结论是，使用3D模型和PSI股骨导向器可以准确地重建股骨头旋转中心。

OPS三维重建软件还对Trinity/TriFit TS组件的尺寸精度进行了评估。在连续序列的49个全髋关节置换术中，92%的植入TriFit TS股骨柄大小与预期一致，对80%的病例正确预测了标准或高偏心距假体的使用[15]。假体最终偏心距的选择很大程度上取决于髋臼组件的内移程度。

尽管有关于股骨截骨导板引导手术步骤重复的报道，尚无在全髋关节置换术中使用

该技术的临床结果或功能结果的公开研究报道。商业上可用的器械已经被证实能够帮助外科医生根据影像学结果在期望的（标准化的）水平上进行股骨颈截骨手术。然而，尚未有直接比较股骨截骨导板与传统技术在准确性方面的数据报道。需要进一步的研究来阐述经股骨截骨导板行全髋置换术的患者在功能和临床结果与影像学相关的问题。随着这项技术的继续使用和更多患者的随访，人工全髋关节置换术中使用股骨截骨导板的相关文献必定会增加。

## 9.6　令人信服的论据：推荐的理由

放大倍数和二维平面外旋的可变性限制了X线片作为精确模板的可靠性。可根据股骨近端的固有解剖进行生物型假体柄组件的定位[2,3]，而股骨颈截骨的水平和角度已被证明会影响最终假体柄安放的高度和位置[4]。股骨假体尺寸过小可能导致肢体缩短、假体柄下沉和继发于偏心距不足导致的不稳定。过大的股骨假体可能会限制髋关节的运动，引起下肢过长，并增加术中骨折的风险。术前3D打印评估内容包括股骨类型和近端髓腔形态，以便于更可靠地测量原始偏心距和植入物的大小。个体化的器械可以提高截骨的精密度和准确度，以增加最终假体柄位置和计划模块之间的一致性。结合使用个体化的术前3D模型和定制的股骨截骨导板，有助于将下肢长度、偏心距和股骨柄假体型号的差异降至最低，最终结果对临床疗效有利。

下肢不等长（LLD）是全髋置换术后患者不满和投诉的最常见原因[16,17]。在98%的病例中，下肢长度的不等源自于股骨柄定位不当[18]。虽然传统的模块和技术可以在97%的病例中有效地将下肢不等长保持在10 mm以内[19]，但有证据表明患者极大可能会感知大于5 mm的差异[20,21]。较大的差异可能会需要垫高鞋子，加重背痛和神经根性疼痛，增加骨盆倾斜，并导致植入物失效，如不稳、加速磨损和早期松动[16]。全髋关节置换术后下肢不等长的其他因素与髋关节生物力学异常、步态改变和较差的功能评分有关[18,20,22,23]。临床疗效欠佳的程度与下肢不等长级别有关，往往因患者而异，随着时间的推移可能会而改善或无改善。全髋置换术后下肢长度的任何明显变化可能会使年纪轻、运动量较大患者难以忍受，截骨导板可能更有益于他们。

股骨偏心距是指股骨头中心点到股骨髓腔轴线的水平距离。这一长度在二维X线平片上被低估了近20%[24]。在全髋关节置换术中，股骨偏心距受假体的冠状面（内翻/外翻）对线、前倾角及假体组件颈干角设计的影响。复合偏心距是指髋臼偏心距和股骨偏心距之和，在全髋关节置换术（THA）中应该完整地恢复[25]。髋臼杯和股骨假体柄位置的不平衡会导致复合偏心距的减少[18,26]。髋臼杯内移（减少髋臼偏心距）有助于减少关节反作用力和优化轴承表面磨损，但需要代偿性增加股骨偏心距以保持软组织张力和避免撞击。在全髋置换术中，偏心距减小可能导致外展肌无力、步态改变和不稳[16,24,27]；偏心距的显著增加可能会导致髋关节外侧疼痛和大转子滑囊炎。因此，偏心距重建不佳会降低患者满意度与生活质量，并导致更差的功能结果[16,25]。

全髋关节置换术中臼杯和股骨假体的位置构成稳定性且互为影响。Dorr等[3]提出了当考虑无撞击活动范围与假体组件稳定性时，臼杯与柄的联合前倾角（最佳范围为25～50°）比单纯髋臼"安全区"更加重要。随着我们对联合前倾角重要性认识的加深，对精确股骨组件安装系统如截骨导板的需求可能会上升。目前，股骨截骨导板只能控制股骨颈截骨的水平和角度，还不涉及假体型号的选择。尽管如此，现有的全髋关节截骨导板系统能够实现臼杯精准定位、评估股骨扭转和髓腔形态，有益于外科医生实现联合前倾目标。

使用个体化定制器械是一种新的手术方式，旨在提高全髋关节置换术的技巧和部件定位的准确性。目前可用的系统为施行个体化全髋关节置换术的外科医生提供了可选择计算机导航或机器人辅助的平台。正在进行的研究将明确定制股骨截骨导板在重建预期股骨假体位置方面的有效性，以及基于患者报告与功能结果的效果。

## 9.7 临床案例

以下部分将展示了使用Corin集团的OPS™的3D术前模板来定位股骨假体的位置并对常规可视化的导向器作进一步解释。在全髋置换截骨导板最终使用OPS定位的案例中给出结论。

### 9.7.1 长度计划

· 整个股骨假体（柄/头）的术前规划位置是根据股骨大转子尖端测量以重建正常的股骨头中心（图9.2）。对于对侧已行全髋关节置换的患者，柄/头的术前规划位置需与对侧假体的头部中心相匹配（图9.2）。

· 术后下肢长度改变的测量即为上方衬垫模型（绿色）旋转中心与下方股骨头模型（粉红色）中心的垂直距离与术前相比的差异。股骨柄高度被设计成截骨水平在小转子上方至少5 mm（除非另有说明）（图9.3）。

### 9.7.2 偏心距规划

· 由于髋臼假体通常内移，规划时通常会增大柄/头组合的股骨偏心距以保持整体偏心距。

· 旋转中心内移，即测量原股骨头中心与衬垫假体模型旋转中心的线性距离。股骨偏心距是指正常的股骨头中心与假体试模头中心的距离（图9.4）。当股骨假体中心复位到臼杯组件时的偏心距就是所计划的股骨偏心距的总体改变（偏心距=股骨偏心距−头颈旋转中点内移）（图9.4）。

### 9.7.3 股骨柄型号规划

· 模板设计股骨柄位置以在矢状面或横断面上重建原来的股骨头中心。

· 原股骨前倾角（version）是指股骨颈轴线与股骨后髁切线在股骨长轴线视图上的夹角（图9.5）。

假体柄前倾角是指股骨柄颈部的轴线与股骨后髁切线的夹角，仍旧沿股骨长轴向下看（图9.6）。

| 与术前相比髋关节的变化 | | 股骨偏移量增加 0mm |
| --- | --- | --- |
| 延长　　　8mm　　偏移　−3mm | | 大转子中心间隔 3mm |

提示：
- 与术前相比，延长了8mm[1]
- 计划的股骨头中心比原生股骨头中心高了7mm[6]

- 需要按步骤进行切割[5]

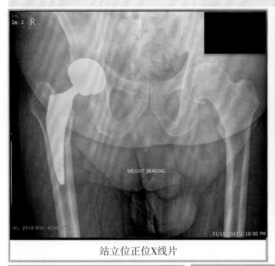

站立位正位X线片

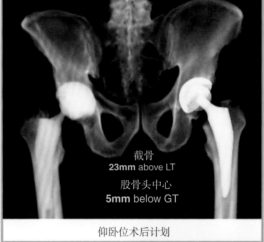

截骨
**23mm** above LT
股骨头中心
**5mm** below GT

仰卧位术后计划

| 原生股骨 | 17° |
| --- | --- |
| 股骨颈 | 13° |

截骨横断面

仰卧位白杯角度：**44° / 22°**

白杯：**56 Trinity**

股骨干：**#9 Std TriFit**

股骨头：**36 +4**

默认柄放置计划为再现原生股骨头中心横断面，除非另有说明。

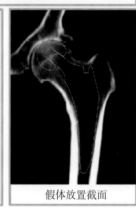

假体放置截面

图 9.2　一个针对对侧假体股骨头部高度的 OPS 计划示例

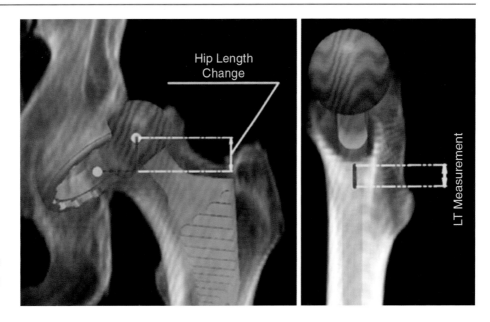

图 9.3  相对于小转子预测的长度变化的截骨术

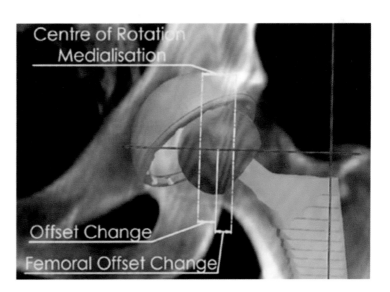

图 9.4  预测整体偏心距的变化

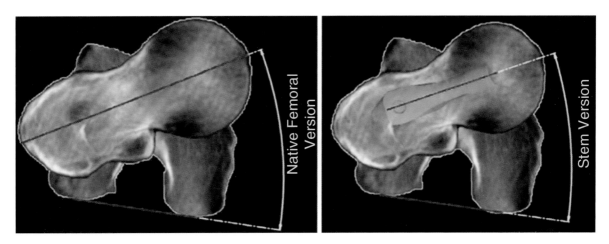

图 9.5  基于原生股骨倾斜度计划股骨柄倾斜度

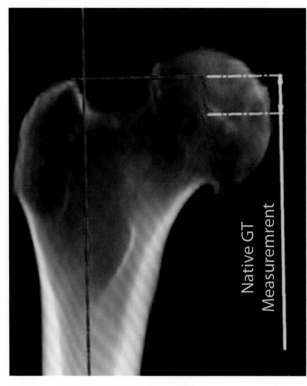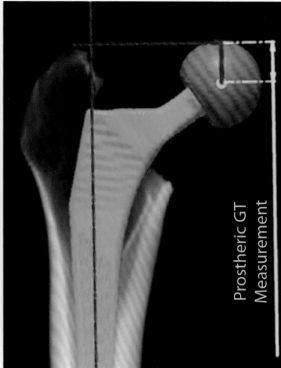

图 9.6　原股骨和假体的大转子测量

# 参考文献

1. Merle C, Waldstein W, Pegg E, Streit MR, Gotterbarm T, Aldinger PR, et al. Femoral offset is underestimated on anteroposterior radiographs of the pelvis but accurately assessed on anteroposterior radiographs of the hip. J Bone Joint Surg Br. 2012;94:477–82. https://doi.org/10.1302/0301-620X.94B4.28067.

2. Khanuja HS, Vakil JJ, Goddard MS, Mont MA. Cementless femoral fixation in total hip arthroplasty. J Bone Joint Surg Am. 2011;93:500–9. https://doi.org/10.2106/JBJS.J.00774.

3. Dorr LD, Malik A, Dastane M, Wan Z. Combined Anteversion technique for Total hip Arthroplasty. Clin Orthop Relat Res. 2009;467:119–27. https://doi.org/10.1007/s11999-008-0598-4.

4. Dimitriou D, Tsai T-Y, Kwon Y-M. The effect of femoral neck osteotomy on femoral component position of a primary cementless total hip arthroplasty. Int Orthop. 2015;39:2315–21. https://doi.org/10.1007/s00264-015-2739-1.

5. Henckel J, Holme TJ, Skinner JA, Hart AJ. 3D-printed patient-specific guides for hip Arthroplasty. J Am Acad Orthop Surg. 2018;26:e342–8. https://doi.org/10.5435/JAAOS-D-16-00719.

6. Pierrepont J, Stambouzou C, Miles B, O'Connor P, Ellis A, Molnar R, et al. Patient-specific component alignment in total hip arthroplasty. Reconstr Rev. 2016;6:27–33. https://doi.org/10.15438/rr.6.4.148.

7. Ito H, Tanaka S, Tanaka T, Oshima H, Tanaka S. A patient-specific instrument for femoral stem placement during total hip arthroplasty. Orthopedics. 2017;40:e374–7. https://doi.org/10.3928/01477447-20161108-06.

8. Schneider AK, Pierrepont JW, Hawdon G, McMahon S. Clinical accuracy of a patient-specific femoral osteotomy guide in minimally-invasive posterior hip arthroplasty. Hip Int. 2018;28:636–41. https://doi.org/10.1177/1120700018755691.

9. Huppertz A, Lembcke A, Sariali EH, Durmus T, Schwenke C, Hamm B, et al. Low dose computed tomography for 3D planning of total hip arthroplasty: evaluation of radiation exposure and image quality. J Comput Assist Tomogr. 2015;39:649–56. https://doi.org/10.1097/RCT.0000000000000271.

10. Schauer DA, Linton OW. Ionizing radiation exposure oh the population of the United States. Med Phys. 2009;36:5375. https://doi.org/10.1118/1.3245881.

11. Yang L, Zheng Z, Chen W, Wang J, Zhang Y. Femoral neck osteotomy guide for total hip arthroplasty. BMC Surg. 2015;15:1–6. https://doi.org/10.1186/s12893-015-0015-3.

12. Pierrepont J, Riddell W, Miles B, Baré J, Shimmin A. Clinical accuracy of a patient-specific guide for delivering a planned femoral neck osteotomy. Orthop Proc. 2016;98–B:131.

13. Bare J, Selim J, Stambouzou C, Pierrepont J, McMahon S, Shimmin A. Clinical accuracy of a patient specific femoral neck osteotomy guide. Liverpool: Br Orthop Assoc Ann Congr; 2016.

14. Reitman R, Pierrepont J, Shimmin A, McMahon S, Kerzhner E. Accurate reproduction of femoral Centre of rotation using 3d templating and a PSI guide. Orthop Proc. 2017;99:109.

15. Pierrepont J, Miles B, Walter L, Marel E, McMahon S, Solomon M, et al. Sizing accuracy of the trinity 3D planning software for total hip replacement conclusions. In: Paris: Int Congr Jt Reconstr; 2015.

16. Flecher X, Ollivier M, Argenson JN. Lower limb length and offset in total hip arthroplasty. Orthop Traumatol Surg Res. 2016;102:S9–20. https://doi.org/10.1016/j.otsr.2015.11.001.

17. Hofmann AA, Skrzynski MC. Leg-length inequality and nerve palsy in total hip arthroplasty: a lawyer awaits. Orthopedics. 2000;23:943–4.

18. Konyves A, Bannister GC. The importance of leg length discrepancy after total hip arthroplasty. J Bone Joint Surg Br. 2005;87:155–7. https://doi.org/10.1302/0301-620X.87B2.14878.

19. Woolson ST, Hartford JM, Sawyer A. Results of a method of leg-length equalization for patients undergoing primary total hip replacement. J Arthroplast. 1999;14:159–64.

20. Renkawitz T, Weber T, Dullien S, Woerner M, Dendorfer S, Grifka J, et al. Gait & posture leg length and offset differences above 5 mm after total hip arthroplasty are associated with altered gait kinematics. Gait Posture. 2016;49:196–201. https://doi.org/10.1016/j.gaitpost.2016.07.011.

21. Sykes A, Hill J, Orr J, Humphreys P, Rooney A, Morrow E, et al. Patients' perception of leg length discrepancy post total hip arthroplasty. Hip Int. 2015;25:452–6. https://doi.org/10.5301/hipint.5000276.

22. Mahmood SS, Mukka SS, Crnalic S, Sayed-Noor AS. The influence of leg length discrepancy after total hip arthroplasty on function and quality of life: a prospective cohort study. J Arthroplast. 2015;30:1638–42. https://doi.org/10.1016/j.arth.2015.04.012.

23. Li J, McWilliams AB, Jin Z, Fisher J, Stone MH, Redmond AC, et al. Unilateral total hip replacement patients with symptomatic leg length inequality have abnormal hip biomechanics during walking. Clin Biomech (Bristol, Avon). 2015;30:513–9. https://doi.org/10.1016/j.clinbiomech.2015.02.014.

24. Sariali E, Klouche S, Mouttet A, Pascal-Moussellard H. The effect of femoral offset modification on gait after total hip arthroplasty. Acta Orthop. 2014;85:123–7. https://doi.org/10.3109/17453674.2014.889980.

25. Clement ND, S Patrick-Patel R, MacDonald D, Breusch SJ. Total hip replacement: increasing femoral offset improves functional outcome. Arch Orthop Trauma Surg. 2016;136:1317–23. https://doi.org/10.1007/s00402-016-2527-4.

26. Al-amiry B, Mahmood S, Krupic F. Leg lengthening and femoral-offset reduction after total hip arthroplasty: where is the problem – stem or cup positioning? Acta Radiol. 2017;58:1125–31. https://doi.org/10.1177/0284185116684676.

27. Mahmood SS, Mukka SS, Crnalic S, Sayed-Noor AS. Association between changes in global femoral offset after total hip arthroplasty and function, quality of life, and abductor muscle strength a prospective cohort study of 222 patients. Acta Orthop. 2016;87:36–41. https://doi.org/10.3109/17453674.2015.1091955.

# 第10章

## 重建髋关节解剖：术中计划
## 和辅助设备（计算机辅助手术，机器人）

Marius Dettmer, Stefan W.Kreuzer, and Stefany Malanka

## 10.1 计算机辅助髋关节置换的理论基础是什么？

全髋关节置换（THA）是非常成功的手术方式，10年生存率95%，25年生存率为80%[1]。尽管很成功，关于患者不满意、（早期）翻修和其他相关问题等还是会见诸报道。

研究表明，为预防髋关节脱位、假体磨损、下肢不等长、不理想的生物力学环境和功能受限，股骨和髋臼假体组件的准确安放是至

关重要的。一项长期挑战是基于对腰椎-骨盆运动学和脊柱-髋关节关系正确的个体化评估去准确放置髋臼假体组件。

过去的几十年里，已经有多种创新的方法来改善组件的定位和放置，改善对线或重建髋关节和股骨的固有特征。例如术中透视和导航技术[2]。改善置入物安放位置最具影响力的创新可能是计算机辅助手术（CAS）的引入，该技术的建立以计算机和光学为主要领域的创新进步为基础。

计算机指导计划、导航，计算机指导手术，以及机器人辅助手术等描述都曾用于计算机辅助手术的定义。虽然机器人辅助技术和计算机辅助导航领域紧密交织在一起，并且大多数机器人目前依赖于计算机及其基于图像的术前计划与导航技术（施乐辉与LPC设计的无图像NAVIO膝关节成形机器人系统是一个例外），但它们的基本原理和技术却是有区别的。

M. Dettmer · S. Malanka
Memorial Bone & Joint Research Foundation,
Houston, TX, USA
e-mail: mdettmer@mbjc.net; SMalanka@mbjc.net

S. W. Kreuzer ( ⌧ )
Memorial Bone & Joint Research Foundation,
Houston, TX, USA
Inov8 Orthopedics, Houston, TX, USA
e-mail: stefan@inov8hc.com, fcheney@inov8hc.com

许多不同的技术和方法组成计算机辅助手术系统以克服关节成形术带来的挑战。在全髋关节置换术中，计算机辅助手术追踪术中骨盆、股骨和手术器械的位置和对线。骨科手术可能特别受益于这一技术的进展。骨性结构是可用于被测量的最佳标志点，因为它的位置相对于身体的软组织而言是固定不变的。以全髋关节置换术为例，计算机辅助手术技术可指导髋臼假体在"安全区"[3]内准确放置，并重建个体化的股骨偏心距和下肢长度。一些设备还可提供如关节生物力学、手术进程、关节匹配度和截骨精准度等更进一步的信息[4]。

## 10.2　无图像的计算机辅助手术和基于图像的计算机辅助手术

许多已建立的导航系统要么依赖于基于加速器的技术，要么依赖于位置/运动捕捉技术，它结合红外摄像机记录附着于阵列/平台的反光（被动）光标或射光（主动）二极管、骨性标志和手术工具。然后应用软件分析，来监控骨性结构和器械在3D空间中的位置和方向并提供反馈。无图像计算机辅助手术包括术中骨标志注册，其中骨标志的识别与数字转化对于重建髋关节的3D模型和建立股骨位置及方向至关重要。

在注册并确定平面之后，例如骨盆的前平面确定以后，磨臼的深度/方向及植入物放置的位置都可以在术中进行设计和调整。对于基于图像的计算机辅助手术，CT或MRI检查可用于3D建模和随后手术计划的制定，术中可灵活调整计划。

## 10.3　计算机辅助手术的优点、并发症和特殊风险

总的来说，全髋关节置换术中的无图像或基于图像的计算机导航系统都是可靠准确的。一项研究显示，无影像导航系统辅助手术约97％的臼杯的外展角与前倾角都在安全区内。一项包括7项临床试验和485名患者的荟萃分析比较了传统手术和无图像导航的全髋关节置换术，导航病例中臼杯前倾角与术前计划偏差较小，作者发现平均外展角与联合前倾角没有差异[5]。

用计算机辅助手术可以很好地重建下肢长度，减少下肢长度差异的异常值，但除此之外目前尚没有科学证据表明计算机辅助手术可能在其他方面也更优秀。当然，目前也没有证据表明与有计算机辅助手术相关的更高或特有的风险。

一项小队列回顾性的研究结果显示，在比较导航和传统的全髋关节置换术后5～7年的临床结果（HOOS评分、HHS评分、活动范围）、骨密度、聚乙烯磨损方面，二者没有差异[6]。已证明基于图像的计算机辅助手术是传统全髋关节置换术的有效的替代方案，尽管二者存活率相似，但计算机辅助手术臼杯对线的测量更加方便，安放精度更高，臼杯放置在安全区之外更加少见，脱位更少见[7]。

无图像导航的一个潜在劣势是需要依赖于骨性标志持续且准确的注册以评估骨盆前平面（APP）。由于覆盖在骨性标志点如双侧髂前下棘和耻骨联合上的软组织厚度个体差异比较大，这可能具有挑战性，会导致注册误差而影响臼杯的安放。有人曾质疑，以仰

卧位冠状面作为导航参考，可能实际上优于前述骨性标点导出的骨盆前平面的导航参考（特别是在因周围软组织干扰难以获得骨性标志物的情况下），因此有的导航系统将仰卧冠状面作为功能解剖的参考平面。

## 10.4　计算机辅助手术的成本－效益

尽管有许多关于安全性、准确性和临床结果的正面报道，许多外科医生还是没有采用这项技术，理由是技术引进成本高，学习曲线较陡，且手术时间长。然而经过十余年的发展，当前导航系统的复杂性已经显著降低，它的注册过程变得更加容易，在手术室内就可以完成。总体而言，初次在手术室中安装计算机辅助导航系统的费用确实很高，所以那些手术收费较低的医疗机构如果应用该技术可能需要严谨地调整手术的收费以平衡成本和效益[8]。远期的效益可能会很好地补偿初始的安装成本，总体而言，计算机辅助手术可能需要更少的备用器械[1]和假体，其他间接花费也会减少。其他决定成本-效益主要包括：总的病例手术数量（随着效率增加，翻修手术的次数减少），与传统方法相比翻修率降低，降低了导航手术每次的耗费、减少了额外设备和一次性耗材的使用。基于图像的导航需要额外的术前影像，这会增加成本，经皮将定位针放置在髂骨可能会导致感染，这会增加患者的手术风险。数家导航设备制造商已经认识到上述问题并将其解决，一些导航系统不再使用股骨定位杆或者应用无针技术，

将标志物/跟踪器连接在肢体表面而不需要做切口或钻孔。在某些系统中，也有将探针定位在股骨远端标志点来监测下肢的长度。

## 10.5　一些目前的导航系统

无影像智能关节系统（IntelliJoint Surgical Inc，Waterloo，Canada）是为了解决目前与传统计算机辅助手术相关的问题而开发的，问题主要是每位患者的高昂费用、增加的手术时间和手术流程的中断。这个微型设备作为术中引导工具，可以提供有关臼杯位置、下肢长度、偏心距和髋关节中心等信息。该系统基于前面描述的光学红外线技术的摄像头以磁性连接方式固定于骨盆平台同侧髂骨（行直接髋关节前方入路时固定于对侧髂骨）的2根定位螺钉上，以及固定于大转子上的用于股骨追踪及注册的标记点。术者还必须在股骨远端创建一个精确可重复的跟踪点，该点可以通过一个小切口或其他一些不会移动的表面标记来完成。

该系统支持对关节对线和组件定位进行实时评估，并且磁阵列相机-跟踪器设置与调整比较简单，例如，可以将跟踪器连接到锤击器械或者探针上。脱位前评估髋关节和股骨的固有特征，然后在试验复位时跟踪器测量活动范围，以帮助选择合适大小的假体以及组件安放的位置（图10.1）。

该系统（除了不需要任何额外成像外）一个主要优点是该微型系统可以在无菌环境下（相机无菌覆盖，监视器在无菌区域外）进行系统设置而不会中断手术流程。这也最大限度地减少了有关摄像机监测标记点相关

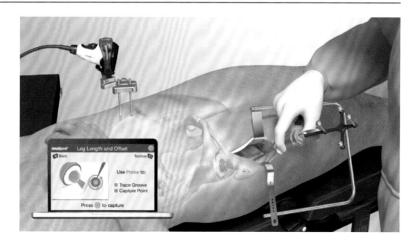

图 10.1　应用 Intellijoint 微创导航系统术中监测下肢长度与前倾角。数字探针通过监测置于股骨上的圆盘凹槽来捕获股骨位置与方向改变

的所有问题。

无图像Brainlab Hip系统（Brainlab，Munich，Germany）使用无线技术，是一个基于触摸屏的规划和导航模块。每个可发射并探测红外线的单相机单元（3D空间由两个相机单元组成）都是无菌区域外导航基站的组成部分。和其他类似的导航系统一样，摄像系统记录患者骨性参考点（如股骨上的无钉参考点）、探头、器械上的红外线，经软件计算并追踪不同标志点与器械的3D位置。术前，操作者测量髂前下棘的距离和骨盆倾斜度。随后，在切开并准备处理骨结构时，进行骨性标志注册，该过程向计算机提供将空间参考标志转化为参考阵列信息以构建患者个体化解剖。工具适配器允许使用非制造商提供的器械，但需要一些额外的校准步骤。可以同时对臼杯和股骨假体组件进行术中规划，"下肢分析系统"可在术中评估腿部长度、股骨和骨盆联合偏心距（图10.2）。它还允许术中对假体活动范围进行测量，根据不同的入路，对假体撞击进行分析。

史塞克的OrthoMap Imagless系统（Stryker Corporation，Kalamazoo，MI，USA）允许在仰卧位和侧卧位注册不同的手术入路，可以在术中评估偏心距、下肢长度、关节活动度和稳定性，可以在术中对臼杯和假体柄进行规划。可以使用史塞克的器械同时，对其他几家厂家的臼杯也具有兼容性。单个红外线发光和追踪单元与连接于骨盆和股骨的骨性标记/跟踪器联合使用，下肢长度的评估可以不应用股骨标记，可以通过对股骨远端皮肤标记的数字化注册来完成。臼杯的定位基于对臼杯对线解剖学定义，允许对臼杯的外展角、前倾角和髋关节中心进行调整（在3D空间中相对于髋关节中心对臼杯进行平移）。可以评估假体柄的力线和位置（例如前倾角、下肢长度和股骨偏心距）。

## 10.6　机器人辅助

曾有人提出每种工业产品，包括现代医学和全关节置换术的最终发展，都有着一套相似的历程，即以自动化和计算机整合达到最后成熟阶段[9]。因此，机器人辅助骨科手术的发展并不令人惊讶。机器人辅助关节手术约

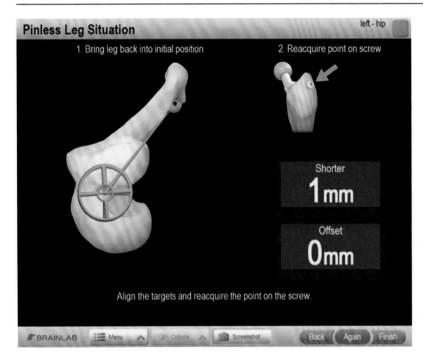

**图 10.2　Briainlab 系统**
全髋关节使用可以术中应用股骨近端螺钉/追踪器来评估下肢长度与偏心距

始于1990年，威廉·巴格和霍华德·保罗在1992年开发了这项技术用于髋关节置换术。目前用于临床的机器人设备，如开创性的ROBODOC（Curexo Technology，Fremont，CA and Think Surgical Inc.，Fremont，CA），是基于机械、计算机辅助导航和细致的术前计划/术前模板，进行机器人操作。

手术机器人可分类为自动、半自动和被动系统。被动系统完全在外科医生的操作下辅助完成部分手术，例如，在外科医生进行骨结构操作时保持导向器在位。半自动系统在外科医生操纵切割工具的时候进行干预，而该系统向术者在切割过程中（即"主动约束"）自动提供对预定约束空间（术前计划）操作的触觉、视觉和/或听觉反馈。Mako系统（Stryker Corporation，Kalamazoo，MI，USA）是获得批准的在整个切割过程中提供触觉指导的著名半自动系统。自动机器

人不依赖外科医生指导即执行切割等任务，一旦启动就会自动进行骨骼准备。

第一个这种类型的机器人就是前面提到的建立在传统计算机辅助制造系统平台上的ROBODOC[10]。另一个系统是TSolution One（Think Surgical，Inc.，Fremont，CA），它建立在ROBODOC技术的基础上。总体而言，使用机器人辅助手术最有力的论据是它结合了手术的3D规划，提高了骨磨锉的精度，对骨准备和假体放置进行了优化。

## 10.7　机器人的优点、并发症和特定风险

大部分现有将机器人手术和传统全髋关节置换术作对比的都是小队列研究，只能对疗效和安全性的得出初步结论。然而，最近对2005—2017年的178篇文章（包括8项定量

分析）的荟萃分析，展现了关于该方面问题的更多见解[11]。所见的术中并发症（股骨骨折/裂痕）和术后并发症（感染、神经麻痹、深静脉血栓形成和脱位）的分析显示，传统全髋关节置换术术中并发症发生率明显高于计算机辅助手术，但二者的术后并发症发生率相似。三项随机对照试验表明，传统全髋关节置换术总体并发症发生率明显较高于计算机辅助手术。另几项研究（日本骨科协会评分，Harris髋关节评分，Merle d'Aubigne髋关节评分，西安大略省和麦克马斯特大学骨关节炎指数）显示，不同全髋关节置换术之间没有显著差异。影像学分析显示虽然下肢长度无差异，但机器人辅助全髋关节置换术的臼杯放置成功率较高（在安全区内）。这种在安全区内的连续有效的臼杯放置，反过来又降低了脱位、不稳定和翻修的风险。作者在汇总分析中发现，虽然手术时间没有显著差异，但传统全髋关节置换手术时间有总体缩短趋势。这可能与外科医生的个人经验和学习曲线有关，对于外科医生具有什么样的手术经验可以缩短机器人手术时间方面，需要做更多的研究调查。两项研究评估了术中失血，一项认为机器人全髋关节置换术失血更多，另一项研究发现没有差异。此外，还发现与机器人设备有关的早期诉讼较多，可能是患者认为机器人手术就意味着，术中人为控制和参与的减少，显得缺乏人性[4]。

动态环境中的变量可能在瞬间发生改变，所以当机器人被用于执行计划时的障碍或缺陷是自动机器人系统在术中不能及时调整计划（术中修改计划在半自动机器人辅助全髋关节置换术中并不是问题）。例如，如果术中发现需要调整或术中发生骨折，外科医生必须停止机器人并手动完成截骨，因为目前的机器人技术在发生不可预见的事件时不具备灵活性。随着人工智能的进步和控制软件的改进，自动机器人目前面临的问题有可能在未来得到解决。

## 10.8　成本－效益

目前成本-效益低的主要因素是购买机器人系统的硬件和软件组件价格高，且伴随有损耗、员工培训、系统维护（即重新校准）、升级等相关成本。在以手术时间作为主要成本评估时，传统全髋关节置换术具有优势，但随着机器人技术的发展，例如，随着骨注册的简化和手术流程的改进，我们可以预见机器人辅助手术的手术时间将进一步减少。另外，非常重要的潜在成本节约是与机器人手术相关的传统器械和假体库存的大幅减少。要实现这些成本节约，需要医院、手术室、设备代表和医生等各利益相关者之间的密切合作。由于机器人全髋关节置换术的潜在优势/劣势缺乏长期研究仍存在未解之谜，需要更多的研究来对总体的成本-效益做出有效陈述。最终，市场将持续更新并重新评估成本-效益，以决定使用机器人技术是否合理，因为该技术仍在进一步发展和完善。

## 10.9　个体化髋关节置换术与计算机辅助手术和机器人的角色

在过去的几年里，Lewinnek"安全区"

作为全髋置换术臼杯位定位标准的实用性受到了越来越多的质疑[12-14]。患者个体肌肉和骨骼解剖的差异可能会对腰-骨盆和脊柱-髋关节的活动范围造成影响。确保最佳术后功能以防止脱位、不稳定和过早失败的关键是认识这些个体差异并找到准确的臼杯位置。一般的"安全区"没有考虑到这种个体差异，但优化定位系统在全髋置换术中已将这些因素都考虑在内。科林优化定位系统（OPS，Corin，Cirencester，UK）是个有效的方法，它可以在术前评估患者的关节运动学和腰骨盆相互关系。该系统应用术前成像来研究腰椎骨盆复合体的个体化运动（图10.3）。运动学信息可被用于制定如最佳臼杯外展角与前倾角等方面的手术计划（图10.4）。该软件可以对计划的截骨与臼杯安放进行预览（图10.5）。如此个体化的全髋关节置换术系统将有助于改善术后效果，但只有在手术室中被严格执行的计划才是好的计划。因此科林公司提供了个体

化的模具，便于在髋臼和股骨侧截骨或骨准备时执行术前计划。

所以，为了高精度的术中导航，该系统可以与计算机辅助手术技术融合，例如使用Intellijont系统。借助计算机辅助手术系统制定完整的术前计划并施以精准的手术执行，外科医生可以完成精准且个体化的手术。

随着当前机器人辅助技术的发展，术前计划和计算机辅助手术结合的价值可能会进一步提高。因此，计算机辅助手术对关节解剖和运动学功能的个体化评估结合机器人辅助精确的骨准备，可能会带来全髋关节置换术标准转变；骨科将因技术进步和所述工具的整合得到进一步发展。

## 10.10 计算机辅助手术和机器人手术的未来

"目前应用和即将采用这些技术的唯一

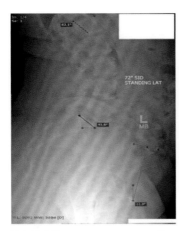
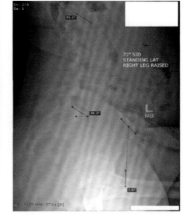

站立位参数

| | |
|---|---|
| Pelvic tilt: | 11.9° |
| Sacral slope: | 45.6° |
| Lumbar lordotic angle: | 63.1° |

屈曲坐位参数

| | |
|---|---|
| Pelvic tilt: | 12.2° |
| Sacral slope: | 45.9° |
| Lumbar lordotic angle: | 1.6° |

单腿站立位参数

| | |
|---|---|
| Pelvic tilt: | 2.6° |
| Sacral slope: | 36.3° |
| Lumbar lordotic angle: | 51.1° |

图10.3　应用优化定位系统作术前功能影像以评估个体化运动学与臼杯安放位置（Corin OPS，Cirencester，UK）

Pelvic tilt：骨盆倾斜度；Sacral slope：骶骨倾斜度；Lumbar lordotic angle：腰椎前凸角

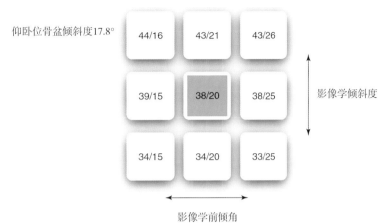

仰卧位骨盆倾斜度17.8°

| | | |
|---|---|---|
| 44/16 | 43/21 | 43/26 |
| 39/15 | 38/20 | 38/25 |
| 34/15 | 34/20 | 33/25 |

影像学倾斜度

影像学前倾角

图 10.4　基于术前功能评价进行个体化臼杯定位手术规划（Corin OPS，Cirencester，UK）

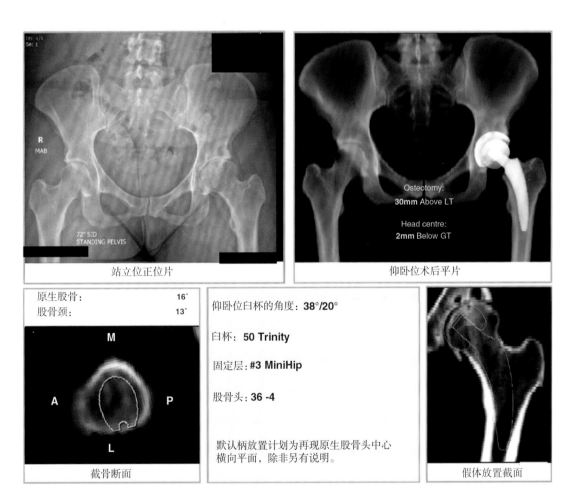

站立位正位片

仰卧位术后平片

原生股骨：　16°
股骨颈：　13°

截骨断面

仰卧位臼杯的角度：**38°/20°**

臼杯：**50 Trinity**

固定层：**#3 MiniHip**

股骨头：**36 -4**

默认柄放置计划为再现原生股骨头中心横向平面，除非另有说明。

假体放置截面

图 10.5　最优化定位系统做截骨与臼杯安放的预览（OPS，Corin，Cirencester，UK）

限制是对它未来可能实现目标的想象和理解"[15]。总体而言，计算机辅助手术和机器人手术潜在的发展空间包括术前、术中计划的改善和工作流程的简化，效率、准确性及灵活性的提高。上述的术前髋关节功能分析与手术计划执行的结合可能有利于提高全髋关节置换术的效率并减少对治疗不满意的患者数量。导航全髋关节置换术和机器人手术得益于过去二十年的技术进步，特别是在计算机、光学定位/运动捕捉和工业机器人领域。虽然很难预测未来，但历史已经表明了未来创新方面的道路选择。在传感器/成像层面，使用超声来明确参考平面或使用3D激光扫描，一旦它们被引入工作流程，这些技术就会变得更加重要。

尽管机器人执行给定任务的精确度令人印象深刻，作为"工业4.0"阶段的一部分，人工智能和传感器技术的未来发展可能会使机器人比当前更有效率；更先进的机器人可能会根据术中产生的变化作出相应调整，在外科医生没有干预的情况下即可施行改良的截骨。一旦机器人能够区分组织类型，在进行手术显露与软组织平衡时损伤骨骼周围的韧带、肌腱或血管的情况将会减少。

在展望机器人创新的未来潜力时，Jacofsky和Allen[9]认为，下一步可能是在重建关节原有的运动学同时减少对成像的依赖，最近启动的高精度可定制个体化植入物的项目，如果没有机器人帮助，这些假体甚至可能无法植入。

自动化和机器人始终在全髋关节置换未来发展之内，而且很可能比现在发挥更大的作用。"……有一件事是明确的：机器人将继续存在[9]。"

## 10.11　病例报告

这个特殊病例是一名26岁的高加索女性，Crowe Ⅳ级髋关节发育不良伴有假臼（图10.6），从12岁起就有临床症状。患者曾接受过Chiari骨盆截骨术、股骨截骨术和股骨延长术，但这些手术并未能长期改善患者的疼痛和功能。

考虑到患者的病史与疾病进展，假臼形成、畸形和早期治疗史，如果没有计算机辅助手术和机器人辅助，术前计划将是极其困难的。半自动机器人辅助手术还允许术中再调整原磨臼和股骨截计划，重建真臼与股骨近端解剖。

我们使用了MAKO机器人（RIO）交互式整形机械臂（MAKO Surgical Corp.，Ft.Lauderdale，FL，USA）和手术计划软件，让我们能够根据患者特定的解剖学特征（基于CT扫描的三维重建，如图10.7）制定

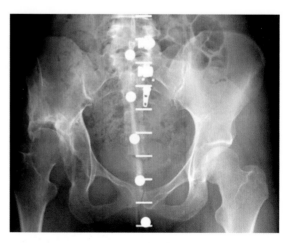

图 10.6　26 岁 Crowe Ⅳ 级髋关节发育不良患者的术前 X 线片

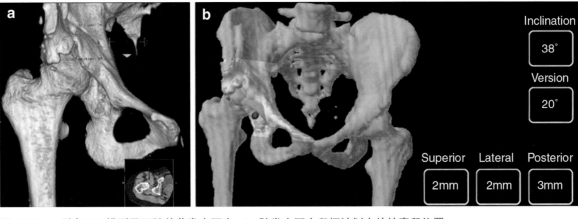

图 10.7　a. 髋部 3D 模型显示髋关节发育不良；b. 髋发育不良臼杯计划安放的真臼位置

将臼杯置入严重发育不良真臼的术前计划。小型股骨跟踪器放置在股骨近端，小型心电图（ECG）电极片贴在膝盖上，系统的数字化仪器可以注册这些标志点以便在术中评估下肢长度和联合偏心距。这提供了必要时进行术中调整的机会。使用机械臂可以高精度执行手术计划以优化精确度。

手术应用两枚螺钉固定Trinity臼杯（Corin，Cirencester，UK）和保留股骨颈的迷你柄（Corin，Cirencester，UK）。手术重建了真臼，可以减少下肢不等长相关（图10.8）。保留颈部骨质的短柄结合MAKO系统的使用有助于重建股骨近端的解剖。随访超过18个月，

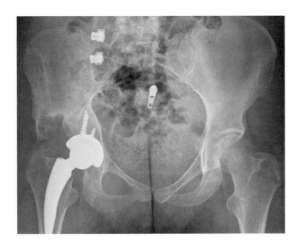

图 10.8　术后 X 线片显示重建的真臼与短柄股骨假体

患者术后无任何髋关节相关并发症。

## 参考文献

1. Deep K, Shankar S, Mahendra A. Computer assisted navigation in total knee and hip arthroplasty. Sicot J. 2017;3:50. http://www.sicot-j.org/10.1051/sicotj/2017034.
2. Steppacher SD, Kowal JH, Murphy SB. Improving cup positioning using a mechanical navigation instrument. Clin Orthop Relat Res. 2011;469(2):423–8.
3. Lewinnek GE, Lewis JL, Tarr R, Compere CL, Zimmerman JR. Dislocations after total hip-replacement arthroplasties. J Bone Joint Surg Am. 1978;60(2):217–20. http://www.ncbi.nlm.nih.gov/pubmed/641088.
4. Lang JE, Mannava S, Floyd AJ, Goddard MS, Smith BP, Mofidi A, et al. Robotic systems in orthopaedic surgery. J Bone Joint Surg Br. 2011;93(10):1296–9. http://www.ncbi.nlm.nih.gov/pubmed/21969424
5. Liu Z, Gao Y, Cai L. Imageless navigation versus traditional method in total hip arthroplasty: a meta-analysis. Int J Surg. 2015;21:122–7. https://doi.org/10.1016/j.ijsu.2015.07.707.
6. Keshmiri A, Schröter C, Weber M, Craiovan B, Grifka J, Renkawitz T. No difference in clinical outcome, bone density and polyethylene wear 5–7 years after standard navigated vs. conventional cementfree total hip arthroplasty. Arch Orthop Trauma Surg. 2015;135(5):723–30.
7. Waddell BS, Carroll K, Jerabek S. Technology in arthroplasty: are we improving value? Curr Rev Musculoskelet Med. 2017:378–87.
8. Inaba Y, Kobayashi N, Ike H, Kubota S, Saito T. The current status and future prospects of computer-assisted hip surgery. J Orthop Sci. 2016;21(2):107–15. https://doi.org/10.1016/j.jos.2015.10.023.
9. Jacofsky DJ, Allen M. Robotics in arthroplasty: a comprehensive review. J Arthroplasty. 2016;31: 2353–63.

10. Dungy DS, Netravali NA. Active robotics for Total hip arthroplasty. Am J Orthop. 2016;45(4):256–9.

11. Chen X, Xiong J, Wang P, Zhu S, Qi W, Peng H, et al. Robotic-assisted compared with conventional total hip arthroplasty: systematic review and meta-analysis. Postgrad Med J. 2018;2:335–41.

12. Abdel MP, von Roth P, Jennings MT, Hanssen AD, Pagnano MW. What safe zone? The vast majority of dislocated THAs are within the Lewinnek safe zone for acetabular component position. Clin Orthop Relat Res. 2016;474(2):386–91.

13. Tezuka T, Heckmann ND, Bodner RJ, Dorr LD. Functional safe zone is superior to the Lewinnek safe zone for total hip arthroplasty: why the Lewinnek safe zone is not always predictive of stability. J Arthroplast. 2018;34(1):3–8. https://doi.org/10.1016/j.arth.2018.10.034.

14. Reina N, Putman S, Desmarchelier R, Sari Ali E, Chiron P, Ollivier M, et al. Can a target zone safer than Lewinnek's safe zone be defined to prevent instability of total hip arthroplasties? Case-control study of 56 dislocated THA and 93 matched controls. Orthop Traumatol Surg Res. 2017;103(5):657–61.

15. DiGioia AM, Jaramaz B, Colgan BD. Computer assisted orthopaedic surgery. Image guided and robotic assistive technologies. Clin Orthop Relat Res. 1998;354:8–16.

# 第四部分

个体化的髋臼假体位置

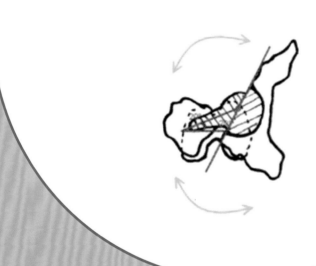

# 第11章

# 全髋关节置换术的运动学对线技术

Charles Rivière, Ciara Harman, Oliver Boughton, and Justin Cobb

**关键点：**

- 髋关节假体的运动学对线包括恢复髋关节固有解剖结构，正向或负向调整白杯方向和设计，以纠正异常的脊柱–髋关节关系。

- 通过恢复接近生理的髋关节生物力学和防止假体动力组件间的不良相互作用，运动学对线技术在改善假体功能、提高患者满意度和降低翻修手术的风险等方面具有优势。

- 个体化脊柱–髋关节的关系——这一来自临床影像学的定义，现在正在成为制定髋关节手术计划时的一个新的参考因素。

- 定义每个患者的脊柱–髋关节关系比仅仅评估他们的矢状位脊柱骨盆运动学关系能得到更多的信息，便于制定更为精细的手术计划。

- 依据关节内解剖标志，运动学置换术可以徒手进行，因此手术成本较低。

C. Rivière ( ✉ )
The MSK Lab-Imperial College London,
White City Campus, London, UK
South West London Elective Orthopaedic Centre,
Epsom, UK

C. Harman
South West London Elective Orthopaedic Centre,
Epsom, UK

O. Boughton · J. Cobb
The MSK Lab-Imperial College London,
White City Campus, London, UK
e-mail: o.boughton@imperial.ac.uk;
j.cobb@imperial.ac.uk

# 11.1　引言

### 11.1.1　概念

这一概念的提出是因为人们越来越意识到，除了改进的关节置换材料和假体位置外，动态功能是影响全髋关节置换稳定性和寿命的一个重要因素[1-4]。

髋关节置换的运动学对线（KA）技术包括恢复髋关节的原有解剖结构，正向或负向调整臼杯的方向和设计，以改变异常的脊柱-髋关节关系（SHR）[1,5,6]（图11.1）。换句话说，它是髋关节解剖重建（股骨近端、

髋臼前倾和髋关节旋转中心）和运动学对线技术的结合[7]。虽然前者能够实现近乎生理的假体周围软组织平衡，以达到最优的假体功能和患者满意度，但后者可以降低日常活动（activities of daily living，ADLs）中动力学组件不良相互作用的风险，以达到最佳的假体寿命。通过产生最适应在站姿和坐姿之间的假体组件间相互作用，运动对线的髋关节假体有望防止在日常活动期间出现异常组件间相互作用，这在临床上可能是有利的。在目前这个关节置换病人除了要求更长的使用寿命之外，还日益年轻化，并有更高的

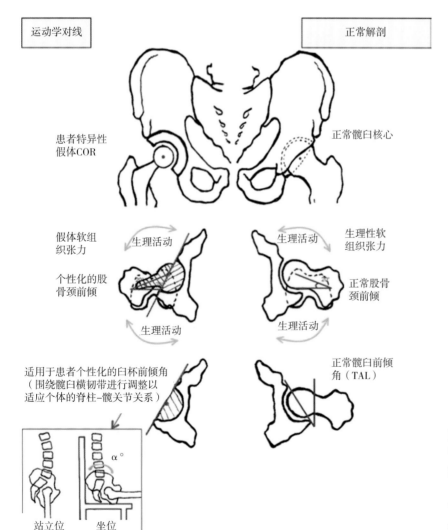

图 11.1　该图说明，当全髋关节假体（左）运动学对线（KA）时固有解剖结构的恢复情况（右）。COR：旋转中心；TAL：髋臼横韧带；SHR：脊柱 - 髋关节关系

需求和期待的时代，这种技术同时适用带柄（THR）和表面（HR）假体植入物的个体化技术更具有意义[8]。

运动学对线技术概念将个体化的脊柱-髋关节关系考虑在内，以针对性地对臼杯位置作出调整[6]（图11.2）。随后手术计划可以更好实施，而不需要昂贵的技术。在植入髋关节假体时，有些报道的策略考虑到将单个腰盆矢状面的运动学纳入考虑[9,10]，但是它们与本文报道的运动学对线技术概念略有不同[1,5,6]。在相关报道所用的策略中，在对单个腰盆运动学进行放射学评估之后，有针对性的臼杯方向就确定了，然后使用术中技术工具进行操作[9,10]。而个体化的脊柱-髋关节关系提供了有关患者腰盆运动学、脊柱-髋部和髋部-脊柱综合征的信息[11]。包括脊柱矢状面平衡状态，脊柱固有生物力学（这取决于骨盆入射角以及患者脊柱或髋关节使用情况）[1]。因此，运动对线髋关节假体是一个复杂的概念，它意味着更为精细的THR规划。

### 11.1.2 基本原理

植入髋关节假体的金标准技术有长期良好的疗效，但未能解决影响当今髋关节置换术后的常见残余并发症[8]。这些传统的技术虽然符合生物力学，但并不以精确恢复天然髋关节解剖为目标[12]，包含了系统的[12]或组合的假体定位[13]方式。尽管有成功的报道，但与不良部件相互作用相关的并发症仍然存在，如边缘负荷[14]、关节撞击[15-17]和假体不稳定[18]。有趣的是，通过技术辅助（计算机导航和机器人技术）获得的更高的手术精度并没有显著改善传统全髋关节置换的临床结果[19]。另一个有趣的发现是，静态站立/仰卧位X线臼杯方向与传统的全髋关节不稳定风险之间的相关性很低[20-22]。这些最终的观察结果对传统植入理论的准确性产生了挑战。

在过去的几十年里，植入髋关节假体的解剖对线技术得到了成功的推广，但它们也未能完全减轻髋关节假体患者术后并发症带来的痛苦[23-25]。这些技术旨在恢复固有的髋关节解剖结构（髋臼倾斜除外），并通过以下例子得到最好的展现：利用髋臼横韧带（TAL）对髋臼杯进行对线[23]，髋关节表面重建术[26]和保留颈部的全髋关节置换术（颈部

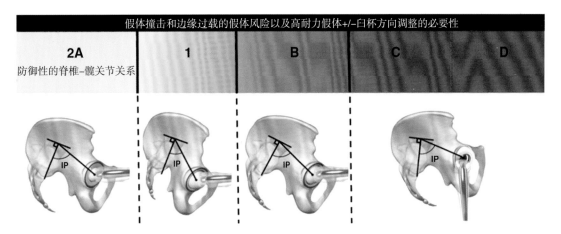

图 11.2 简化的波尔多脊柱-髋关节分型（SHR）：2A 型、1 型、B 型、C 型和 D 型。功能组件交互不良的风险和需要调整臼杯（设计和方向）的风险可能性从左侧（黄色）到右侧（红色）依次增加

锚定短股骨柄设计）[27]。解剖学植入的理由如下：

1.根据术前图像计算理想髋臼方位的效果有限，这是由于每个患者个体在日常活动期间出现的髋臼功能方位和股骨-髋臼相互作用的组合是多样的[28,29]。

2.当高耐受性（高头颈比）髋关节组件基于解剖定位时，大多数导致退行性变的髋关节病变（例如凸轮撞击、大多数钳形撞击、低级别发育不良、缺血性坏死、遗传性、突出性、各种原因引起的髋关节关节炎、滑膜疾病）都可以自动纠正。

3.通过生成更符合生理的假体周围软组织平衡和髋关节假体运动学，恢复固有的髋关节解剖，可以改善髋关节假体活动功能和提高患者满意度[16,30,31]。

与传统技术相似，尽管已有报道称其安全且适用于大多数患者，但解剖学植入的髋关节假体仍存在一些并发症，主要与假体组件间较差的动态相互作用有关[23,27,32]。其中原因可能是缺乏对髋臼定位功能方面的考虑，或者换句话说，忽略了个体化的脊柱-骨盆矢状位运动学/SHR[32]。

本书所提出的运动学对线技术将髋臼定位的功能方面纳入了考虑，因此能制定更精细的全髋置换计划，并有望改进髋关节假体植入的临床效果[1,5,6]。忽略坐位时组件间的相互作用以及并发症的发生，这可能解释了静态站立/仰卧位片臼杯位置与传统THA不稳定风险的低相关性[20-22]。

异常腰椎-骨盆运动学（图11.3）和脊柱-髋关节关系（表11.1）分类[1]，以及定义个体脊柱-髋关节关系的方法（图11.4）和确定臼杯所需调整量（设计[1]和调整方向[6]）（表11.2）之前均已经发表。主要有两种腰-骨盆运动学异常的分类（图11.3），第一种与坐

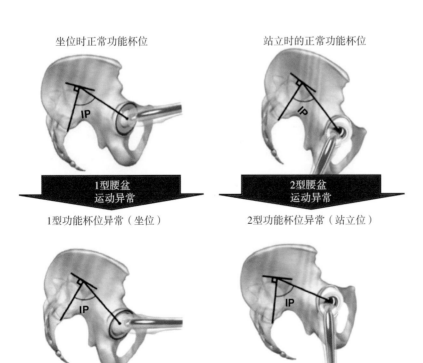

**图 11.3　腰盆矢状位运动学异常的分类**

PI：骨盆入射角

姿时骨盆没有充分后倾有关（1型腰盆运动学异常-SHR B）， 第二种与衰老过程有关，患者站立时脊柱退行性病变引起的僵硬，将骨盆锁定在慢性后倾位置（2型腰盆运动学异常–SHR C/D）[1]。异常的腰-骨盆运动学（1型[32, 33]和2型[34-37]）都会对人工髋关节患者的预后产生不利影响（脊柱-髋关节综合征），因为它们会改变髋臼坐姿（1型）或站立（2型）时假体间的相互作用。在给这类患者做置换时，重要的是调整臼杯的方向和设计，

表 11.1　简化的波尔多脊柱 - 髋关节关系分类及其诊断标准

| LPC | 简化波尔多脊柱 – 髋关节关系分类 | | | | | |
|---|---|---|---|---|---|---|
| | 灵活的 LPC | 僵硬的 LPC | | | | |
| SHR | A | 1 | B | C | D | 脊柱融合 |
| 诊断标准 | PI > 30°<br>非站立位<br>PI-LL 不匹配<br>> 10°  delta SS<br>从站立位到坐位 | PI > 30° | 非站立位<br>PI-LL 不匹配<br>< 10°  Δ SS<br>从站立位到坐位 | 站立位<br>PI-LL<br>不匹配<br>正常 SVA | 站立位<br>PI-LL<br>不匹配<br>异常<br>SVA | 内固定或生物脊柱融合 |

SHR：脊柱 - 髋关节关系；LPC：腰椎骨盆复合体；PI：骨盆入射角；LL：腰椎前凸；SS：骶骨斜度；SVA：矢状纵轴距离

定义单个SHR的步骤

Step 1:是否是矢状位脊柱失衡患者？
通过托马斯试验排除严重的稳定性髋关节屈曲
畸形（髋椎综合征）后进行临床诊断

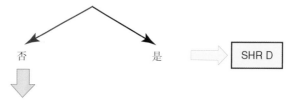

Step 2:站立侧位腰椎骨盆X线片

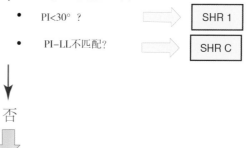

Step 3:侧立和坐位腰椎–骨盆X线片的比较：

图 11.4　定义个体脊柱 - 髋部关系的方式（SHR）
PI：骨盆入射角；LL：骶骨前凸角；SS：骶骨倾斜角

表 11.2　调整杯子方向以衡量个体脊柱 - 臀部关系（SHR）的算法

| SHR | 简化脊柱 – 髋关节关系的波尔多分类 | | | | | 脊柱融合 |
|---|---|---|---|---|---|---|
| | A | 1 | B | C | D | |
| 臼杯前倾角调整 | 无（臼杯与 TAL 平行） | 臼杯前倾角增加 3.5°（相对于 TAL）坐着时每侧骨盆后倾缺失 10°（坐着时正常骨盆后倾 = 20°） | | 臼杯前倾角减少 3.5°（相对于 TAL）站立时每侧骨盆后倾超过 10°（正常站立 SS = 75%PI） | | 同上 B 或 C，根据融合位置和剩余的灵活性 |
| 臼杯前倾角调整 | 无（放射线目标：40°） | 不要改变你的臼杯倾斜的徒手操作技巧，因为额外的臼杯前倾会增加放射线照相时臼杯的倾角（投照角度 40° ～ 50°） | | | | |

TAL：髋臼横韧带；APP：骨盆前平面

以补偿异常功能性髋臼方向。因此，对个体化脊柱-髋关节关系的理解对于下一阶段髋关节置换术的改进至关重要。

### 11.1.3　预期收益

　　与传统的髋关节置换技术相比，运动对线的髋关节假体可能会潜在地改善假体的功能并延长其寿命，因为在日常生活中它具有分别改善髋关节解剖重建和组件间的相互作用的潜力。解剖重建应该产生接近生理的假体周围软组织平衡和恢复髋关节生物力学，这可能在临床上是有利的，并有望改善假体髋关节功能和提高患者满意度[16,30,31,38]。在日常生活中，各部件之间更好的相互作用可能会减少与关节撞击和边缘超负所造成的相关并发症（如不稳定、衬垫断裂、加速磨损、吱吱作响和臼杯松动）的风险，还可以降低翻修风险，从而使者和社会受益[8]。由于关节解剖标志（髋臼横韧带、股骨长度和偏心距）被用于参考放置假体的方向，因此运动学植入可实现的益处显而易见[39]。现如今，髋关节置换的患者日益年轻化，因此有更高的要求和期望，以及更长的预期寿命，这一事实进一步强调了运动学对线技术的重要性。

### 11.1.4　适应证和禁忌证

　　目前来看，解剖重建髋关节是成功的，因此髋关节假体的运动学对线技术适用于大多数患者[23,26]，运动学臼杯的调整旨在改善临床上异常的脊柱-髋关节关系（SHRs）[34,35,40]。据研究，有41例盲选的应用髋关节运动学对线技术行THA患者，显示出良好的平卧位摄片臼杯方向及早期临床效果（无并发症、功能恢复良好和满意度高）[6]。

　　由于生物力学的劣势，确定哪些髋关节解剖变异不应该被复制仍不清楚。要恢复创伤后畸形愈合、髋臼或股骨截骨术后恢复不良、前凸髋臼或严重的发育性髋关节疾病（重度发育不良或Legg-Calvé-Perths）导致的髋关节病理解剖似乎是不合理的，因为这些解剖不是髋臼和股骨近端之间协调活动的结果。对于股骨颈和/或髋臼解剖方向不典型的髋关节骨性关节炎患者，我们是否应该恢复这一部分（≈15%）患者的髋关节解剖[12,41,42]，髋臼的功能和股骨颈的方向[1,12,43]，以及复杂的股骨-髋臼相互作用外[44,45]，很难预测哪些髋关节解剖结构是否适合解剖植入。事实上，解剖学重建的髋关节患者已经被报道具有良好的长期临床效果[23,26]，即使是那些继发于低度发育不良的退行性变患者[46]，这表明解剖学植入对绝大多数患者是可靠的。

对于髋关节严重僵硬及退行性病变的患者，可能无法准确定义个体化的脊柱-髋关节关系，从而影响运动学规划。在前一种情况下，严重僵硬的髋关节可能会改变站立和坐位时所需的脊柱运动（或腰盆运动）平衡，从而难以预测植入后的腰盆运动学情况[28,47-49]。后一种情况下，双侧退行性变的髋关节使得在临床上难以区分是真的由于严重脊椎退变引起或是假性的由双侧固定屈曲畸形引起的脊柱矢状面失衡[11]。在这些临床情况下，髋关节脊柱综合征纠正后，SHR手术前后可能会有显著的不同。考虑到植入后的SHR很难预测，在这些情况下应谨慎应用对线髋关节假体。

## 11.2 运动学假体植入的规划

**个体化SHR的临床放射学定义：**彻底的临床检查是确定脊柱矢状面平衡和退变髋关节的第一步。如前所述，髋关节严重僵硬或双侧髋关节退变的患者可能不适合运动性假体植入。第二步是基于功能位站立和坐位的腰盆侧位片的影像学评价（图11.5），并据此获得个体化骨盆入射角（PI）、脊柱退变的诊断（站立PI-腰椎前凸不匹配）和腰-盆运动学（三角骶斜度和三角腰椎前凸）的评估（图11.5）[11]。理想情况下，成像应使用EOS™二维图像（Biospace，Paris，France），但如果无法获得，常规影像照片也足够了。定义个体化的SHR和随后的杯型调整（设计和定位）的方法之前已有相关研究发表[1,6]，分别

如图11.4和表11.2所示。

在规划KA（全髋运动学对线）时，为什么要考虑个体化骨盆的情况呢？

PI是一个解剖学和生物力学的骨盆参数，它决定了脊柱矢状位的形态和运动学（图11.6），以及在严重脊椎退变的情况下发生脊柱-髋关节综合征的时机和严重程度[1]。研究结果表明，PI会影响髋臼功能性定位[42,50]和假体不稳定的风险[34,35]。对此有两种解释：

PI（<30°）异常低的患者，腰椎生理曲度较小，当他们在站立和坐姿之间切换时，主要弯曲髋关节（髋关节使用者体质-SHR1型）（图11.6）。这种大幅度髋关节圆锥形活动很可能会对假体髋的预后产生不利影响，因为这会增加关节撞击和边缘负荷相关并发症发生的风险。在脊柱退变的情况下，仅仅通过中度改变髋关节生物力学（站立髋臼方向和站立股骨-髋臼相互作用的轻度恶化，加上髋关节使用量的轻微增加，导致中度脊柱-髋关节综合征），这些患者的脊柱矢状位平衡将迅速失代偿。在髋关节置换的情况下，这类患者（SHR 1）可能会受益于高耐受性的髋臼设计，轻微正向或负向调整杯的方向，以代偿因腰椎-盆骨运动学异常（体质僵硬的脊柱）导致的功能性髋臼定位不佳。

PI正常的患者从站立姿势转换为坐姿时，脊柱运动较多，因此髋关节运动较少（脊柱使用者体质）。在日常生活中，髋关节低活动度可能有助于减少假体撞击、降低边缘负荷和不稳定的风险[1]。然而，在脊柱严重退变的情况下，脊柱活动度的丧失可能会对临床产生严重的不利影响，因为它显著改变了髋关节的生物力学：站立髋臼方向和站立股骨-

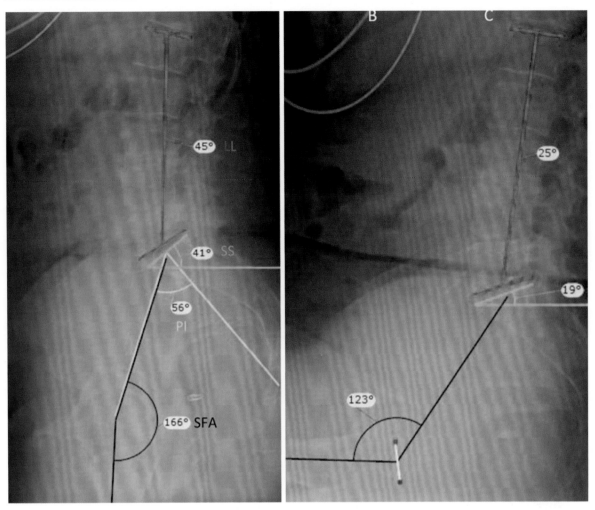

图 11.5　术前侧位腰盆站立（左）和坐位（右）片显示两种体位的脊柱 - 骨盆参数测量：PI：骨盆入射角；SS：骶骨倾斜角；LL：L1 ~ L5 前凸角；SFA：骶股角

髋臼相互作用急剧恶化，髋关节使用量显著增加，导致严重的脊柱-髋关节综合征。这一假设可能部分解释了不稳定的髋关节假体患者的典型特征，即高PI[34,35] 和更严重的脊柱退变（SHR 2C和2D型）[35-37]。在髋关节置换术中，这类SHR2D型患者除了受益于适度调整髋臼方向以代偿其异常的站立髋臼方向外，还受益于高耐受性的髋臼杯设计。

**确定臼杯调整（设计和方向）（表11.2）**：为防止站立和行走时组件之间的不良相互作用（上边缘载荷），在影像学指引

下，设计一个髋臼倾斜角＜50° 倾角的臼杯是非常重要的。相反，相对于骨盆前平面的运动性臼杯前倾角不能被提前计划，因为它主要取决于髋臼横韧带（TAL）的方向，而不能通过简单的术前X线片来评估。由于这个特定的原因，KA概念的目的不是计划相对于盆腔前平面的髋臼定位，而是相对于解剖定位（TAL）的髋臼方位调整量，这是代偿异常SHR所需的[6]。支持调整的关键理由如下：

1.调整首先应针对髋臼杯方向，因为恢复股骨近端的固有解剖结构和髋关节旋转中心

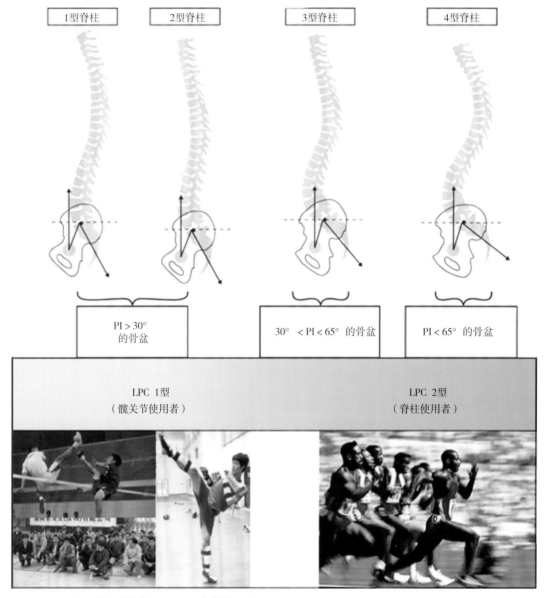

图 11.6　骨盆入射角对脊柱形态和运动学的影响

PI：骨盆入射角；LPC：腰椎 - 骨盆复合体

是实现临床上有利的、接近生理的假体髋关节运动学的关键。

2.当使用高耐受杯臼设计（更大的股骨头[51,52]，双动股骨头[53]）不足以代偿由异常的腰-盆运动学引起的不良的功能性髋臼定位时，可以对髋臼方向进行调整。

3.髋臼方向调整的目的仅是代偿了一部分因腰-盆运动学不良所导致的髋臼功能性方向异常（受损的方向）。

4.计算臼杯调整量的算法（表11.2）是基于以下已发表的观察结果确定的：健康患者从站立到坐姿的平均骨盆后倾角约为20°[54,55]，骨盆每倾斜10°，X线臼杯方向变化约7°（前倾）和3°（倾斜）[56]，正常站立骶骨倾斜角约为PI角的75%[57]。

## 11.3    实施运动学植入

髋关节假体的运动学对线，在有或没有技术辅助工具的情况下都可以实施，后者也已经被证明是可靠的。徒手进行KA技术依赖于术中解剖标志（例如TAL、股骨颈切口）和测量（例如股骨偏心距和长度），同时遵循如图11.7所示的精确步骤进行。股骨重建的目标是恢复解剖，然后遵循Hill等人[58]描述的改良卡尺技术。这有助于恢复原始股骨长度和内侧偏心距（图11.8）。通过确保垂直于颈部的切口（图11.9a，b）和垂直于颈部切口的扩髓（图11.9c）来恢复股骨颈前倾。对于髋臼重建，臼杯的中外侧位置（或深度）是通过充分但不过度向内侧打磨髋臼来调整的，从而恢复通过术前模板测量的髋关节固有旋转中心（图11.10）。除了分别相对于TAL（髋臼横韧带）和髋臼顶部的内缘定位髋臼的下部和上部外，还可以使用经典的对准杆调整髋臼的倾斜度。如Meftah等[59]人先前所述，髋臼前倾角是相对于TAL方向设置的，TAL走向已标记在皮肤上（图11.11），垂直于它（解剖杯和运动杯位置相同），除非需要轻微调整（解剖杯和运动杯位置不同）（图11.11）。虽然徒手解剖和运动学植入不需要其他辅助科技[39]，但一些技术（如3D规划、精确植入的辅助设备和术中质量控制工具）在进一步提高其可靠性方面还是有价值的。

## 11.4    临床证据

在对一项配对设计的前瞻性临床研究收集的数据进行分析后得出结论：短期内KA-THA

总体安全有效且不逊于传统THA[6]，作者对连续41例徒手KA-THA与41例常规机械学对线THA进行了为期1年的随访比较。KA患者有更多的解剖学恢复和更高的仰卧位X线杯前倾角，但在Lewinnek安全区内有相似比例臼杯方向。两种对线技术都有相似的优秀临床结果，高功能（平均Oxford髋关节评分43分），没有不稳定或其他无菌性并发症，KA和MA患者的平均患者结果满意度得分分别为95.4/100和89.5/100。

## 11.5    未来发展前景

髋关节假体运动学对线的概念还处于早期阶段，还有很多需要改进的地方。目前还有一些限制影响运动学术前规划质量的因素，并需进一步研究：第一，术前准确定义个体化SHR的难度。这是由于单个个体之间或内部（内在差异可变性）在多种日常活动存在不同的腰盆运动方式。并且由于经常伴有僵硬的髋骨关节炎，这可能会导致脊柱的一些异常活动[11]。第二，很难预测髋关节软组织挛缩纠正后关节置换术后的个体化SHR[12,28,47,49]。最后，也很难预测未来与年龄相关的脊柱-髋关节关系（SHR）的变化。

## 11.6    小结

髋关节假体的运动学对线（KA）包括恢复固有髋关节解剖结构，正向或负向调整臼杯（方向与设计），以改变不正常的脊柱-髋关节关系。通过恢复接近生理的髋关节生物力学和防止不良的活动组件间的相互作用，

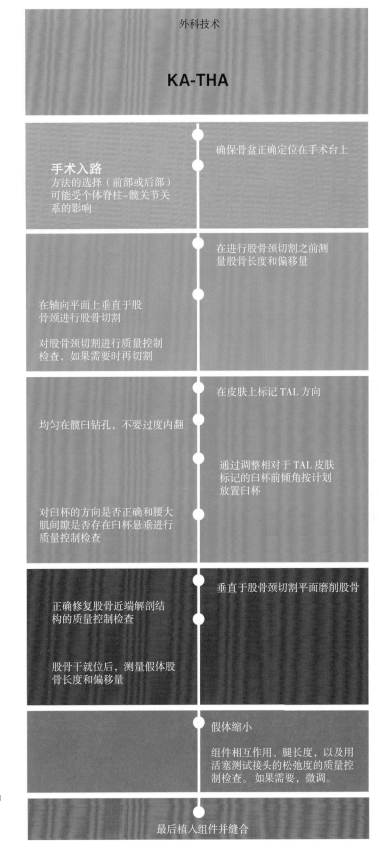

图 11.7　全髋关节假体运动性植入的术中
实用步骤

TAL：髋臼横韧带

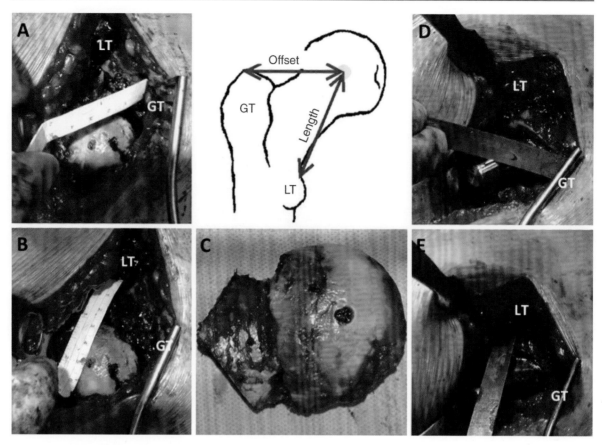

**图 11.8　协助恢复股骨长度和内侧偏心距的卡尺技术**

脱位后、股骨颈切除前，股骨头中心至大转子之间的距离［大转子 - 股骨颈偏移量（A）］和股骨头中心至小转子之间的距离［小转子 - 股骨颈长度（B）］。这有助于评估股骨颈试模插入后的股骨重建的质量（D 和 E）。股骨颈切除后，确保准确确定股骨头的中心（C）

GT：大转子；LT：小转子

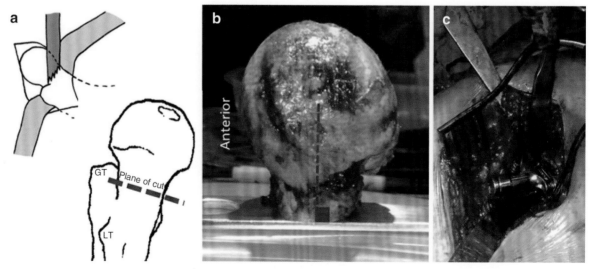

**图 11.9　股骨切口在额面和轴面上垂直于股骨颈（a）。颈部切下后，检查切口是否在轴向平面（b）内。拉开股骨并插入试杆时，确保垂直对线股骨颈切面（c）**

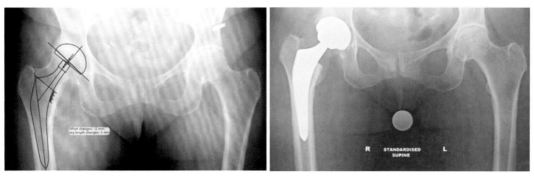

图 11.10 骨盆 X 线片显示了计划（上）和术后（下）臼杯的内外侧位置

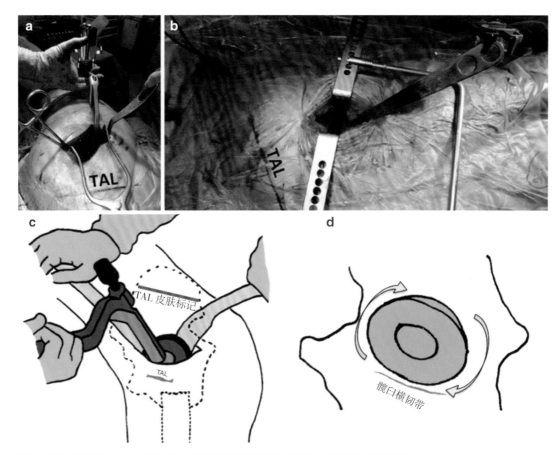

图 11.11 通过后（a）或前（b）入路与髋臼横韧带（TAL）平行的皮肤标记

TAL 皮肤标记有助于运动性髋臼杯的植入（a 和 c），外科医生可以围绕 TAL 方向（d）调整髋臼的前倾角

KA技术通过改善假体功能、提高患者满意度和降低翻修风险而具有优势。KA技术是基于临床影像学定义的个体化脊柱-髋关节关系，植入可以依靠关节内解剖标志徒手进行，不需要其他的技术花费。当然，KA技术的完善性还需要进一步的研究。

## 11.7 临床案例

图11.12，11.13和11.14分别展示了SHR 2A、B和D患者的运动性植入。

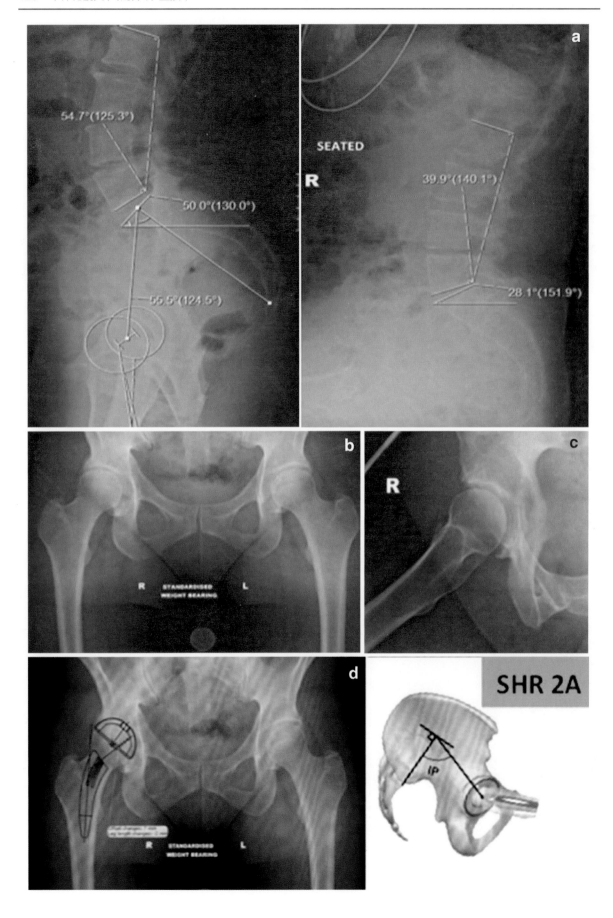

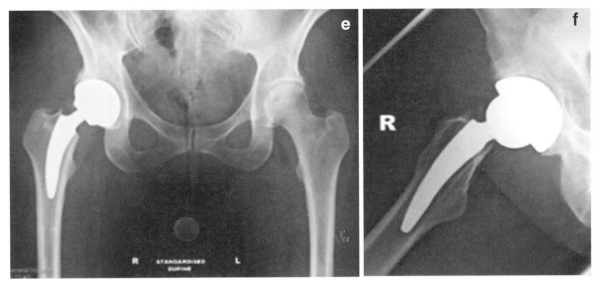

图 11.12 患者，58岁，右髋关节炎，脊柱 - 髋关节关系为 2A 型（正常骨盆入射角 ≈ +56°，正常站立腰椎前凸 ≈ 55°，正常 delta 骶骨倾斜角 ≈ 22°）。在不需要调整臼杯方向的情况下，运动学对线植入髋臼和柄（保留颈部设计有助于翻修固定），并使用 36mm 的陶瓷头。术前腰盆侧位（左）和坐位（右）X 线片测量脊柱骨盆参数（a）。术前站立骨盆平片（b）和外侧交叉腿骨性关节炎髋关节影像（c）。使用 Traumacad ™ 软件进行全髋关节置换术前规划（d）。人工髋关节植入术后仰卧骨盆（e）和侧位（f）的 X 线片

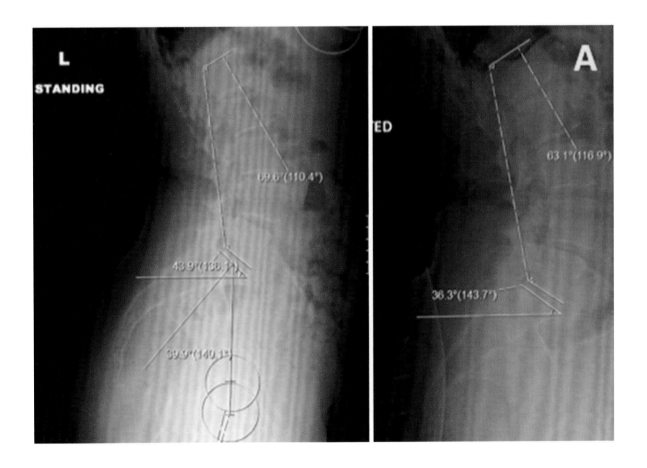

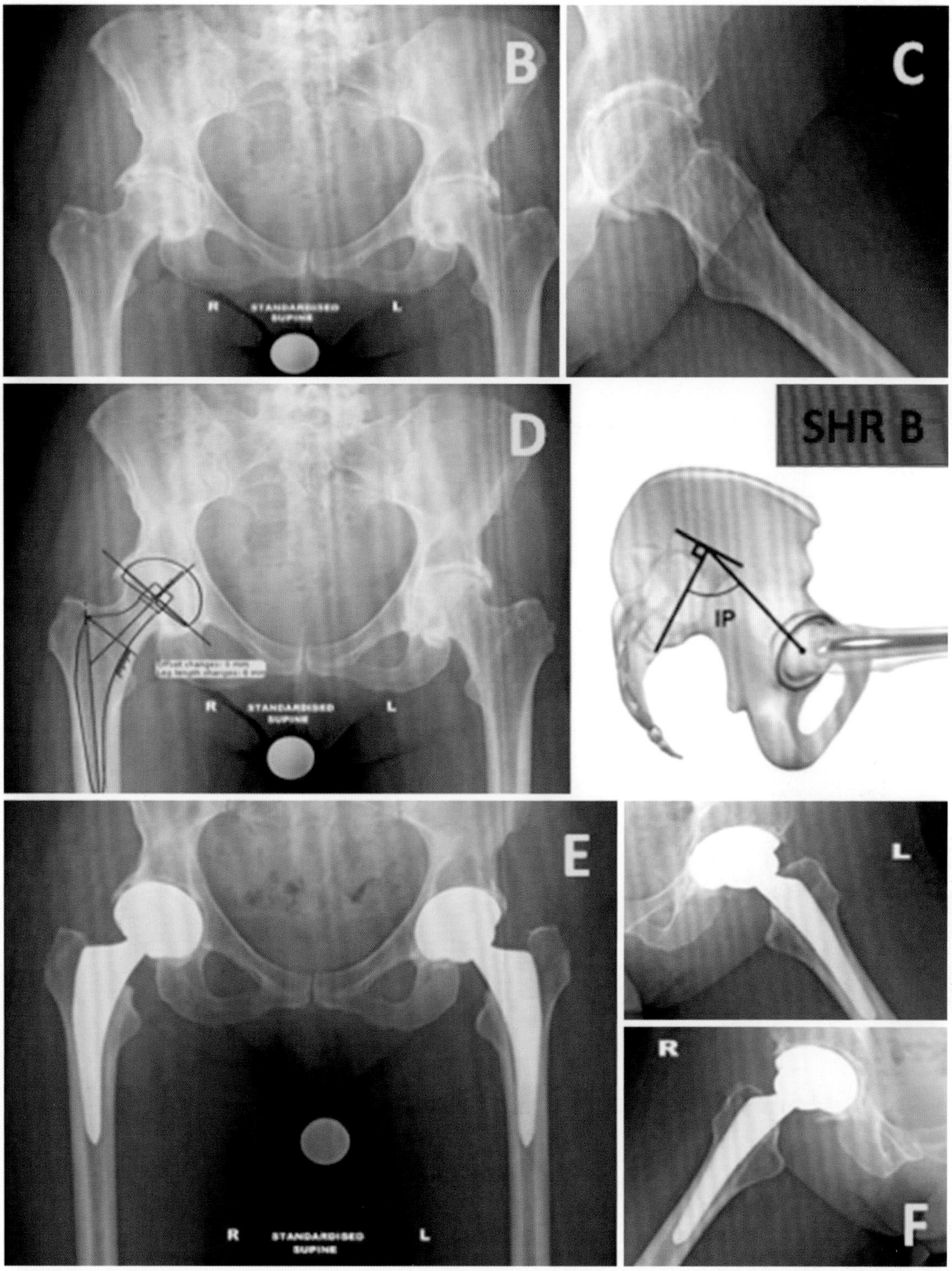

图 11.13 患者，62 岁，继发于腰椎过度前凸的双侧髋骨关节炎，脊柱-髋关节关系 B 型（正常骨盆入射角≈44°，高位腰椎前凸≈69°，低位 8° delta 骶骨前倾角）。在置换过程中，考虑到与坐位时假体之间的不良相互作用相关的并发症（后缘负荷和后方不稳定）发生的风险，假体解剖学对线是次要的。为了减少这些风险，患者接受了前路的 KA-THA，保留了髋关节后部软组织的完整性。柄经解剖学对线植入；髋臼杯的方向略微调整，相对于髋臼横韧带增加了 4° 的前倾角。在两个髋关节上，旋转中心没有偏侧，没有进行髋臼内侧植骨；这是因为在试模植入和真实假体植入后，髋臼周围未见明显的骨性突出。术前腰盆侧位片（a）：站立（左）和坐（右）位。术前正位骨盆片（b）和左侧髋关节侧位片（c）。数字化的 KA-THA 模板（d）。术后仰卧位骨盆正位片（e）和髋部侧位片（f）

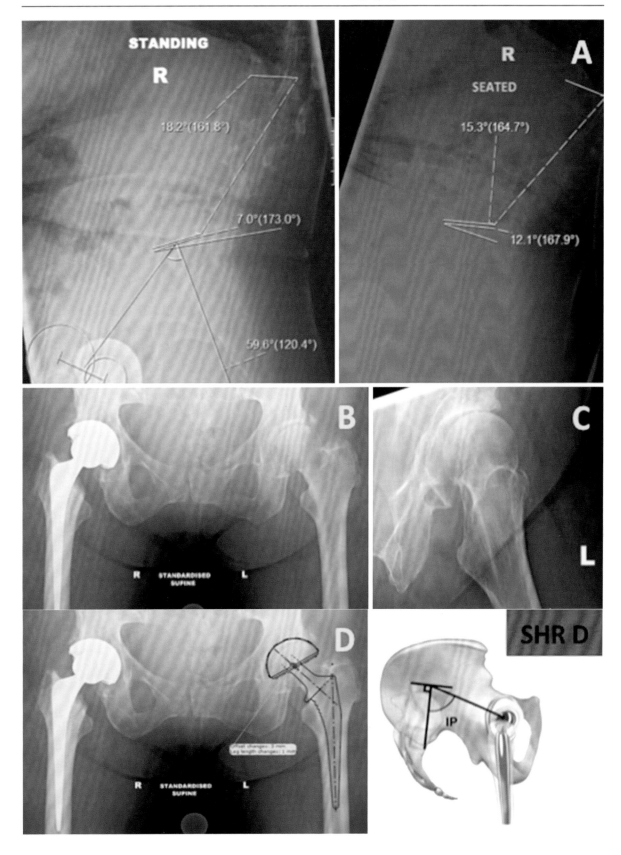

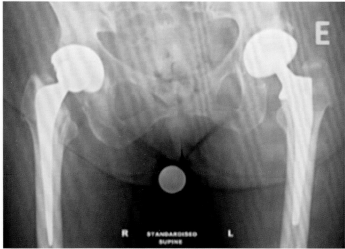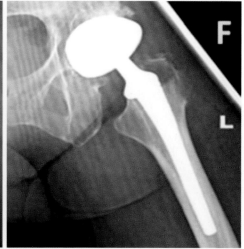

图 11.14　患者，79 岁，脊柱严重退行性病变，脊柱 - 髋关节关系 D 型（正常失代偿性矢状位脊柱失衡）。正常骨盆入射角 ≈ 60°，低位腰椎前凸 ≈ 18°，有 42° 错位，站立骨盆倾斜度为 41°（正常情况下为 PI 的 20%，约为 12°），患者站立时骨盆过度后倾 29°。在置换过程中，考虑到站立部件相互作用差（前上缘负荷和假体后部撞击）和前路不稳定的风险，假体解剖对线将是次要的。为了减少这些风险，患者接受了后路小切口 KA-THA，保留了髋关节前软组织的完整性，并使用了调整后的运动学对线的双洞头髋关节，相对于髋臼横韧带（TAL）后倾 5°。术前腰盆侧位 X 线片（a）：站立（左）和坐（右）位。术前骨盆正位片（b）和左侧髋关节侧位片（c）。数字化 KA-THA 模板（d）。术后仰卧位骨盆正位片（e）和左髋关节侧位片（f）

# 参考文献

1. Rivière C, Lazennec J-Y, Van Der Straeten C, Auvinet E, Cobb J, Muirhead-Allwood S. The influence of spine-hip relations on total hip replacement: a systematic review. Orthop Traumatol Surg Res. 2017;103(4):559–68.

2. Sultan AA, Khlopas A, Piuzzi NS, Chughtai M, Sodhi N, Mont MA. The impact of spino-pelvic alignment on total hip arthroplasty outcomes: a critical analysis of current evidence. J Arthroplast. 2018;33(5):1606–16.

3. Phan D, Bederman SS, Schwarzkopf R. The influence of sagittal spinal deformity on anteversion of the acetabular component in total hip arthroplasty. Bone Jt J. 2015;97-B(8):1017–23.

4. Lum ZC, Coury JG, Cohen JL, Dorr LD. The current knowledge on Spinopelvic mobility. J Arthroplast. 2018;33(1):291–6.

5. Rivière C, Lazic S, Villet L, Wiart Y, Allwood SM, Cobb J. Kinematic alignment technique for total hip and knee arthroplasty: the personalized implant positioning surgery. EFORT Open Rev. 2018;3(3):98–105.

6. Riviere C. Kinematic versus conventional alignment techniques for total hip arthroplasty: a retrospective case control study. Orthop Traumatol Surg Res. 2019;105(5):895–905.

7. Maillot C, Harman C, Villet L, Cobb J, Rivière C. Modern cup alignment techniques in total hip arthroplasty: A systematic review. Orthop Traumatol Surg Res. 2019;105(5):907–13.

8. Bayliss LE, Culliford D, Monk AP, Glyn-Jones S, Prieto-Alhambra D, Judge A, et al. The effect of patient age at intervention on risk of implant revision after total replacement of the hip or knee: a population-based cohort study. Lancet. 2017;389(10077):1424–30.

9. Stefl M, Lundergan W, Heckmann N, McKnight B, Ike H, Murgai R, et al. Spinopelvic mobility and acetabular component position for total hip arthroplasty. Bone Joint J. 2017;99-B(1_Supple_A):37–45.

10. Spencer-Gardner L, Pierrepont J, Topham M, Baré J, McMahon S, Shimmin AJ. Patient-specific instrumentation improves the accuracy of acetabular component placement in total hip arthroplasty. Bone Joint J. 2016;98-B(10):1342–6.

11. Rivière C, Lazic S, Dagneaux L, Van Der Straeten C, Cobb J, Muirhead-Allwood S. Spine–hip relations in patients with hip osteoarthritis. EFORT Open Rev. 2018;3(2):39–44.

12. Lazennec JY, Thauront F, Robbins CB, Pour AE. Acetabular and femoral anteversions in standing position are outside the proposed safe zone after total hip arthroplasty. J Arthroplast. 2017;32(11):3550–6.

13. Dorr LD, Malik A, Dastane M, Wan Z. Combined anteversion technique for Total hip arthroplasty. Clin Orthop. 2009;467(1):119–27.

14. Hua X, Li J, Jin Z, Fisher J. The contact mechanics and occurrence of edge loading in modular metal-on-polyethylene total hip replacement during daily activities. Med Eng Phys. 2016;38(6):518–25.

15. Marchetti E, Krantz N, Berton C, Bocquet D, Fouilleron N, Migaud H, et al. Component impingement in total hip arthroplasty: frequency and risk factors. A continuous retrieval analysis series of 416 cup. Orthop Traumatol Surg Res. 2011;97(2):127–33.

16. Shoji T, Yamasaki T, Izumi S, Kenji M, Sawa M, Yasunaga Y, et al. The effect of cup medialization and lateralization on hip range of motion in total hip arthroplasty. Clin Biomech. 2018;57:121–8.

17. McCarthy TF, Alipit V, Nevelos J, Elmallah RK, Mont MA. Acetabular cup anteversion and inclination in hip range of motion to impingement. J Arthroplast. 2016;31(9):264–8.

18. Malkani AL, Ong KL, Lau E, Kurtz SM, Justice BJ, Manley MT. Early- and late-term dislocation risk after primary hip arthroplasty in the medicare population. J Arthroplast. 2010;25(6):21–5.

19. Parratte S, Ollivier M, Lunebourg A, Flecher X, Argenson JN. No benefit after THA performed with computer-assisted cup placement: 10-year results of a randomized controlled study. Clin Orthop. 2016;474:2085–93.

20. Abdel MP, von Roth P, Jennings MT, Hanssen AD, Pagnano MW. What safe zone? The vast majority of dislocated THAs are within the Lewinnek safe zone for acetabular component position. Clin Orthop Relat Res. 2016;474(2):386–91.

21. Esposito CI, Gladnick BP, Lee Y, Lyman S, Wright TM, Mayman DJ, et al. Cup position alone does not predict risk of dislocation after hip arthroplasty. J Arthroplast. 2015;30(1):109–13.

22. Reina N, Putman S, Desmarchelier R, Sari Ali E, Chiron P, Ollivier M, et al. Can a target zone safer than Lewinnek's safe zone be defined to prevent instability of total hip arthroplasties? Case-control study of 56 dislocated THA and 93 matched controls. Orthop Traumatol Surg Res. 2017;103(5):657–61.

23. Archbold HAP, Mockford B, Molloy D, McConway J, Ogonda L, Beverland D. The transverse acetabular ligament: an aid to orientation of the acetabular component during primary total hip replacement. J Bone Joint Surg. 2006;88(7):4.

24. Girard J, Lons A, Ramdane N, Putman S. Hip resurfacing before 50 years of age: a prospective study of 979 hips with a mean follow-up of 5.1 years. Orthop Traumatol Surg Res. 2018;104(3):295–9.

25. Hill JC, Archbold HA, Diamond OJ, Orr JF, Jaramaz B, Beverland DE. Using a calliper to restore the centre of the femoral head during total hip replacement. The J Bone Joint Surg. 2012;94(11):1468–74.

26. Girard J, Lons A, Ramdane N, Putman S. Hip resurfacing before 50 years of age: a prospective study of 979 hips with a mean follow-up of 5.1 years. Orthop Traumatol Surg Res. 2018;104(3):295–9.

27. Shin Y-S, Suh D-H, Park J-H, Kim J-L, Han S-B. Comparison of specific femoral short stems and conventional-length stems in primary cementless total hip arthroplasty. Orthopedics. 2016;39(2):e311–7.

28. Nam D, Riegler V, Clohisy JC, Nunley RM, Barrack RL. The impact of total hip arthroplasty on pelvic motion and functional component position is highly variable. J Arthroplast. 2017;32(4):1200–5.

29. Mellon SJ, Grammatopoulos G, Andersen MS, Pandit HG, Gill HS, Murray DW. Optimal acetabular component orientation estimated using edge-loading and impingement risk in patients with metal-on-metal hip resurfacing arthroplasty. J Biomech. 2015;48(2):318–23.

30. Patel AB, Wagle RR, Usrey MM, Thompson MT, Incavo SJ, Noble PC. Guidelines for implant placement to minimize impingement during activities of daily living after total hip arthroplasty. J Arthroplast. 2010;25(8):1275–1281.e1.

31. Takao M, Nishii T, Sakai T, Sugano N. Postoperative limb-offset discrepancy notably affects soft-tissue tension in total hip arthroplasty. J Bone Joint Surg. 2016;98(18):1548–54.

32. Pierrepont JW, Feyen H, Miles BP, Young DA, Baré JV, Shimmin AJ. Functional orientation of the acetabular component in ceramic-on-ceramic total hip arthroplasty and its relevance to squeaking. Bone Jt J. 2016;98-B(7):910–6.

33. Bedard NA, Martin CT, Slaven SE, Pugely AJ, Mendoza-Lattes SA, Callaghan JJ. Abnormally high dislocation rates of total hip arthroplasty after spinal deformity surgery. J Arthroplast. 2016;31(12):2884–5.

34. DelSole EM, Vigdorchik JM, Schwarzkopf R, Errico TJ, Buckland AJ. Total hip arthroplasty in the spinal deformity population: does degree of sagittal deformity affect rates of safe zone placement, instability, or revision? J Arthroplast. 2017;32(6):1910–7.

35. Dagneaux L, Marouby S, Maillot C, Canovas F, Rivière C. Dual mobility device reduces the risk of prosthetic hip instability for patients with degenerated spine: A case-control study. Orthop Traumatol Surg Res. 2019;105(3):461–6.

36. Esposito CI, Carroll KM, Sculco PK, Padgett DE, Jerabek SA, Mayman DJ. Total hip arthroplasty patients with fixed spinopelvic alignment are at higher risk of hip dislocation. J Arthroplast. 2018;33(5):1449–54.

37. Fessy MH, Putman S, Viste A, Isida R, Ramdane N, Ferreira A, et al. What are the risk factors for dislocation in primary total hip arthroplasty? A multicenter case-control study of 128 unstable and 438 stable hips. Orthop Traumatol Surg Res. 2017;103(5):663–8.

38. Bonnin MP, Archbold PHA, Basiglini L, Fessy MH, Beverland DE. Do we medialise the hip Centre of rotation in total hip arthroplasty? Influence of acetabular offset and surgical technique. Hip Int. 2012;22(4):371–8.

39. Grammatopoulos G, Alvand A, Monk AP, Mellon S, Pandit H, Rees J, et al. Surgeons' accuracy in achieving their desired acetabular component orientation. J Bone Joint Surg. 2016;98(17):e72.

40. Pierrepont JW, Feyen H, Miles BP, Young DA, Baré JV, Shimmin AJ. Functional orientation of the acetabular component in ceramic-on-ceramic total hip arthroplasty and its relevance to squeaking. Bone Jt J. 2016;98(7):910–6.

41. Merle C, Grammatopoulos G, Waldstein W, Pegg E, Pandit H, Aldinger PR, et al. Comparison of native anatomy with recommended safe component orientation in total hip arthroplasty for primary osteoarthritis. J Bone Joint Surg. 2013;95(22):e172.

42. Thelen T, Thelen P, Demezon H, Aunoble S, Le Huec J-C. Normative 3D acetabular orientation measurements by the low-dose EOS imaging system in 102 asymptomatic subjects in standing position: analyses by side, gender, pelvic incidence and reproducibility. Orthop Traumatol Surg Res. 2017;103(2):209–15.

43. Uemura K, Takao M, Otake Y, Koyama K, Yokota F, Hamada H, et al. Can anatomic measurements of stem anteversion angle be considered as the functional anteversion angle? J Arthroplast. 2018;33(2):595–600.

44. Rivière C, Hardijzer A, Lazennec J-Y, Beaulé P, Muirhead-Allwood S, Cobb J. Spine-hip relations add understandings to the pathophysiology of femoroacetabular impingement: a systematic review. Orthop Traumatol Surg Res. 2017;103(4):549–57.

45. Mayeda BF, Haw JG, Battenberg AK, Schmalzried TP. Femoral-acetabular mating: the effect of femoral and combined anteversion on cross-linked polyethylene wear. J Arthroplast. 2018 [cited 2018 Sep 11]. https://linkinghub.elsevier.com/retrieve/pii/S0883540318305539.

46. Miyoshi H, Mikami H, Oba K, Amari R. Anteversion of the acetabular component aligned with the transverse acetabular ligament in total hip arthroplasty. J Arthroplast. 2012;27(6):916–22.

47. Piazzolla A, Solarino G, Bizzoca D, Montemurro V, Berjano P, Lamartina C, et al. Spinopelvic parameter changes and low back pain improvement due to femoral neck anteversion in patients with severe unilateral primary hip osteoarthritis undergoing total hip replacement. Eur Spine J. 2018;27(1):125–34.

48. Shah SM, Munir S, Walter WL. Changes in spinopelvic indices after hip arthroplasty and its influence on acetabular component orientation. J Orthop. 2017;14(4):434–7.

49. Berliner JL, Esposito CI, Miller TT, Padgett DE, Mayman DJ, Jerabek SA. What preoperative factors predict postoperative sitting pelvic position one year following total hip arthroplasty? Bone Joint J. 2018;100(10):8.

50. Zahn RK, Grotjohann S, Pumberger M, Ramm H, Zachow S, Putzier M, et al. Influence of pelvic tilt on functional acetabular orientation. Technol Health Care. 2017;25(3):557–65.

51. Ezquerra L, Quilez MP, Pérez MÁ, Albareda J, Seral B. Range of movement for impingement and dislocation avoidance in total hip replacement predicted by finite element model. J Med Biol Eng. 2017;37(1):26–34.

52. McCarthy TF, Nevelos J, Elmallah RK, Chughtai M, Khlopas A, Alipit V, et al. The effect of pelvic tilt and femoral head size on hip range-of-motion to impingement. J Arthroplast. 2017;32(11):3544–9.

53. Ohmori T, Kabata T, Maeda T, Kajino Y, Taga T, Hasegawa K, et al. Increase in safe zone area of the acetabular cup using dual mobility cups in THA. Hip Int. 2017;27(4):361–7.

54. Philippot R, Wegrzyn J, Farizon F. Pelvic balance in sagittal and Lewinnek reference planes in the standing, supine and sitting positions [Étude de l'équilibre sagittal pelvien et du plan de Lewinnek en orthostatisme, clinostatisme et position assise]. Orthop Traumatol Surg Res. 2009;95(1):70–6.

55. Ochi H, Homma Y, Baba T, Nojiri H, Matsumoto M, Kaneko K. Sagittal spinopelvic alignment predicts hip function after total hip arthroplasty. Gait Posture. 2017;52:293–300.

56. Maratt JD, Esposito CI, McLawhorn AS, Jerabek SA, Padgett DE, Mayman DJ. Pelvic tilt in patients undergoing total hip arthroplasty: when does it matter? J Arthroplast. 2015;30(3):387–91.

57. Le Huec JC, Hasegawa K. Normative values for the spine shape parameters using 3D standing analysis from a database of 268 asymptomatic Caucasian and Japanese subjects. Eur. Spine J. 2016;25(11):3630–7.

58. Hill JC, Archbold HAP, Diamond OJ, Orr JF, Jaramaz B, Beverland DE. Using a calliper to restore the Centre of the femoral head during total hip replacement. J Bone Joint Surg Br. 2012;94-B(11):1468–74.

59. Meftah M, Yadav A, Wong AC, Ranawat AS, Ranawat CS. A novel method for accurate and reproducible functional cup positioning in total hip arthroplasty. J Arthroplast. 2013;28(7):1200–5.

60. Ranawat CS, Ranawat AS, Lipman JD, White PB, Meftah M. Effect of spinal deformity on pelvic orientation from standing to sitting position. J Arthroplast. 2016;31(6):1222–7.

# 第12章

## 脊柱骨盆运动对全髋关节置换术功能安全区内植入物位置和髋关节稳定性的影响

Nathanael Heckmann, Nicholas A. Trasolini, Michael Stefl, and Lawrence Dorr

**关键点：**

- Lewinnek 安全区无法有效评估预测白杯稳定性极限。
- 通过联合矢状面指数（CSI）来测量的髋关节功能运动安全区，是评估包括脱位在内的撞击风险的最佳方法。
- 通过骨盆股骨角（PFA）测量的股骨运动过度是导致脱位的最重要因素，而不是髋臼位置。

- 术前应通过矢状面X线片评估是否存在脊柱-骨盆失衡，如果存在不平衡，说明髋臼杯已适应这种不平衡。而术后X线侧位片应确认髋关节-脊柱平衡以及髋臼撞击均是安全的。
- 理想情况下，术中应使用联合前倾而不是单纯的臼杯前倾，并同时使用智能工具来确定臼杯位置，以使人工髋关节功能安全区处于最优位置。

N. Heckmann · N. A. Trasolini
Keck Medical Center of USC, Los Angeles, CA, USA
e-mail: Nicholas.Trasolini@med.usc.edu

M. Stefl
McFarland Clinic, Ames, IA, USA

L. Dorr (✉)
Pasadena, CA, USA

## 12.1 引言

在全髋关节置换术中，假体的精准定位是关节外科医生普遍追求的目标，也是一个重要的研究课题。早期的研究提出了放置髋臼杯的"安全区"概念，一旦超出安全区，容易出现髋关节脱位[1]。然而在Lewinnek1978年最初提出有关髋臼杯位置安全区概念后，这一观点一直在不断演变发展[1]。Murray等人[2]于1993年定义了外展角和前倾角的解剖学、手术学和放射学参数。DiGioa等人扩展了这项工作，他们利用脊柱、骨盆和髋部的侧位X线片测量，描述了功能性髋臼的位置，如髋臼与身体轴线相关的角度[3]，而不仅仅是解剖学上的倾斜和前倾角。这一扩展定义首次将脊柱参数作为功能性脊柱-骨盆-髋关节关系的一部分。来自法国的Lazennec等人[4]使用了一种新的成像模式（EOS，Biospace Med，Paris，France）清楚地显示了从坐姿到站姿变化过程中脊柱活动度与髋臼位置的相互关系（图12.1）。这项研究加深了我们的理解，即脊柱-骨盆-髋关节的运动是同步的，目的是允许正常髋关节在不受大转子撞击骨盆或小转子撞击坐骨的情况下自由运动。随着髋关节外科医生对这种脊柱-骨盆-髋关节关系的解剖结构的深入了解，他们转向研究这种关系对全髋关节置换术后的影响。这项研究的积累效应在于：重新定义了髋臼假体定位的安全区（功能安全区）以及关注了脊柱骨盆运动对髋矢状面运动的影响。本章将重点介绍在脊柱-骨盆-髋关节结构的背景下髋臼安全区定义的演变，以及如何根据患者特定的脊柱骨盆参数对假体进行个体化的优化。

## 12.2 正常脊柱－骨盆－髋部运动

要了解脊柱骨盆运动与全髋关节置换术之间的关系，需要熟悉正常的骨盆在矢状面上的运动。站立时，骨盆向前倾斜，腰椎呈正常的前凸曲度（图12.1），这使髋臼位于股骨头上方，而延长的髋关节允许脊柱支撑骨盆上方前躯干的重量[5]。骨盆前倾斜度和腰椎前凸度的大小取决于Legaye定义的骨盆倾斜度（骨盆入射角）（PI）[6]。骨盆入射角大意味着腰椎前凸和骶骨倾斜度增加。随着体位的改变，这些患者的骨盆运动增加，髋关节运动减少，骨盆入射角小可降低骶骨倾斜，增加腰椎后凸。这意味着当病人从站立姿势变换到坐姿时，髋关节必须弯曲更多，从而增加撞击的风险[5]。目前尚不清楚为什么人们或多或少会有站立位时的骨盆倾斜，但有研究表明，骨盆入射角小的患者患髋关节炎的风险更大。他们肯定有更大的髋关节屈曲度和更高的撞击风险。

坐姿时，随着腰椎前凸变直，骨盆向后倾斜（图12.1）。通过增加髋臼的功能性前倾角来适应必要的髋关节屈曲和股骨的内旋[4,7,8]。从站立到坐姿的脊柱骨盆运动通常为20°，而股骨仅屈曲55°～70°即可完成坐姿[4,9]。要从弯腰向前捡起地板上的物体，需要将髋关节的屈曲增加到85°，同时内旋12°[10]。进行这些活动所需的髋关节活动度受脊柱骨盆活动度的影响。随着骨盆活动度的增加，髋关节无需频繁过度的屈曲与伸直来适应站立与坐姿的变化。相反，当脊柱骨盆结构僵硬时，髋部必须屈曲更大的角度来坐下或者弯腰，以及伸展更大的角度来站立，而髋关节活动度增加会增加撞击（关节和关节外）的风险[4,11]。

在全髋关节置换术前后，我们可以测量评估脊柱骨盆结构和髋关节的活动度（表12.1）。站立和坐位的侧位脊柱骨盆X线片用

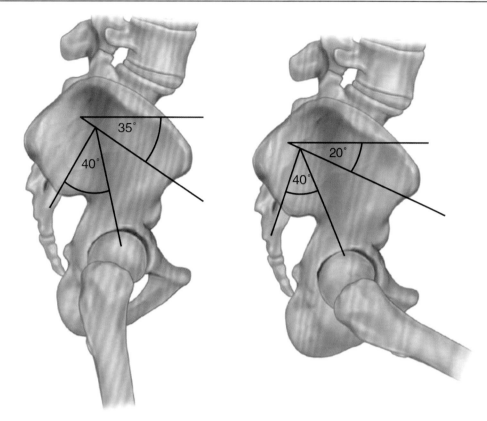

图 12.1　脊柱 - 骨盆 - 髋部在从站立到坐姿转变过程中的正常运动示意图。左侧为站立位，骨盆向前倾斜，骶骨倾斜度为 35°。在 40° 时骨盆入射角较低，此时股骨处于伸展状态，但此处未测量骨盆股骨度（见图 12.2）。右侧为坐位，骨盆向后倾斜，骶骨倾斜度为 20°。PI 是静态的，并且保持在 40°，此时股骨屈曲，但角度未到 90°。正常坐姿是骨盆后倾和股骨屈曲 55° ～ 70° 的组合。

于进行影像学测量（图12.1和图12.2）。腰 3 ～骶1节段因为与骨盆同步活动，因此也应该通过X线进行评估。骶骨固定在下腰椎，因此这部分脊柱的退行性疾病会影响骨盆的活动度（ΔSS）、髋臼的活动度（ΔAI）和髋关节的运动角度（ΔPFA）。骶骨斜角与骨盆股骨角的变化值为SS 1°，与PFA 0.9°

呈负相关（即ΔSS每减少1°，PFA运动增加 0.9°）。

动态变化最准确的测量方法是骶骨倾斜角[7,11]。骶骨水平角（ΔSS）从站姿到坐姿（反之亦然）的变化通常为20°，正常范围为11°～29°[11]。<10°表示僵硬，融合结构的ΔSS<5°；过度活动的脊柱骨盆结构的

表 12.1　正常 X 线脊柱骨盆测量值

|  | 站立位 | 坐位 | Δ |
| --- | --- | --- | --- |
| 骨盆入射角（PI） | 53° ±11° | 53° ±11° | — |
| 骶骨倾斜角（SS） | 40° ±10° | 20° ±9° | 11°～29° |
| 骨盆股骨角（PFA） | 180° ±15° | 125° ±12° | 50°～75° |
| 臼杯位置 | 35° ±10° | 52° ±10° | — |

△＝站立位和坐位之间的骨盆倾斜度是静态解剖学测量，站立位和坐位之间确实会发生变化。其他三个测量值是动态位置参数，因此它们会随姿势位置改变而变化

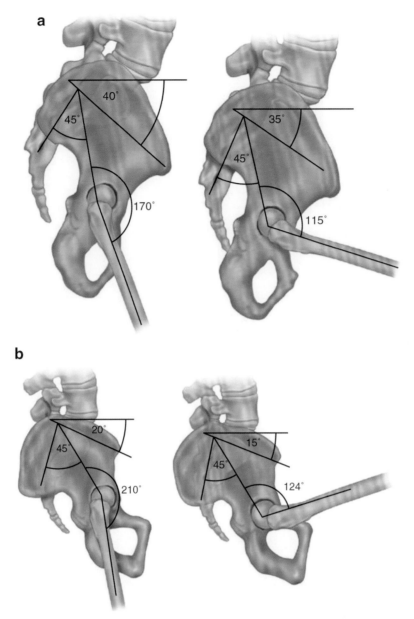

图 12.2　（a）骨盆前倾固定或"站位卡住"时的示意图。腰椎前凸。骨盆倾角为 45°，骶骨倾斜度为站立 40°，坐位仅 35°，运动时仅为 5°，说明脊柱有效融合。站立位前倾时，骨盆股骨角为 170°，但因屈曲至 115° 时说明过度屈曲，骨盆前倾固定，髋臼相对闭合，易发生前撞击和后脱位的风险。（b）骨盆后倾固定或"坐位卡住"时的示意图。坐姿时脊椎是直立的，实际上是脊柱略微后凸的坐姿。骨盆倾斜度为 45°，固定后倾角更常与低骨盆倾斜度相关。骶骨倾斜度在站立位时为 20°（正常运动时，站立骶骨倾斜度在 30° 以上）；坐位时倾斜度为 15°，所以只是这 5° 的运动，就意味着下腰椎得到了有效的融合。坐位卡住畸形时，股骨过度伸展，站立时 PFA 为 210°，这会造成骨盆大转子后部撞击的风险，从而带来前脱位的风险。坐位时股骨正常屈曲为 124°

ΔSS＞30°[11]。骨盆股骨角（PFA）是衡量股骨运动的指标，其平均值为站姿180°，坐姿125°。这种股骨运动度对撞击的影响比髋臼更为重要。

前倾角是髋臼在矢状位时的测量角度，可以在术前通过髋关节测量，也可以在全髋关节置换术后通过测量髋臼杯获得[7]。前倾角与冠状位臼杯外展和前倾角相关，全髋关节置换术后站立前倾角的正常范围为42°～63°，这为髋臼杯位置提供了一个矢状面安全区，可以用来帮助评估撞击的风险[11]。

另外，还可使用两种测量方法。第一种是冠状位柄和杯的联合前倾角，因为关节两侧必须同时评估才能充分了解髋关节撞击和稳定性，因此联合前倾角很重要[12]。第二种测量方法是联合矢状面指数，它是对髋关节矢状面运动的评估，可以预测脱位的风险和方向。联合矢状面指数（CSI）是AI和PFA之和，CSI=AI+PFA，站立值为≥243°，坐位值为≤151°。这个测量可以被认为是功能性髋关节运动安全区。

## 12.3　异常的脊柱-髋部-骨盆运动

脊柱-骨盆-髋关节失衡是指脊柱骨盆结构的过度活动或僵硬。当因体位变化骨盆运动出现异常时，会影响髋臼矢状角（前倾角），为代偿这种异常运动，通过PFA测量的股骨活动角度也出现变化。僵硬几乎总是由退行性椎间盘疾病或融合手术引起[11]。在一项对160名患者的研究中，60岁以下的患者中有30%的人存在脊柱影像学僵硬，而60岁以上的患者中有55%受到影响[11]。

脊柱骨盆结构的僵硬意味着：在站立和坐姿变化时，骶骨水平角变化≤10°。但运动失衡也可以归为此类，它帮助我们理解如何在全髋关节置换术时代偿脊柱骨盆异常。在此类情况中，可能出现活动度僵硬，也可能不出现。Stefl等人[11]明确了具体的失衡模式及其对髋臼位置的影响。Stefl的模式是由脊柱

骨盆结构在站立和坐姿中固定的位置来定义的。站立姿势时，骨盆固定在前倾状态，因此，坐姿时后倾角<30°的患者被归类为站立不稳。在这种情况下，坐着时髋臼并不完全打开（站着和坐着之间骶骨斜度的移动性越小，打开的程度就越小），所以髋关节必须弯曲才能完成坐姿，这增加了大转子与骨盆撞击的风险[20,22]。相反，坐着不动时，骨盆固定在后倾状态。在一组患者中，站立时前倾不超过30°，因此这些患者被归类为卡坐[11]。这些患者股骨必须过伸（增加PFA）才能完成直立，增加了大转子后部与撞击骨盆风险，减少了小转子与坐骨撞击的风险。

此外，还有一种多见于年轻女性患者的过度活动（ΔST>30°）情况，我们认为这是一种正常的变异。当脊柱在坐姿时倾斜过平导致脊柱灵活性增加时，这种过度运动也被认为是一种不平衡。脊柱后凸是一种脊柱骨盆运动模式，当髋部过于僵硬，无法弯曲到允许坐姿的程度时，骨盆必须过度向后倾斜完成代偿。这种情况在血管硬化患者和BMI超过40的患者中最为常见，因为坐姿时，躯干重量迫使平衡中心后移。

约40%的初次全髋置换患者会出现脊柱-骨盆-髋关节失衡[11]。各种类型的脊柱-骨盆失衡的发生率已明确[11]：单纯僵硬（移动性<10° ST）为3%，站立和坐姿僵硬各为14%，出现后凸畸形为11%[11,23,24]。

## 12.4　脊柱-骨盆-髋关节失衡的临床意义

失去脊柱-骨盆-髋关节运动的平滑过渡

可能会导致髋关节撞击的发生，从而影响外科医生在全髋关节置换中对臼杯位置的选择。在全髋关节初次置换中，脊柱-骨盆-髋关节活动度正常的患者，其假体撞击的风险较低，即：在Lewinnek安全区[2]，联合前倾安全区[12]，恢复生理、生物力学平衡（旋转中心、髋部长度和偏心距）。在这些患者中，髋关节撞击是由假体位置不良（假体撞击）或髋关节长度短和/或偏移（关节外撞击）引起的[13]。Sadhu等人[14]最近证实，初次髋关节置换后脱位更常发生在臼杯位于Lewinnek安全区以外的病例。然而，正确的髋臼位置并不能保证髋关节矢状面运动不超出正常范围。我们的数据显示，14%的髋关节杯臼对线在Lewinnek安全区内，但不在正常的髋关节矢状运动区。主要的预测因素是髋关节活动度增加，其次是骶骨水平角僵硬（$\Delta SS \leqslant 10°$），第三是骨盆入射角小。我们认为Lewinnek安全区是无意义的，因为功能安全区更容易被预测[23,24]。由于会导致髋关节屈曲增加，因此病理僵硬是导致撞击的最大威胁，典型的例子是脊柱融合术的患者，他们有更高的脱位风险[15]。

## 12.5 不平衡对THA（全髋置换）意味着什么？

外科医生习惯通过观察冠状位X线片来规划髋关节置换术，而随着体位改变时矢状位臼杯位置的改变正在被大家关注，理解关节置换术中矢状位臼杯位置改变对髋关节撞击的影响这一未被关注的潜在失败原因，将会为诊断撞击原因提供新的思路[4,7,11]。外科

医生不易诊断撞击，因为其是一种无法通过影像学识别的临床诊断。脱位是容易识别的后果，当无论是来自人工关节组件还是骨骼的碰撞，产生严重到足以使柄和臼杯的联合前倾的机械约束，以及关节囊和肌肉张力的生物约束，都不能阻止出口部位的脱出，就会发生脱位[16]，但其他并发症也会因撞击而发生，比如疼痛就是一种已知的后果，但很难分类；关节中的磨屑和液体可能会导致关节出现症状或造成破坏（炎性假瘤是破坏性的）[17]，而持续不断的撞击会造成组件松动[16]。

为了减少脊柱失衡的撞击风险，人工髋臼的位置必须根据髋臼活动度的矢状面变化来确定，并将髋关节保持在功能安全区内。正因为如此，有人建议，对于每一位骨盆-脊柱-髋关节失衡的患者来说，个体化的臼杯是更可取的[8,11,18]。Stefl等人定义了在每种不平衡情况下，矢状面运动过程中臼杯的前倾角安全区[11]。在骨盆运动正常的情况下臼杯的外展和前倾对髋关节是合适的，如果ST运动的类型>10°会出现坐位或站位的卡顿。危险的髋关节是那些固定于前倾或后倾并且ST段僵硬的髋关节。功能性髋关节安全区不能通过使用股骨头大小、外展角>45°的磨损风险或髋关节前入路来实现。这就产生了一个难题，解剖位置放置臼杯不能适用于骨盆脊柱严重不平衡患者。对于脊柱骨盆僵硬，需要更大的外展角与前倾角才能实现髋关节活动，反之亦然。

全髋关节置换术后翻修或晚期脱位的患者比初次全髋关节置换患者年龄更大，脊柱骨盆僵硬的患病率更高。对初次和翻修全髋关节置换来说，病理僵硬都会造成脱位

的风险，但在一项对人工全髋置换术后10年患者的研究中，60%的患者出现了骨盆脊椎僵硬，而接受初次全髋置换术的患者中这一比例为20%[11, 19]。在初次全髋置换术中，有僵硬风险的髋关节可以通过机械开放的臼杯来控制，因为关节囊增加了其生物约束。在全髋置换翻修术和晚期脱位的老年患者中，70%~90%的病例中僵硬与脱位有关，因为撞击会损伤关节囊完整性，同时使外展肌力丧失[20]。

## 12.6 脊柱骨盆失衡的技术变革

脊柱骨盆失衡患者的术前计划需要获得脊柱-髋关节侧位X线片（见病例报告）。那么外科医生是如何定义这些病人的呢？最简单的方法就是对所有需要进行髋关节置换术的病人都进行X线检查，我们就是这么做的。如果首选，我们推荐65岁以上、有脊柱手术经历、狭窄症状的患者，特别是那些两个方向都有髋臼前倾角增加的患者行X线检测[11,23,24]。根据这些站立和坐姿的侧位X线片，可以根据上一节段的脊柱骨盆结构的综合活动度和位置来规划髋臼杯的位置。根据脊柱骨盆结构的这种组合公布的具体数字。我们的数据显示，14%的髋关节没有安全区（即使在Lewinnek区），因为它们不在功能性安全区内，功能性安全区是由髋臼前倾斜角（AI）+PFA之和定义的，这被称为联合矢状面指数（CSI）[20,23]。这个功能异常值的百分比是在一组特定的患者中得出的，由于我们使用了计算机导航，他们中92%的髋关节位于Lewinnek区内，如果位于Lewinnek区域内

的百分比只有50%，那么异常值的百分比可能会更高[21]。他们在坐姿状态下X线侧位片上被识别得最好，并且作为CSI异常值的主要预测因子的PFA较低（股骨屈曲度增加），如果骶骨僵硬且伴有髋关节活动增加，则风险更大。低PI是第三个最流行的预测因子，而髋臼杯位置不在前三名。但髋臼杯的位置同样重要，因为这些髋关节需要最佳的髋臼杯位置来优化AI（这是CSI方程的一部分）。PFA异常、ΔSS<10°、PI低的髋关节无功能安全区，术中不能达到生物平衡，应附加双动关节的机械支持。

术中，我们首先准备股骨，因为联合前倾比前倾本身更重要。如果股骨前倾小于5°，则必须决定是将股骨改为模块化设计，还是将股骨柄固定在10°前倾角（再前倾就会导致患者的内翻）。髋臼杯的目标是在25°~45°的联合前倾安全区内，僵硬的脊柱骨盆髋部有更高的前倾角，因此也有更高的联合前倾角。后倾的髋关节不能充分前倾，所以必须确定关节是稳定的还是需要双关节活动。髋关节后倾可以通过交叉征或坐骨棘的X线征象在术前得知。术中股骨的非骨水泥柄前倾角不超过5°（如果≤0°，最好用骨水泥柄），如果髋臼后缘没有突出的金属，杯状物很难前倾超过10°。钳夹型撞击的患者通常有髋臼后倾。如果选择非骨水泥种植体，最好使用双活动关节来增加机械稳定性。我们使用计算机导航来精确定臼杯位置，但是如果外科医生决定不使用智能工具，那么他/她必须验证他们手术技术的精确度。这可以通过测量术后矢状位X线片来验证髋关节是否在正常的CSI范围内，以及坐位X

线片上股骨头是否居中位于臼杯里。

## 12.7 小结

有关脊柱-骨盆-髋关节活动度及其对THA影响的文献不断增加。对于髋关节外科医生来说，在术前计划、术中技术和术后风险分层中开始考虑脊柱骨盆结构是很重要的。了解脊柱-骨盆-髋关节的解剖和活动情况有助于髋关节外科医生制定、优化个体化臼杯的置入方案。Lewinnek安全区这一概念[2]已经使用了几十年，但众所周知，在安全区内外都会发生脱位[14]。Lewinnek安全区的重要性一直是作为提高我们放置髋臼杯精确度的指南。同样，脊柱骨盆失衡概念的引入将引导髋关节外科医生通过关注功能性髋关节运动安全区来确定适合个体患者的假体位置。作者建议对所有的全髋关节置换患者进行侧位脊柱骨盆X线检查，因为最近的数据显示40%的原发患者有脊柱不平衡。从L3到S1的侧位脊柱骨盆X线片就足够了，不需要像EOS这样的全长胶片，因为它仅仅是关乎连接到髋关节的下腰椎节段（L3～S1）。

脊柱骨盆活动度影响髋臼杯的动态位置，在定位髋臼杯时应加以考虑。考虑到本章描述的特定脊柱-骨盆运动模式可以将撞击的风险降到最低。在脊柱骨盆过度活动的患者中，臼杯冠状面位置必须更加闭合，这样坐姿时髋臼才不会过度张开。反之，如果存在僵硬，应打开臼杯以防止坐姿时出现碰撞。在无活动站位卡住或坐位卡住时，如果姿势不僵硬，倾斜40°和前倾20°几乎都能使矢状杯位置保持在AI安全区内。在接受

初次全髋关节置换术并伴有病理性脊柱失衡（脊柱融合或后凸畸形伴固定的骨盆后倾）的患者中，外科医生应考虑使用双动关节对人工全髋置换增加约束。同样重要的是，对于结构僵硬的患者，移除大转子和小转子的任何骨性撞击也很重要，因为单靠机械约束并不确保能提供足够的脱位保护。当出现站立卡住或坐位卡住时，这是必要的（见案例报告）。在大粗隆前面和后面都有足够的骨骼，可以用高速钻头切除。如果这种治疗会损伤臀中肌，那么应该转移大粗隆。

## 12.8 临床案例

一位80岁的女性，在行右全髋关节置换术后发生两次前脱位，到我们诊所就诊。她在大约19年前接受了简单的右侧全髋关节置换术，在4年前接受了左侧全髋关节置换术，两者都是通过后路进行的。自手术以来，她的左髋术后一直没有任何症状。然而她的右髋有过两次脱位，第一次脱位发生在术后大约15年，并通过闭合复位成功治疗；第二次脱位发生在手术后大约19年，她在外院接受了闭合复位。这两种情况都发生在走路时，没有任何突发性的创伤事件。患者表达了对于行走时的恐慌和对反复脱位的强烈恐惧，这影响了她进行日常活动。

标准的骨盆正位X线片显示聚乙烯过度磨损，右侧有一个固定良好的非骨水泥型髋臼和股骨柄（图12.3）。站立和坐姿的脊柱-骨盆-髋关节侧位X线片显示脊柱-骨盆运动僵硬，△ST为10°（图12.4）。考虑到这些辅助检查发现，以及她之前的两次脱位，我

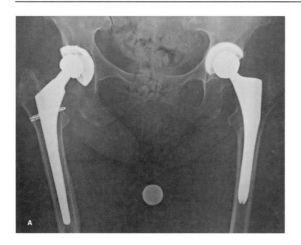

图 12.3 患者为标准低位骨盆。注意右侧的聚乙烯过度磨损和垂直朝向的臼杯位置

们建议她进行翻修手术以恢复稳定性。在翻修手术时，我们发现在她的关节囊中有磨损的碎片，并进行了清创。使用计算机导航对臼杯进行了测量，发现臼杯外展55°，前倾14°。她的柄和杯固定得很好，并留在了适当的位置；她接受翻修手术时使用的是限制性的内衬，在整个功能性运动弓上都有很好的稳定性（图12.5）。然而，在她接受翻修手术6周后，行走时出现了前脱位。她接受了第二次翻修手术，在手术时，发现约束环与衬垫分离。她的髋臼杯被移除，放入一个限制性的衬垫10 mm加长头部的新髋臼杯（图12.6）。她的髋关节在整个功能性运动弓上都是稳定的；然而，随着股骨的末端伸展和外旋，她的大粗隆撞击到了她的髂骨，她的小粗隆撞击到了她的坐骨上。为了避免将来的撞击，她的小粗隆和大粗隆的后部被小心移除，以免影响臀中肌腱（图12.7）。患者恢复顺利，在两年的随访中没有再出现不稳定的情况。

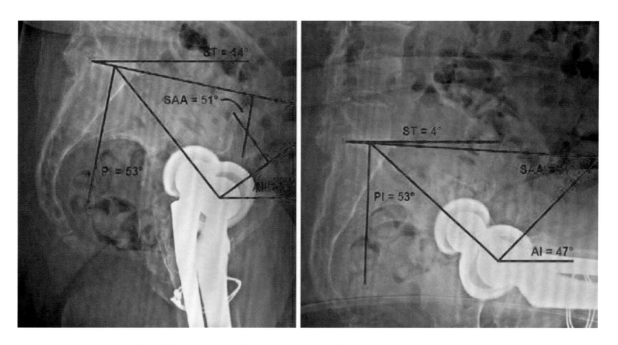

图 12.4 侧立和坐姿脊柱 - 骨盆 - 髋部 X 线片显示骨盆向后倾斜，站立骶骨倾斜 14°。此外，骶骨倾斜（△ST）的变化仅为 10°，表明脊柱骨盆运动减弱

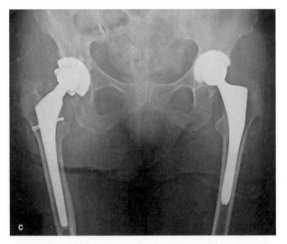

图 12.5　标准低位骨盆，在对受限衬里进行第一次翻修手术后

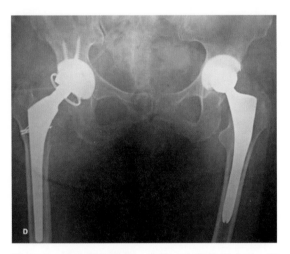

图 12.6　标准低位骨盆，在第二次翻修手术后，置换髋臼杯并植入新的限制性衬垫

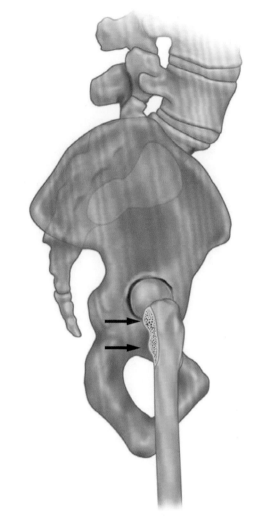

图 12.7　大转子粗隆部分被移除，以避免撞击。如果认为为避免撞击所需切除的骨量会破坏臀中肌肌腱，则可以进行粗隆移位术

# 参考文献

1. Lewinnek GE, Lewis JL, Tarr R, Compere CL, Zimmerman JR. Dislocations after total hip-replacement arthroplasties. J Bone Joint Surg Am. 1978;60(2):217–20.

2. Murray DW. The definition and measurement of acetabular orientation. J Bone Joint Surg Br. 1993;75:228–32.

3. DiGioia AM, Jaramaz B, Blackwell M, Simon DA, Morgan F, Moody JE, Nikou C, Colgan BD, Aston CA, Labarca RS, Kischell E, Kanade T. The Otto Aufranc Award. Image guided navigation system to measure intraoperatively acetabular implant alignment. Clin Orthop Relat Res. 1998;355:8–22.

4. Lazennec JY, Charlot N, Gorin M, Roger B, Arafati N, Bissery A, Saillant G. Hip-spine relationship: a radio-anatomical study for optimization in acetabular cup positioning. Surg Radiol Anat. 2004;26(2):136–44.

5. Philippot R, Wegrzyn J, Farizon F, Fessy MH. Pelvic balance in sagittal and Lewinnek reference planes in the standing, supine and sitting positions. Orthop Traumatol Surg Res. 2009;95(1):70–6.

6. Legaye J, Duval-Beaupère G, Hecquet J, Marty C. Pelvic incidence: a fundamental pelvic parameter for three-dimensional regulation of spinal sagittal curves. Eur Spine J. 1998;7(2):99–103.

7. Kanawade V, Dorr LD, Wan Z. Predictability of acetabular component angular change with postural shift from standing to sitting position. J Bone Joint Surg Am. 2014;6(12):978–86.

8. Phan D, Bederman SS, Schwarzkopf R. The influ-

ence of sagittal spinal deformity on anteversion of the acetabular component in total hip arthroplasty. Bone Joint J. 2015;97-B(8):1017–23.

9. Larkin B, van Holsbeeck M, Koueiter D, Zaltz I. What is the impingement-free range of motion of the asymptomatic hip in young adult males? Clin Orthop Relat Res. 2015;473(4):1284–8.

10. Sugano N, Tsuda K, Miki H, Tako M, Suzuki N, Nakamura N. Dynamic measurements of hip movement in deep bending activities after total hip arthroplasty using a 4-dimensional motion analysis system. J Arthrop. 2012;27:1562–8.

11. Stefl M, Lundergan W, Heckmann N, McKnight B, Ike H, Murgai R, Dorr LD. Spinopelvic mobility and acetabular component position for total hip arthroplasty. Bone Joint J. 2017;99-B(1 Supple A):37–45.

12. Dorr LD, Malik A, Dastane M, Wan Z. Combined anteversion technique for total hip arthroplasty. Clin Orthop Relat Res. 2009;467(1):119–27.

13. Dorr LD, Wan Z. Causes of and treatment protocol for instability of total hip replacement. Clin Orthop Relat Res. 1998;355:144–51.

14. Sadhu A, Nam D, Coobs B, Barrack TN, Nunley RM, Barrack RL. Acetabular component position and the risk of dislocation following primary and revision Total hip arthroplasty: a matched cohort analysis. J Arthroplast. 2017;32:987–91.

15. Buckland AJ, Hart RA, Mundis GM Jr, et al. Risk of total hip arthroplasty dislocation after adult spinal deformity correction. Spine J. 2016;16(10):S180. https://doi.org/10.1016/j.spinee.2016.07.086.

16. Brown TD, Elkins JM, Pedersen DR, Callaghan JJ. Impingement and dislocation in total hip arthroplasty: mechanisms and consequences. Iowa Orthop J. 2014;34:1–15.

17. Grammatopoulos G, Pandit H, Kwon YM, Gundle R, McLardy-Smith P, Beard DJ, Murray DW, Gill HS. Hip resurfacings revised for inflammatory pseudotumour have a poor outcome. J Bone Joint Surg Br. 2009;91(8):1019–24.

18. Pierrepont J, Hawdon G, Miles BP, Connor BO, Baré J, Walter LR, Marel E, Solomon M, McMahon S, Shimmin AJ. Variation in functional pelvic tilt in patients undergoing total hip arthroplasty. Bone Joint J. 2017;99-B(2):184–91.

19. Yukizawa Y, Dorr LD, Ward JA, Wan Z. Posterior mini-incision with primary total hip arthroplasty: a nine to ten year follow up study. J Arthroplast. 2016;31(1):168–7.

20. Heckmann N, Stefl M, Trasolini N, McKnight B, Ike H, Dorr LD. Late dislocation following total hip arthroplasty. JBJS. 2018;100:1845–53.

21. Callanan MC, Jarrett B, Bragdon CR, Zurakowski D, Rubash HE, Freiberg AA, Malchau H. The John Charnley Award: risk factors for cup malpositioning: quality improvement through a joint registry at a tertiary hospital. Clin Orthop Relat Res. 2011;469(2):319–29.

22. Ike H, Dorr LD, Trasolini N, Stefl M, McKnight B, Heckmann N. Spine-pelvis-hip relationship in THR functioning of a total hip replacement. J Bone Joint Surg Am. 2018;100:1606–15.

23. Tezuka T, Heckmann N, Bodner R, Dorr LD. Functional safe zone is superior to the Lewinnek safe zone for total hip arthroplasty: why the Lewinnek safe zone is not always predictive of stability. J Arthroplasty. 2019;34:3–8.

24. Dorr LD, Callaghan JJ. Death of the Lewinnek "safe zone". J Arthroplasty. 2019;34:1–2.

# 第13章
## 现代影像技术在个体化髋关节置换术计划和评价假体不稳患者脊柱－骨盆关系中的应用

Omar A.Behery, Lazaros Poultsides, and Jonathan M. Vigdorchik

**关键点：**

- 全髋关节置换术中的个体化假体植入，旨在恢复正常髋关节解剖结构，改善功能和提高假体使用寿命。

- 传统的全髋关节置换术的X线评价包括骨盆正位和髋关节侧位片，有助于描述解剖学的假体大小，但没有考虑髋关节在不同体位时的动态位置。

- 传统的髋臼假体"安全区"没有考虑脊柱－骨盆关系和髋臼假体方向的动态特性，这影响了全髋关节置换术的功能和稳定性。

- 鉴于髋关节和脊柱病理之间的高度一致性，坐姿和站姿X线检查最近越来越受欢迎，这对常规获取和分析以确定患者特定部位的最佳位置是很重要的。

- 三维横断面成像或二维/三维重建也有助于更好地描绘髋关节解剖和模板假体的大小和位置。

- 术后CT成像有助于评估个体化全髋关节假体植入的准确性和质量。

O. A. Behery · L. Poultsides
NYU Langone Health, NYU Langone Orthopedic
Hospital, New York, NY, USA
e-mail: Omar.Behery@nyulangone.org

J. M. Vigdorchik (✉)
Hospital for Special Surgery, New York, NY, USA
e-mail: VigdorchikJ@HSS.EDU

## 13.1　引言

　　成功的全髋关节置换术（THA）在很大程度上取决于合适的假体选择及准确的股骨和髋臼假体位置。术前影像学模板至关重要，术中准确执行模板计划对于最大限度地提高假体的稳定性和承载性能非常重要。传统上，平片用于术前计划、术后随访和评估假体位置，也就是评估假体位置是否在"安全区"。然而，随着我们对脊柱-骨盆动力学环境中最佳假体定位理解的深入，更先进的假体定位影像学评估方法得到了普及。考虑到患者髋关节解剖和功能运动学的差异，最佳的全髋关节置换术假体对齐和定位可能因情况而异，因此，评估最佳患者特定假体定位的先进方法至关重要。

## 13.2　个体化全髋关节置换术

　　已经开发了用于植入髋关节组件的个体化技术，目的是解决传统植入髋关节假体出现的残余并发症。传统植入式髋关节假体失败的原因之一是组件之间未达最佳标准的相互作用（例如，边缘负载和假体撞击）。这主要与传统技术中通过系统化和普遍化入路植入模板化全髋关节假体有关（所有患者的假体位置类似），因此忽略了独特的个体关节解剖、生物力学和脊柱-骨盆动力学。现在个体化的关节置换技术已被开发出来，以解决这些问题，并改善了全髋关节置换术的效果，这代表了全髋关节置换术方法一个典范式的转变。

　　人工髋关节的个体化技术旨在恢复正常的髋关节解剖和生物力学，以产生更生理的假体髋关节，从而改善功能、提高患者满意度和假体寿命。在个体化全髋关节置组件的传播推广和更迭过程中，越来越多的话题聚焦于讨论脊柱骨盆动力学对全髋关节置换术稳定性影响。关于髋关节置换从传统系统到现代特定患者运动学技术的演变的更详细描述可以在第三章（髋关节置换术：发展与未来）中找到。髋关节假体植入技术从传统、系统的方法向个体化假体植入的转变，需要开发可靠的术后影像学评估方法，并评估个体化髋关节假体植入的准确性和质量。

## 13.3　传统影像学评估

　　传统的影像学评估主要是X线平片。通过一系列不同的投影，以了解关于髋关节病理、排列、骨解剖和形态学以及骨质量的信息。全髋关节置换术后，平片可以显示植入物的排列、定位、假体周围骨折的存在，以及反应性骨变化，如骨溶解和应力遮挡。与更高级的影像学相比，X线片通常更容易获得、成本更低，但在提供股骨前倾和功能性髋臼方位等重要解剖关系方面的效用有限。

### 13.3.1　骨盆正位（AP）片

　　该投影是仰卧位或负重位下获得的，双腿向内旋转15°，以获得平均前倾15°的股骨颈解剖剖面图。为了正确评估假体在AP骨盆上的位置，重要的是使用适当的技术获得图像，并在尽可能靠近髋关节的地方放置已知尺寸的标记物（通常为25mm），以校准尺寸和精确的放大倍率。髋关节旋转中心是髋臼杯内的股骨头中心。通过画一条连接两个泪滴（或坐骨结节）的水平参考线，并比较该线与股骨近端相似参考点的垂直距离（通常是小转子），可以估算出腿的长度。

在髋臼侧，静态仰卧位或站立位的髋臼外展角可以通过使用连接两个泪滴的水平参考线并测量髋臼上下边缘的交叉线所对的锐角（图13.1a）。静态仰卧位或站立位髋臼前倾也可以使用多种方法中的一种在AP骨盆上测量，例如基于数学公式[1]（图13.1b）的Lewinnek方法，或者使用基于髋臼的前部和后部盂唇产生的椭圆的几何形状的计算机软件评估。在股骨侧，假体的大小和匹配度可根据对假体原有尺寸和预期固定模式来评估。股骨柄的内翻/外翻对齐可以根据股骨柄与股骨髓腔的偏移来进行评估，股骨偏心距可以从髋关节旋转中心到股骨髓腔线进行测量。此外，静态仰卧位或站立位股骨评估可以根据Weber等[2]描述的骨盆X线片进行。这种技术依赖于通过测量的颈干角度的旋转变化来计算，使用以下公式：stem version=arcos [tan（测量颈干角度）/tan（假体颈干角

度）]。另一种测量股骨侧位的技术是基于一种称为Budin视点[3]的特殊后前坐位髋X线片。股骨前倾是相对于膝关节后髁线的，CT是测量解剖性股骨前倾的金标准。

### 13.3.2　交叉表和蛙式-侧位片

仰卧位下小腿内旋15°，对侧髋关节屈曲，横梁对准股骨头中心，在冠状面指向45°，以避开对侧髋关节。在这个投影图上，静态仰卧位髋臼前倾角可以通过如Woo和Morrey所描述的水平平面的直线之间形成的角度来测量。然而，这种测量很容易不准确，因为它会受到骨盆倾斜的影响，而骨盆倾斜会随着对侧髋关节的弯曲而改变。一种较新的方式是通过坐骨侧位法来避免这个问题，这种方法是基于坐骨结节的纵轴来估计前倾角[4]。股骨柄匹配度和前后角在这张图上也可以看到，但是股骨近端在蛙式侧位片上显示得更好，这是通过将横梁居中、髋关节弯曲并外展45°获得的。但这是股骨近端的侧视图，不是髋臼杯的侧视图。

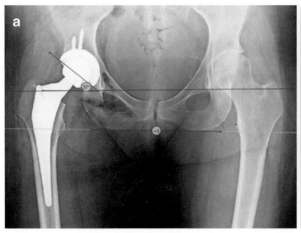
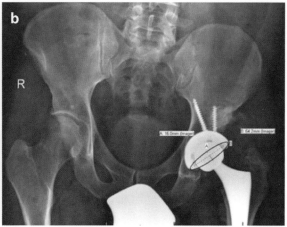

图13.1　（a）髋臼外展角可在骨盆仰卧正位片上根据连接泪滴的水平参考线估算。（b）根据Lewinnek方法计算的髋臼部件前倾角［Version=Arcsin（短轴/长轴）］约为25°

### 13.3.3　传统影像学评估方法的不足之处

有一些重要的考虑因素，用传统的影像学手段不能完全准确评估。例如，平片是二维的，骨盆的AP视图只可见髋臼组件的冠状面模板，前壁和后壁的厚度和宽度不可见，因此无法获知髋臼假体的大小参数。虽然知道股骨头直径可以重复地推断出可靠的杯大小模板，但轴位成像可以更好地显示髋臼前壁和后壁的骨量，从而更准确地建立假体大小模板。

此外，平片评估仅提供髋臼外展和前倾的静态标志，这是基于假定髋臼的位置是恒定的。在正位骨盆片上（仰卧或站立），由于姿势改变而使骨盆倾斜或负重位置旋转而造成的髋臼外展和前倾可能完全被忽略。静态成像也忽略了髋臼位置、骨盆和脊柱之间的动态关系，这些关系在不同的姿势下会发生变化。患者可能会有生理或病理上不同的脊柱-骨盆活动度，这可能会影响髋臼杯的位置，因此如果忽略这些变量，就会有不稳定、假体撞击和边缘负荷的风险，如果使用Lewinnek定义[1]的外展40±10°和前倾15±10°的"安全区"来评估，则会忽略这些变量与边缘负载。事实上，在9784例患者中，58%的人工全髋关节脱位发生在假体放置在经典定义的"安全区"内的患者[5]。

传统的X线平片在判断个体化全髋关节置换术的质量方面可能存在不足。术后X线片显示在评估髋关节生物力学参数（股骨内侧偏移量和股骨长度）的恢复质量时缺乏精确性，并且不能完全告知个体化植入物的位置是否能够再现固有髋关节解剖结构并与个体脊柱-骨盆动力学相匹配。例如，平片不能告知操作者髋臼是否平行于髋臼横韧带，也不能准确地调整前倾角以适应僵硬的腰椎，或者股骨柄前倾是否复制了天然股骨前倾角。静态、二维平片在术后个体化评价假体定位中的不足，迫使人们只能考虑采用更先进的影像学技术。

## 13.4　现代概念与影像学评价

骨盆和腰椎之间的动态关系会影响髋臼杯的位置，因此会对假体的稳定性产生深远的影响。髋关节病变经常与腰椎病变并存，全髋关节置换术后不稳定性增加与腰椎僵硬或融合有关[6,7]。这需要在术前规划理想的髋臼杯和股骨柄位置时，对脊柱-骨盆参数进行全面的影像学评估和分析来确定脊柱-骨盆的运动，并评估个体患者的特定"安全区"。传统上，髋臼横韧带用于指导患者髋臼前倾角的放置；然而，考虑到髋关节的动态性质，髋臼的功能性前倾角可能会因骨盆倾斜而有所不同[8]。

### 13.4.1　坐姿和站姿对线影像学

该影像尽管不是常规进行，但获得坐姿和站姿的侧位全长X线片，可以明确脊柱骨盆参数的变化，这对于腰椎疾病或融合的患者，或者出现复发性全髋关节不稳定时评估髋臼假体位置尤为重要[9,10]。据了解，脊柱僵硬或融合的患者在经历假体脱位后，往往会表现出脊柱弯曲减少、骨盆倾斜变化减小以及从站立到坐姿时髋关节弯曲增加[11]。这些坐姿和站姿胶片可在36英寸胶片盒上获得，或者如果可能，可使用EOS立体影像（EOSTM，法国巴黎）（图13.2a–d）。更多的动态成像，包括屈坐式和单腿站立侧位片

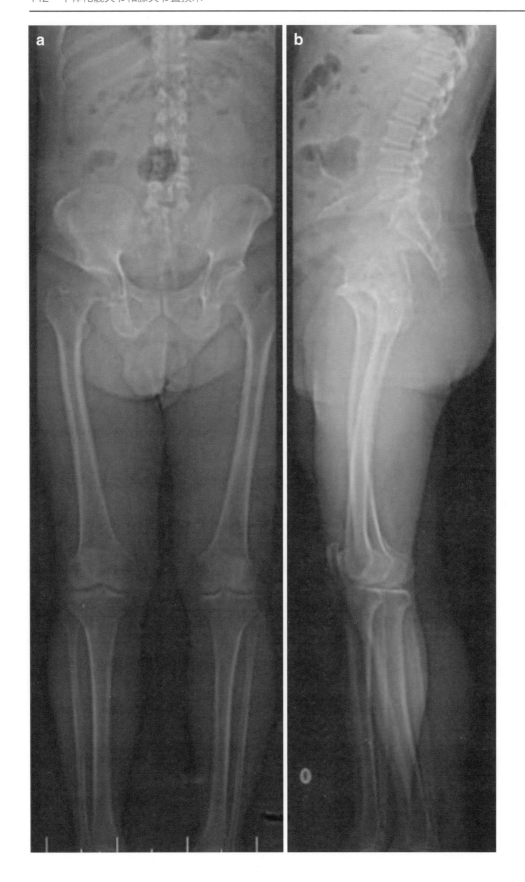

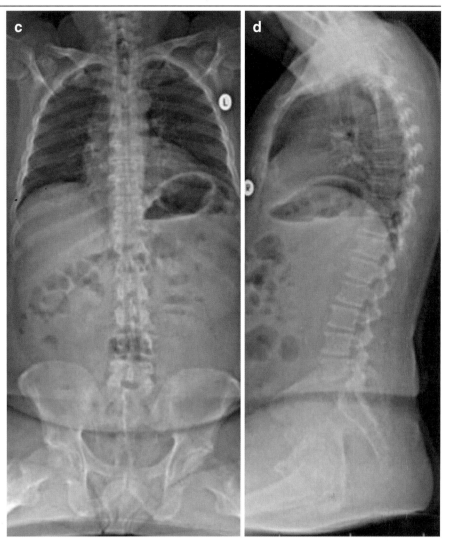

图13.2　全长位站立式正位片（a）和侧位片（b）以及坐式正位片（c）和侧位片（d）

越来越受欢迎，因为它们可以更好地评估髋关节的功能位置和脊柱骨盆动力学，目前已有Optimized Positioning System™用于术前规划患者特定的假体位置[12]。

可以在坐位和站立侧位对线图像上测量和分析的几个脊柱-骨盆参数（图13.3）：

（a）骨盆倾斜（PT）或骨盆型可通过测量中心纵轴和连接S1椎体终板中心和股骨头中心直线之间的夹角。当从站立位转换到坐位时，随着骨盆后屈，骨盆倾斜度会增加。

（b）骶骨倾斜角（SS）可以通过水平参考线和平行于S1终板切线之间的角度来测量。该参数会随着骨盆后倾而减小。

（c）骨盆入射角是SS和PT之和，可以通过测量股骨头和S1终板中心的连线与垂直于S1终板的垂线之间的角度来获得。该参数在骨盆运动中保持不变；然而，它可以作为评估骨盆倾斜代偿脊柱畸形能力的直接指标。

（d）腰椎前凸（LL）是平行于L1和S1终板的两条线之间的Cobb角。该值通常在正常腰椎的PI的10°范围以内。

（e）骨盆前平面（APP）也可以用来测量骨盆倾斜角。它是由连接髂前上棘和耻骨联合的直线平面和纵轴平面之间的夹角，代

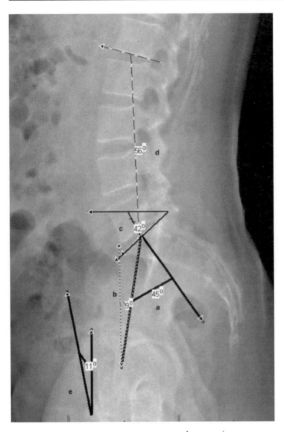

**图 13.3　站立侧位 X 线片显示脊柱 - 骨盆参数测量**

骨盆入射角（a）；骨盆倾斜角（b）；骶骨倾斜角（c）；腰椎前凸（d）；骨盆前平面（e）

表了骨盆前平面-骨盆倾斜（APP-PT）角度。

在正常且灵活的腰椎中，当从站立位到坐位时，骨盆倾斜增加，这增加了髋臼前倾角，降低了撞击和后脱位的风险。骨盆倾斜度每增加1°，髋臼前倾增加0.7°[13]。然而，在腰椎僵硬或融合的情况下，骨盆倾斜的变化从站立到坐姿转变时明显减少，这种变化通常小于20°[9]，尽管尚不完全清楚脊柱僵硬与这些参数中角度差异的线性关系，但当骨盆倾斜度没有充分增加时，坐位时髋臼前倾会减少，从而增加撞击和后脱位的风险。

患者特定的髋臼假体位置可以基于这些站立或坐位对线图像和变化的脊柱参数来确定。对于腰椎明显僵硬且骨盆倾斜度从站立到坐姿变化非常有限的患者，增加髋臼前倾可能是合理的。在高风险的情况下，可以考虑双动头假体（图13.4）。如果没有对患者的

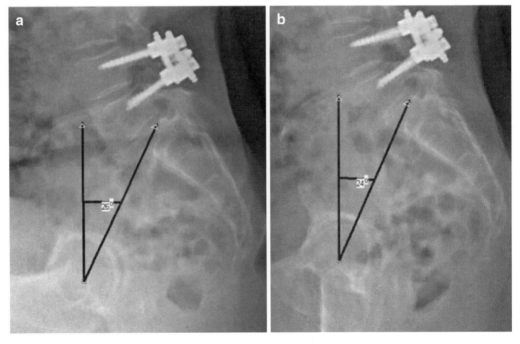

**图 13.4　坐姿侧位（a）和站立侧位（b）平片显示，退行性腰椎疾病患者 L4 ~ L5 后路脊柱融合术，两个功能位之间的骨盆倾斜度轻微变化。骨盆倾斜变化的减小限制了坐姿时髋臼杯的前倾，这增加了脱位风险**

脊柱-骨盆动力学进行影像学评估，很难确定哪些患者有更高的脱位风险，为所有患者选择相同的髋臼杯位置，可能会导致腰椎僵硬或融合的患者脱位风险增加。

### 13.4.2　全髋关节不稳定中髋臼假体位置的逐步评估

在评估接受翻修手术的人工髋关节不稳定患者或初次全髋关节置换术后高脱位风险患者时，采用逐步影像学方法评估假体位置是至关重要的，以找到最适合患者的功能性假体位置，最大限度地降低不稳定风险。

首先可以行仰卧位 AP 骨盆 X 线片，并且可以如前所述推断仰卧位下髋臼外展和前倾。然后可以获得骨盆的站立或负重 AP 视图，以便与仰卧位视图进行比较。该站立片提供了对患者功能性站立负重姿势中髋臼外展和前倾的评估。骨盆旋转或倾斜可能会影响功能性髋臼杯外展或前倾位置。例如，骨盆前倾角过大的患者在站立时，髋臼的功能性前倾会减小。

然后可以获得坐姿和站立的侧位全长 X 线片。通过这些图像可以评估腰椎退变情况，包括脊柱融合、颈椎病、脊椎前移或脊柱矢状面失衡或畸形。这些腰椎病变会显著影响脊柱-骨盆运动，从而影响髋臼假体位置，增加不稳定、假体撞击和边缘负荷的风险。上面列出的脊柱-骨盆参数可以从这些坐姿到站姿 X 线片进行评估，基于这些参数变化可以推导出 Lembeck[13] 所描述的这两种功能位间髋臼前倾的变化。在骨盆倾斜度变化有限的情况下，从站姿到坐姿时髋臼杯前倾的增加有限，通过增加翻修髋臼假体的前倾来代偿这种有限的骨盆活动度可能很重要。

## 13.5　三维成像评估患者特定假体位置

### 13.5.1　计算机断层摄影 3D 成像

在行全髋关节置换术前进行 CT 检查不是常规做法，但通常是作为一些机器人辅助计算机导航工具操作的一部分来完成的。CT 成像可用于术前假体定位，并在髋臼前倾角、前壁和后壁厚度的轴向成像上具有优势，以及可以更好地了解股骨近端解剖结构，确定股骨柄型号。在骨溶解和翻修的复杂病例中，CT 成像可以更好地描述骨丢失，对术前计划和假体的选择变得更加重要。然而，CT 成像仍然是一种静态成像方式，没有考虑髋臼在不同功能位置间的动态变化。此外，CT 成像可用于确定股骨柄假体型号，这在评估全髋关节不稳定性时是很有用的。

### 13.5.2　二维到三维成像转换的统计学形状建模（Statistical Shape Modeling，SSM）

虽然三维成像在术前计划和患者特定假体组件定位模板中是有用的，但它通常来源于计算机断层扫描或磁共振成像，其固有的缺点是昂贵、耗时，并且可能使患者暴露于显著的电离辐射中（CT）。

基于骨盆的单个二维平面视图[14] 的统计学形状建模（SSM）重建技术已被用于创建患者特定的骨盆的三维表面模型。该技术基于从二维 X 线片中提取的基于标记点和迭代匹配表观图像轮廓，以创建三维重建图像。这是一种创建患者特定的三维图像的可行技术，可以用于术前规划，而无需进行磁共振成像或 CT 扫描。这项技术也成功地建立了腰椎解剖的三维重建模型[15]。

### 13.5.3 计算机断层成像（CT）在个体化组件植入评估中的应用

通过测量组件相对于解剖标志的方向，利用CT成像可以对传统植入的髋关节假体进行精确评估。例如，相对于骨盆前平面和后髁线分别测量髋臼杯方位和股骨颈前倾。CT成像在个体化THA植入的准确评估和质量控制中同样有用，特别是术前CT可用于比较骨关节炎与假体的解剖。对比术前和术后成像可以显示股骨近端和髋臼的固有方向和髋关节旋转中心是否被重建，以及与术前模板相比，假体是否被准确植入（图13.5）。原有的髋关节或规划的髋关节置换和已完成的全髋关节置换的CT 3D图像可以被重叠，来明确

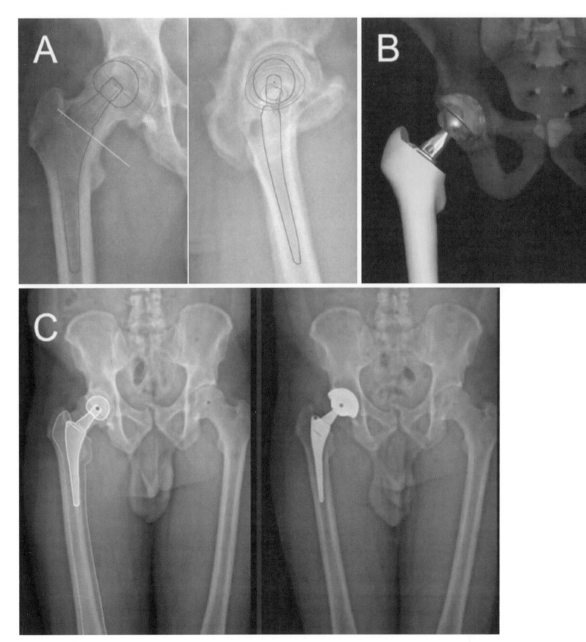

图 13.5　此图说明了在二维 EOS 图像（a）上进行的全髋关节置换的规划，以及三维渲染（b）和术后骨盆 X 线片（c）（经许可转载：E. Maury，MD，University Hospital of Montpellier，France）

个体化植入技术的准确性。如果术前三维成像不可用，假体和对侧髋关节之间的直接比较可能是有用的。然而，这种方法的作用有限，因为特定患者两个髋关节的轴向解剖参数（股骨颈和髋臼前倾角）之间的对称指数可能比原先预想的要低。尽管在个体化全髋关节置换术的术后评估中有一定实用价值，但CT是一种在仰卧位下的静态成像方式，最好与前面提到的动力位X线片一起评估特定患者的脊柱-骨盆动力学。

## 13.6 小结

传统的AP骨盆片、蛙式或髋外交叉位片是有用的，但可能无法捕捉脊柱-骨盆动力学，这对全髋关节置换术的稳定性至关重要。根据最近的研究结果，假体位置的定义"安全区"的概念已经演变成一个更动态和功能的定义。为了确定合适的患者特有的"安全区"，现代影像技术，如坐姿和站姿位的平片是必要的，以便更好地了解脊柱-骨盆动力学和选择更合适的假体定位，降低不稳定性的风险，最大限度地提高全髋关节承

重性。个体化的全髋关节假体植入应该致力于在一个与个人脊柱-骨盆动力学相匹配的"安全区"内重建正常的髋关节解剖结构。三维成像系统可用于评估个体化髋关节植入的准确性和质量。

## 13.7 临床案例

患者，男性，75岁，有腰椎神经根性疾病史，于2014年接受初次右侧THA手术。4年后，他又经历了两次不同的右全髋关节前方脱位，都是在髋关节伸展的位置发生。术前对髋关节不稳定的评估包括仰卧位AP骨盆片、右髋关节侧位，以及坐姿和站姿位正/侧位片（图13.6）。从站立姿势到坐姿的骨盆倾斜度比较，显示变化有限，意味着腰椎僵硬。此外，站立状态下，髋臼等前倾角约为35°，外展角度约为50°。考虑到髋臼位置不佳，进行了髋臼假体翻修。术中发现股骨颈是稳定完好的，予以保留；髋臼被更换为双活动髋臼假体，使用计算机导航将新假体放置在较小的前倾角和倾斜度的位置。术后恢复良好，随访6个月未再出现不稳定情况。

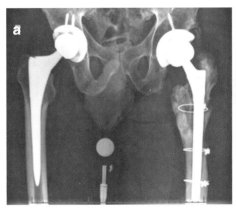
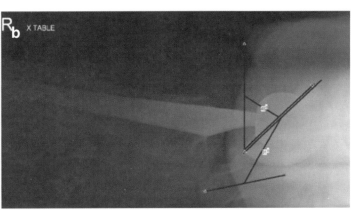

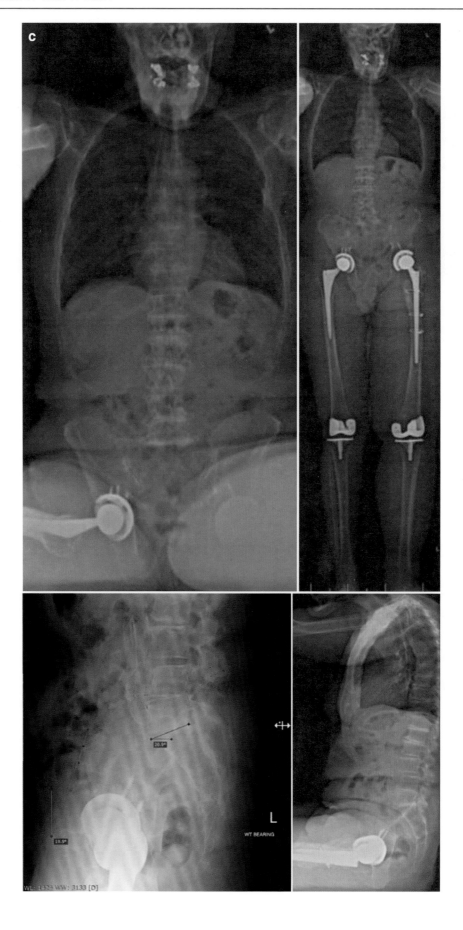

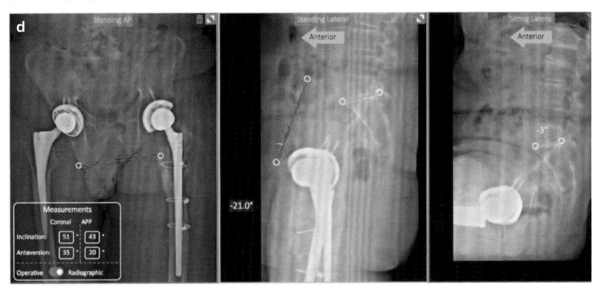

图 13.6　退行性腰椎僵硬患者行右侧全髋关节置换术前的影像学评估。（a）仰卧骨盆正位片。（b）仰卧位侧位片，显示髋臼假体前倾角，Woo 和 Morrey 法测量 48°，坐骨侧位法测量 31°。这种差异可以归因于患者仰卧位倾斜度增加。（c）拍摄 AP 片和坐立侧位片。（d）使用坐姿和站姿对比片进行软件分析（IntelliJoint），从站立到坐姿的骨盆前平面 - 骨盆倾斜角的变化是有限的，表明腰椎 - 骨盆活动度僵硬。另外，站立时髋臼假体的外展角和前倾角分别为 51° 和 35°

# 参考文献

1. Lewinnek GE, Lewis JL, Tarr R, Compere CL, Zimmerman JR. Dislocations after total hip-replacement arthroplasties. J Bone Joint Surg Am. 1978;60(2):217.
2. Weber M, Lechler P, von Kunow F, Vollner F, Keshmiri A, Hapfelmeier A, Grifka J, Renkawitz T. The validity of a novel radiological method for measuring femoral stem version on anteroposterior radiographs of the hip after total hip arthroplasty. The Bone Joint J. 2015;97-B(3):306.
3. Woerner ML, Weber M, Craiovan BS, Springorum HR, Grifka J, Renkawitz TF. Radiographic assessment of femoral stem torsion in total hip arthroplasty-a comparison of a caput-collum-diaphyseal angle-based technique with the budin view. J Arthroplast. 2016;31(5):1117.
4. Pulos N, Tiberi Iii JV 3rd, Schmalzried TP. Measuring acetabular component position on lateral radiographs—ischio-lateral method. Bull NYU Hosp Jt Dis. 2011;69(Suppl 1):S84.
5. Abdel MP, von Roth P, Jennings MT, Hanssen AD, Pagnano MW. What safe zone? The vast majority of dislocated THAs are within the Lewinnek safe zone for acetabular component position. Clin Orthop Relat Res. 2016;474(2):386.
6. Buckland AJ, Puvanesarajah V, Vigdorchik J, Schwarzkopf R, Jain A, Klineberg EO, Hart RA, Callaghan JJ, Hassanzadeh H. Dislocation of a primary total hip arthroplasty is more common in patients with a lumbar spinal fusion. The Bone Joint J. 2017;99-B(5):585.
7. DelSole EM, Vigdorchik JM, Schwarzkopf R, Errico TJ, Buckland AJ. Total hip arthroplasty in the spinal deformity population: does degree of sagittal deformity affect rates of safe zone placement, instability, or revision? J Arthroplast. 2017;32(6):1910.
8. Fujita K, Kabata T, Maeda T, Kajino Y, Iwai S, Kuroda K, Hasegawa K, Tsuchiya H. The use of the transverse acetabular ligament in total hip replacement: an analysis of the orientation of the trial acetabular component using a navigation system. Bone Joint J. 2014;96-B(3):306.
9. Kanawade V, Dorr LD, Wan Z. Predictability of acetabular component angular change with postural shift from standing to sitting position. J Bone Joint Surg Am. 2014;96(12):978.
10. Stefl M, Lundergan W, Heckmann N, McKnight B, Ike H, Murgai R, Dorr LD. Spinopelvic mobility and acetabular component position for total hip arthroplasty. The Bone Joint J. 2017;99-B(1 Suppl A):37.
11. Esposito CI, Carroll KM, Sculco PK, Padgett DE, Jerabek SA, Mayman DJ. Total hip arthroplasty patients with fixed spinopelvic alignment are at higher risk of hip dislocation. J Arthroplast. 2018;33(5):1449.
12. Pierrepont JSC, Miles B, O'Connor P, Ellis A, Molnar R, Baré J, Solomon M, McMahon S, Shimmin A, Li Q, Walter L, Marel E. Patient-specific component alignment in total hip Arthroplasty. Reconstr Review. 2016;6(4):27.
13. Lembeck B, Mueller O, Reize P, Wuelker N. Pelvic tilt makes acetabular cup navigation inaccurate. Acta Orthop. 2005;76(4):517.

14. Zheng G. Statistical shape model-based reconstruction of a scaled, patient-specific surface model of the pelvis from a single standard AP X-ray radiograph. Med Phys. 2010;37(4):1424.

15. Zheng G, Nolte LP, Ferguson SJ. Scaled, patient-specific 3D vertebral model reconstruction based on 2-D lateral fluoroscopy. Int J Comput Assist Radiol Surg. 2011;6(3):351.

# 第五部分

## 个体化膝关节置换术

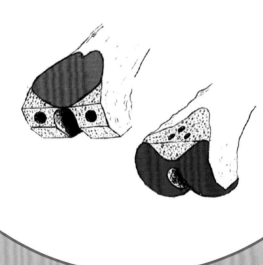

# 第14章

## 膝关节解剖和生物力学及其与膝关节置换的相关性

Vera Pinskerova and Pavel Vavrik

## 14.1 什么是正常的膝关节生物力学?

从20世纪60年代末到90年代初,当时进行了许多有关膝关节置换假体的原创设计工作,人们普遍认为膝关节的运动学涉及一个刚性四杆机制。可以理解为,当膝关节屈曲时,这个机制导致两个股骨髁经过胫骨顶部向后滚,然后伸直时前滚。这被认为是膝关节屈曲/伸直的正常特征,由于胫骨在前后方向相对不受约束,因此可进行"向后/向前滚动"。4连杆结构的概念起源于Zuppinger[1]的研究。这个概念之所以成为骨科理论知识的一部分,可能是它同时出现在许多广泛使用的教科书中的缘故。

V. Pinskerova (✉). P. Vavrik
1st Orthopaedic Clinic, 1st Faculty of Medicine,
Charles University, Prague, Czech Republic
e-mail: vera.pinskerova@lf1.cuni.cz

1941年,Brantigan和Voshell[2]报告"膝关节的旋转轴为股骨内侧髁"。他们的这一结论是基于他们观察到在膝关节屈曲时内侧半月板几乎不向前移动,而外侧半月板向后移动。从20世纪90年代后期开始,许多研究人员使用MRI和其他技术证明了Brantigan和Voshell是正确的:股骨内侧髁在膝关节0°和120°屈伸活动范围内几乎不会前后移动,而股骨外侧髁在该弧度内前后移动约20mm。膝关节从120°到完全屈曲的弧度遵循不同的运动学状态。

**膝关节表面的形状:** MRI观察到的矢状面、冠状面的形状和模式已经被局部解剖、冷冻切片[3]、3D数字化[4]和CT[5]所证实。以下对骨关节面的形状描述就是基于这项研究。矢状切面形状与屈曲/伸直有关:当弧形股骨面接触胫骨时,可能会被认为发生围绕各自圆心的单纯屈曲活动。股胫内侧间室:矢状切面上股骨内侧髁的后关节面可视为后圆形［屈曲面（the flexion facet，FF），圆心（FFC），见图14.1a］，平均半径约22mm，对应弧度110°。髁的最后面部分（弧度约24°）的半径较小，但这部分仅接触后角（极度屈曲时），不与胫骨接触，因此不是直接胫股关节的一部分［后角面（posterior horn facet，PHF）］。前面有第二个接触面，较大半径（32 mm）约50°的圆弧，即伸直面（extension facet，EF，圆心：EFC）。胫骨内侧平台，如果从中部剖开，可以看到后部平坦和水平长度超过约25mm（屈曲面，the flexion facet，FF）。该表面的后部15mm始终与半月板的后角接触（后角面，posterior horn facet，PHF）。在前方，表面向上和向前倾斜11°（伸直面，the extension facet，EF），以接触伸直时股骨的前圆形表面。股胫外侧间室：在外侧，股骨也有一个后圆形表面（FF，见

图14.1b），平均114°，半径为21mm。在前方，伸直面比内侧髁短很多，因此很难区分。股骨髁的最后面部分（后角面，PHF）同样只接触半月板的后角，而不是胫骨。关节面最前端相对平坦，完全伸直时与半月板前角和胫骨关节面前端接触（AHF）。胫骨外侧平台的中央24mm相对平坦（胫骨关节面，tibial articular facet，TAF）。在前部和后部，表面向下弯曲以容纳伸直和屈曲时半月板的前角和后角（AHF，PHF），会让人有向上凸的视觉效果，通常被描述为向上凸。

**侧副韧带：**侧副韧带在股骨的附着点位置不同。内上髁是内侧副韧带（medial collateral ligament，MCL）的附着点同时与EFC的投照点重合。从内侧看，首先股骨和胫骨伸直面之间发生接触，股骨绕EFC轴在胫骨上旋转，因此绕MCL附着点旋转（图14.2a）。在大约30°弯曲时，接触面将"转

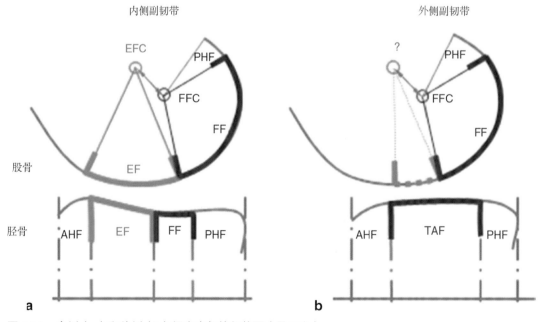

图 14.1　内侧（a）和外侧（b）间室中部的矢状面（见正文）

换"到弯曲面上，然后股骨绕FFC轴旋转（图
14.2b）。随后，内侧副韧带附着点围绕FFC
向上和向后旋转。外侧副韧带（The lateral
collateral ligament，LCL）附着在股骨外上髁
处。这与股骨屈曲面圆心（FFC）相吻合，即
横贯髁轴的入口点。在完全伸直时，外侧副
韧带紧绷。当膝关节屈曲时，股骨外侧髁后
移。屈曲约90°时外侧副韧带变得更垂直，

韧带明显松弛。当弯曲至120°时，股骨髁
"滑落"到胫骨后圆面上滚动，外侧副韧带
进一步松弛。因此，内侧副韧带（至少其前
浅表部分[6]）在屈曲时保持紧绷，而外侧副韧
带在屈曲时松弛。

**髁的相对运动：** 在本综述中已从整
个下肢的角度考虑膝关节的运动。如果单
独考虑，膝关节运动包括旋转、平移和轴

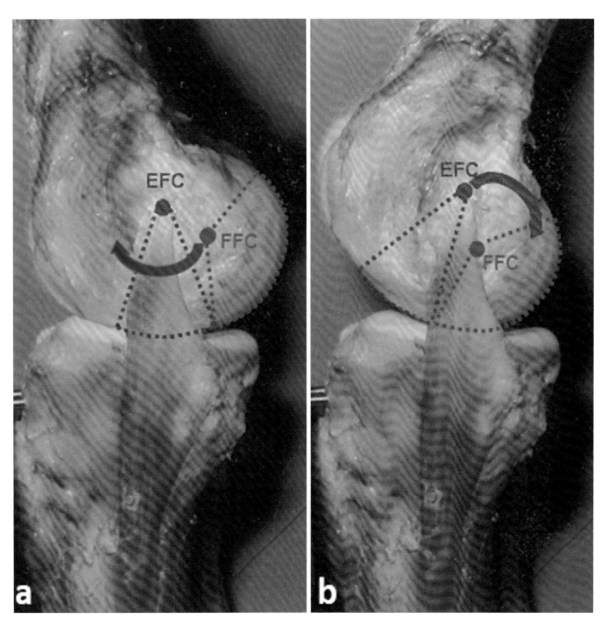

图14.2　从内侧观察膝关节在伸直（a）和屈曲30°（b）时显示内侧副韧带股骨附着点的位置（见正文）

线运动，可用来描述作为接触区域的位置和股骨髁的运动。本节主要讨论了后者。膝关节的运动可分为三个功能弧：伸直末期[1]、主动弯曲弧[2]和被动弯曲弧[3]。

**伸直末期：** 从主体的被动伸直极限开始。从5°的屈曲到5°的过伸。弧线具有特殊性：接触面不同于主动屈曲弧线中的接触面；纵向旋转和屈曲之间被认为存在几乎必然联系。总是有股骨内旋的趋势。磁共振图像显示，发生旋转是由于股骨外侧髁持续向前移动，而股骨内侧髁不会前后移动。为了达到完全伸直，股骨内侧髁必须"垒"到向上倾斜的胫骨髁上（图14.3a）；股骨外侧髁向前滚动到平坦的胫骨面上（图14.3b）。最后，当终末旋转结束时，两个股骨髁前后固定，这显然有助于稳定膝关节。

**主动屈曲弧：** 在主动屈曲弧线中，股骨内侧髁可被视为一个球体，旋转产生屈曲、纵向旋转和轻度内翻的组合（外侧悬空）。它几乎不平移，因此类似于受限制的球窝关节。外侧髁滚动但也前后"滑动"。这允许绕穿过内侧球面中心（FFC）的纵轴进行旋转，沿绕贯穿两个FFCs的轴线进行屈曲（因为股骨表面是圆形的并保持与胫骨接触）。在负重和非负重情况下，股骨内侧髁前后平移不超过7.1 mm[7]。股骨外侧髁也围绕其FFC转动，同内侧髁相比，它通过滚动和滑动的混合方式后移约15 mm[7,8]。因此，在10°和120°之间，股骨沿内侧轴外旋（胫骨内旋）约30°（图14.4）。在膝关节负重下蹲时，虽然股骨外侧髁的向后运动可能更早发生，但一般的运动模式还是相同的[9]。在90°时，胫骨可自由纵向旋转20°～30°，而不

伴有屈曲。

**被动屈曲弧：** 此范围始于110°～120°的过渡区域，并一直持续到膝关节的被动活动极限。弧线完全是被动的。大腿肌肉在对抗重力作用下只能屈曲膝关节到约120°。在120°～160°的屈曲范围内，股骨内侧髁的屈曲关节面中心向后移动约5mm，并上升至内侧半月板后角。在屈曲160°时，后角被挤压至股骨和胫骨之间的滑膜隐窝中（图14.3c）。这限制了膝关节屈曲范围。股骨外侧髁也向后滚动，外侧半月板的后角随股骨髁一起移动。两者都沿胫骨的弧形后缘下移（图14.3d）。120°～160°之间的运动和160°时的解剖学位置均不是前期运动超过120°的运动学延续。因此，过度屈曲是一个独立的屈曲弧线。此弧线的解剖和功能特征表明，很难设计一种允许从0°到160°生理运动的全膝关节置换植入物[10]。从完全伸直到160°屈曲的即时轴的位置：股骨髁由两个圆弧（EF和FF）组成，这些圆弧形成关节面。弯曲的瞬时轴穿过其中心（EFC和FFC）。轴线的前后位置通过其垂线和胫骨后方皮质的间距来测量。在内侧，从完全伸直到120°，96%的运动模式是滑动，这使得将轴垂直定位在接触的股骨面的几何中心（即EFC或FFC）处是合理的近似值。在外侧，从完全伸直到屈曲120°，有大约40%的滚动，这表明该轴位于中心和接触点之间的大约一半位置。轴的投照点将在前后方向上位于几何中心的垂直下方，即在垂直于胫骨接触面的线上。在被动屈曲弧度（从120°到160°）中，当两个股骨髁都后滚，屈曲轴的投照点似乎位于股骨内侧和外侧关节面的极

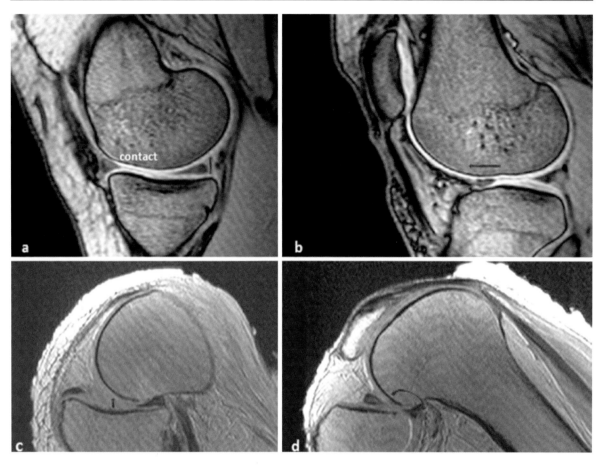

图 14.3 膝关节过伸位内侧间室（a）和外侧间室（b）MRI 矢状位影像；膝关节屈曲 140° 内侧间室（c）和外侧间室（d）MRI 矢状位影像

后部[10]。

**纵向旋转**：纵向旋转可分为伴随屈曲的旋转和独立于屈曲的旋转。我们指的是相对于胫骨而言股骨髁的旋转，而不是指屈曲轴。纵向旋转轴平行于胫骨的长轴。0 可能被定义为 0° 屈曲时股骨髁的旋转位置。换句话说，0 可以被定义为股骨髁相对于额状面的旋转位置。从伸直到 120° 屈曲，股骨内侧髁不会前后移动，而外侧髁向后移动 18 mm。图 14.4 显示了膝关节从 –5° 到 140° 屈曲时内侧和外侧 FFC 的连接线在胫骨髁上的投影。如果假设胫骨固定，则股骨倾向于向

外旋转 20°。在伸直末期的弧形中，股骨向外旋转约 7°。纵向旋转和屈曲之间被认为存在近乎必然的联系。在主动屈曲弧中，胫骨（股骨）可纵向自由旋转 20° ~ 30°，而不伴屈曲。因此，通常伴随屈曲的胫骨轴向旋转（Longitudinal Rotation，LR）并不是必需的。在被动屈曲弧期间，由于股骨内侧髁比外侧髁多向后移动约 3mm，从 120° 到 160° 的屈曲会发生股骨的轻度内旋[10]。

**内翻/外翻旋转**：完全伸直时，内侧及外侧副韧带都紧绷，因此几乎不会发生内翻/外翻旋转。当膝关节屈曲时，外侧副韧带变得

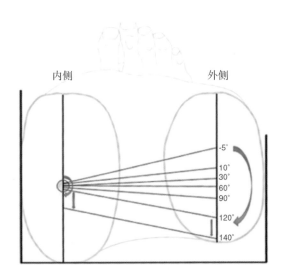

内侧　　　　　　　　外侧

-5°
10°
30°
60°
90°
120°
140°

图 14.4　胫骨上面观显示 -5° 至 140° 屈曲时屈曲轴的位置（见正文）

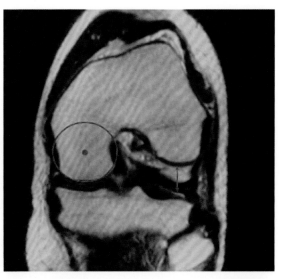

图 14.5　膝关节屈曲 90° 施加内翻应力时志愿者的膝关节冠状面 MRI，外侧副韧带松弛，因此股骨可以同外侧胫骨分离

松弛，不仅可以绕着中轴纵向旋转，而且可以内翻旋转。图14.5显示了屈曲膝关节90° 的情况下向胫骨施加内翻力的膝关节冠状面。

膝关节外侧间隙平均打开了6.7° （所谓的抬起）。外翻应力下内侧关节间隙平均仅打开2.1mm[11]。因此，外侧和内侧屈曲间隙之间存在明显的不对称性。这种不对称性可以由外侧副韧带的松弛和膝关节骨面的形状来解释。在冠状面，股骨内侧髁的后部也是球形的。因此，内翻旋转围绕穿过该球形中心的轴发生。完全屈曲时，膝关节内翻/外翻运动在志愿者膝关节完全屈曲且外力作用于胫骨产生膝内翻和膝外翻情况下测量[10]。在外翻应力下内侧间室未检测到移位，但在内翻应力下膝关节外侧间室打开了10mm。这与观察到的侧副韧带张力变化相吻合。

最后，在主动屈曲弧中，我们可以定义三个相互垂直的运动轴（图14.6）。它们相交于股骨内侧髁后部的中心（FFC）。

## 14.2　膝关节解剖结构存在个体间的差异吗？

胫股关节在解剖学、组织特性、关节动力学和运动学方面存在很大的个体差异。 它受关节内和关节外参数的影响。

人们越来越关注股骨远端的形状差异，特别是在种族和性别之间的差异。文献数据表明，无论女性膝关节的大小如何，但都比男性的窄[12,13]。据报道，女性窄膝关节进行的标准全膝关节置换术（TKA）会导致股骨组件内外侧（mediolateral，ML）突出[14]。Bellemans等人[15]认为，除了性别之外，还有其他因素也会影响膝关节的形状，可以通过形态变异来解释每种性别内部存在的差异。形态特征是基于骨盆宽度/腿总长度的比值。无论性别如何，短宽型（肥胖型体质）患者膝关节较宽，而长窄型（消瘦型体质）患者

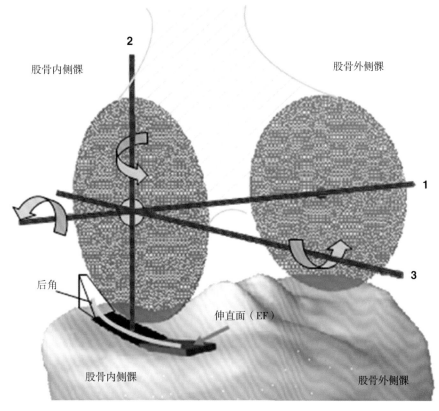

图 14.6 膝关节模型，显示主动屈曲弧中三个运动轴的方向：1. 屈曲轴；2. 纵向旋转轴；3. 内翻 / 外翻轴。它们大致在股内侧髁的后部中心相交

膝关节较窄。形态类型可显著预测股骨纵横比，但对胫骨的纵横比预测较差。Lancaster和Nunley[16,17]报道了正常膝关节胫骨内侧髁的伸直和屈曲面（EFA）之间的角度差异很大，与年龄无关。EFA增加［即较陡的伸直面（EF）］同MRI证实的前内侧骨关节炎有关。尽管因果关系尚未得到证实，但Lancaster推测，更陡的角度会增加站立时EF的负荷持续时间和胫股界面剪切力。Eckhoff等人[18]认为，所谓的膝关节"倾斜度"存在差异，定义为在膝关节伸直时胫骨相对于股骨的静态旋转。在前膝痛患者中胫骨相对于股骨的外旋角度显著增加。 总而言之，胫股关节顺应性存在很大的个体变异，在大多数

人身上如果想准确复制原生关节的顺应性，将需要多样的TKA组件尺寸和形状。

## 14.3 何时重建和何时不重建膝关节整体解剖结构?

由此可见，首先，在描述膝关节的运动时，必须注意确定是研究接触点还是髁，因为两者的运动不同，骨骼的运动不能仅从接触区域来推断；其次，可以设计一个全膝关节替代植入物以复制髁的运动或者复制接触区的运动是可能的，但是同时复制两者，即近似正常状态，这可能是不可能的。

TKA手术成功的关键是要达到正确的力

线、适当的平衡和畸形矫正。

在TKA中应用Insall等人[19]介绍的机械力学对线（Mechanical alignment，MA）实现了在新关节线上的均匀载荷分布。然而，部分患者仍然对结果感到失望。Bellemans[20]报告说，越来越多的证据表明，对于许多患者来说，中立位对线并不正常。对于所谓的整体性内翻的患者，恢复中立位对线可能不是最好的选择，因为这对他们来说是不正常的。运运动学对线的发展旨在整个运动弧中提供适当平衡的TKA。运运动学对线的概念是股骨部分根据功能性股骨横轴对线股骨远端和后部关节线，同时胫骨部分关节线对线到正常或关节炎前状态，从而恢复正常的膝关节功能。

在没有严重的骨缺损和韧带松弛的原发性骨关节炎患者中，通过保持正常的韧带松弛度的运运动学对线方式进行膝关节置换可能是一种有吸引力的选择。

但是，某些情况（例如创伤后关节炎或类风湿关节炎）常常伴有严重的畸形、骨缺损、挛缩和不稳。这些情况很难通过仅松解软组织达到平衡，即使在初次TKA中也需要限制性假体。为了矫正内翻畸形，在TKA过程中常应用包括内侧软组织结构逐步松解和多针穿刺等各种技术。有正确的紧张度的MCL是代表正常膝关节运动力学恢复的基本条件。因此，适当的内侧松解后再使用解剖学设计假体是一种可选择的方法，因为内侧间室的主要稳定结构得到保留。

在TKA中固定性外翻畸形的矫正是一项艰巨的任务。已经描述了多种恢复肢体对线和纠正不稳定性的技术，包括外侧软组织松解，股骨外侧滑移截骨，上髁截骨术，内侧副韧带的重建以及最后使用限制性髁假体的各种技术。

很少有数据可以描述严重外翻膝关节的运动学。Baier[21]描述了屈曲过程中矛盾的纵向旋转，表明外翻膝关节绕外侧轴旋转。假设侧副韧带在屈曲过程中表现相反（即MCL松弛而LCL保持紧绷），想用绕内侧髁旋转设计的膝关节假体使膝关节恢复到自然的运动，即使不是不可能，也将是非常困难的。在这种情况下，限制性髁膝关节假体设计是最终选择。

## 14.4　全膝关节置换能够重建膝关节的生理运动吗？

全膝关节置换术已经开展了50多年。该手术成功地缓解了病人的疼痛，但是骨科医生和病人都在继续寻求更好的功能结果。然而，TKA术后膝关节不太容易获得"被遗忘"的临床效果，而全髋关节置换术后髋关节"被遗忘"是很常见的。

多个体内研究表明，机械力学对线（MA）的TKA与正常膝关节的运动学模式有很大差异[22]。Pritchett[23]分析了接受MA-TKA患者的偏好。在688例接受双侧膝关节置换术的患者中（排除不良结果后），大多数患者认为一个膝关节比另一个更差。他们把这归因于膝下感觉异常，乏力，上下楼梯困难，或不太稳定。有趣的是，所有患者偏好的膝关节都是a-p稳定设计：所有的患者偏好都倾向于使用ACL-PCL假体保留两个交叉韧带，或用内侧旋转设计代替。

传统的膝关节置换设计，即后交叉韧带（PCL）保留和PCL替代膝关节，未能重现正常的膝关节运动学。TKA术后前交叉韧带缺失导致膝关节屈曲时股骨向前运动，即所谓的反常运动。不管怎样，关节过多的松弛会导致聚乙烯过早磨损和膝关节不稳，从而导致持续性疼痛和长期不良结果。

为提高前后稳定性，提出了保留前后交叉韧带的全膝关节置换术。然而，由于保留交叉韧带的张力不可预测，近几十年来它并没有得到广泛的应用。前交叉韧带张力过高或过低会导致保留前后交叉韧带的人工膝关节僵硬或不稳定。

为了减少运动过程中骨-植入物界面的异常应变，设计了可移动聚乙烯半月板衬垫的人工膝关节置换假体，该衬垫与股骨金属假体和胫骨金属托盘相关联。

然而，现已描述了相对较高的机械性并发症发生率（包括股骨组件松动，大弧度屈曲时胫股脱位和内植入物断裂）[25]。

膝关节的稳定性和运动学取决于肌肉组织、周围韧带、假体定位和关节面的几何形状。由于TKA手术现在可以在更年轻、更活跃的患者身上进行，因此合适的前后稳定性和自然的轴向旋转模式是良好髌骨轨迹和改善膝关节屈曲的基础。

因此，TKA设计应提供前后稳定性同时允许纵向旋转，即重现生理膝关节的运动方式。该概念基于内侧的球窝几何结构和外侧较少的约束，使纵向旋转围绕内侧轴。该运动方式是可能的，因为LCL在膝关节屈曲时是松弛的。完全吻合的内侧间室和平坦的胫骨外侧关节表面，以及紧密的MCL和松弛的LCL的结合，使得膝关节屈曲时伴随着股骨绕稳定的内髁外旋。增加的接触面积减少了接触应力和随后的线性聚乙烯磨损。

完全吻合的内侧结构设计既不能重建正常的膝关节解剖结构，也不能再现完全伸展时的运动轨迹。然而，TKA重建了完全伸直时股骨内侧髁的前部"垒"到胫骨伸直面上，会增加胫骨假体前唇的负荷，导致聚乙烯过度磨损。在深屈时，内侧顺应性的关节有利于控制股骨的前后位置。

随着成像和图像处理技术的改进，针对患者个体化的截骨指导和个体化的植入假体得到了发展，目的是创造与膝关节的生理解剖结构和运动学极为相似的关节表面。

总之，提供稳定一致膝关节运动学的全膝关节置换是获得良好长期临床效果的基本条件。

# 参考文献

1. Zuppinger H. Die aktive flexion im unbelasteten Kniegelenk. Bergmann: Züricher Habil. Schr. Wiesbaden; 1904. p. 703–63.
2. Brantigan OC, Voshell AF. The mechanics of the ligaments and menisci of the knee joint. J Bone Joint Surg. 1941;23:44.
3. Iwaki H, Pinskerova V, Freeman MAR. Tibio-femoral movement 1: the shapes and relative movements of the femur and tibia in the unloaded cadaver knee. J Bone Joint Surg. 2000;82B(8):1189–95.
4. Martelli S, Pinskerova V. The shapes of the tibial femoral articular surfaces in relation to tibiofemoral movement. J Bone J Surg. 2002;84B:607–13.
5. McPherson A, Karrholm J, Pinskerova V, Sosna A, Martelli S. Imaging knee motion using MRI, RSA/CT and 3D digitization. J Biomech. 2005;38(2):263–8.
6. Gardiner JC, Weiss JA, Rosenberg TD. Strain in the human medial collateral ligament during valgus loading of the knee. Clin Orthop Rel Res. 2001;391:266–74.

7. Johal P, Williams A, Wragg P, Gedroyc W, Hunt M. Tibio-femoral movement in the living knee. An in-vivo study of weight bearing and non-weight bearing knee kinematics using 'interventional' MRI. J Biomech. 2005;38(2):269–76.

8. Kurosawa H, Walker PS, Abe S, Garg A, Hunter T. Geometry and motion of the knee for implant and orthotic design. J Biomech. 1985;18(7):487–99.

9. Hill PF, Vedi V, Iwaki H, Pinskerova V, Freeman MAR, Williams A. Tibio-femoral movement 2: the loaded and unloaded living knee studied by MRI. J Bone Joint Surg. 2000;82B(8):1196–8.

10. Pinskerova V, Samuelson KM, Stammers J, Maruthainar K, Sosna A, Freeman MAR. The knee in full flexion an anatomical study. J Bone Joint Surg. 2009;91B(6):830–4.

11. Tokuhara Y, Kadoya Y, Nakagawa S, Kobayashi A, Takaoka K. The flexion gap in normal knees: a MRI study. J Bone Joint Surg. 2004;86B:1133–6.

12. Dargel J, Joern WPM, Feiser J, Ivo R, Koebke J. Human knee joint anatomy revisited: morphometry in the light of sex-specific Total knee arthroplasty. J Arthroplast. 2011;26(3):346–53.

13. Guy SP, Farndon MA, Sidhom S, Al-Lami M, Bennett C, London NJ. Gender differences in distal femoral morphology and the role of gender specific implants in total knee replacement: a prospective clinical study. Knee. 2012;19(1):28–31.

14. Koninckx A, Deltour A, Thienpont E. Femoral sizing in total knee arthroplasty is rotation dependent. Knee Surg Sports Traumatol Arthrosc. 2014;22(12):2941–6.

15. Bellemans J, Carpentier K, Vandenneucker H, Vanlauwe J, Victor J. The John Insall Award. Both morphotype and gender influence the shape of the knee in patients undergoing TKA. Clin Orthop Relat Res. 2010;468:29–36.

16. Lancaster BJA, Cottam HL, Pinskerova V, Eldridge JDJ, Freeman MAR. Variation in the of the tibial plateau. A possible factor in the development of antero-medial osteoarthritis of the knee. J Bone Joint Surg. 2008;90B(3):330–3.

17. Nunley RM, Nam D, Johnson SR, Barnes CL. Extreme variability in posterior slope of the proximal tibia: measurements on 2395 CT scans of patients undergoing UKA. J Arthroplast. 2014;29:1677–80.

18. Eckhoff DG, Brown AW, Licoyne RF, Stamm ER. Knee version associated with anterior knee pain. Clin Orthop Relat Res. 1997;339:152–5.

19. Insall JN, Binazzi R, Soudry M, et al. Total knee arthroplasty. Clin Orthop Relat Res. 1985;192:13–2.

20. Bellemans J. Neutral mechanical alignment: a requirement for successful TKA: opposes. Orthopedics. 2011;34:e507–9.

21. Baier C, Benditz A, Koeck F, Keshmiri A, Grifka J, Maderbacher G. Different kinematics of knees with varus and valgus deformities. J Knee Surg. 2018;31(3):264–9.

22. Blakeney W, Clément J, Desmeules F, Hagemeister N, Rivière C, Vendittoli PA. Kinematic alignment in total knee arthroplasty better reproduces normal gait than mechanical alignment. Knee Surg Sports Traumatol Arthrosc. 2019;27(5):1410–7.

23. Pritchett JW. Patient preferences in knee prostheses. J Bone Joint Surg. 2004;86B(7):979–82.

24. Okada Y, Teramoto A, Takagi T, et al. ACL function in bicruciate-retaining total knee arthroplasty. J Bone Joint Surg Am. 2018;100:e114(1-7) d.

25. Chang CW, Lai KA, Yang CY, et al. Early mechanical complications of a multidirectional mobile-bearing total knee replacement. J Bone Joint Surg. 2011;93-B(4):479–83.

# 第15章
# 全膝关节置换术的未来

William G.Blakeney and Pascal-André Vendittoli

**关键点：**

- 膝关节置换经过五十多年发展，我们仍然无法可靠地为患者提供被遗忘的膝关节。

- 更好地了解人体解剖结构将有助于在假体植入过程中明确手术目标。

- 精确的手术辅助工具，例如计算机导航，个体化工具或机器人技术，对于实现每个患者的个体化目标将非常有价值。

- 更接近解剖学的外科手术和假体可能更好地再现原生关节运动学。

- 改善围手术期护理并减少不良事件将仍然是成功进行膝关节置换的主要因素。

- 膝关节置换术的未来取决于我们恢复患者特定膝关节解剖和功能的能力。

## 15.1 引言

尽管全膝关节置换术（TKA）被认为是一种具有成本-效益的干预措施，但大多数患者并未真正感受到自然的关节，据报道，多达20%的患者对置换后的效果感到不满意[1,2]。对TKA进行的步态分析的系统回顾表明，患者与正常对照组相比在运动学上存在显著差异[3]。由于过去我们在知识和技术上都存在明显不足，因此我们远远没有达到使用TKA复制正常的膝关节运动学的水平。TKA功能和患者满意度的这些局限性促使我们重新启动整个开发过程。随着我们对膝关节解剖学和生物力学了解的增加，

W. G. Blakeney · P.-A. Vendittoli (✉)

Department of Surgery, Montreal University, CIUSSS-de-L'Est-de-L'Ile-de-Montréal, Hôpital Maisonneuve Rosemont, Montréal, QC, Canada

Department of Surgery, Albany Health Campus, Albany, WA, Australia

可能会提供更多改善TKA疗效的方法。假体的设计需要进一步改进，从而达到重现原生膝关节解剖结构和运动学的目的。导航、患者匹配的工具和机器人技术等更精确的手术技术需要进一步完善。 TKA的未来将是创造更自然的膝关节，从而提高患者的满意度，并最终实现"被遗忘的"关节。

## 15.2　历史观点

膝关节的解剖结构及其运动学很复杂，人们对此知之甚少。个体间正常的解剖结构变化很大，而病理变化进一步增加了其变异性[4-6]。20世纪70年代推出TKA手术时，器械的精密度很差，并且植入错误也很常见[7]。因此，当时的关注点是植入物的在位率，而不是再现正常的膝关节解剖和功能。

为了简化手术，外科医生选择股骨和胫骨正中切口，以创造垂直的屈伸间隙和正中机械轴。患者个体的解剖结构没有被重建，重点是程序的标准化。内外侧和屈伸关节间隙失衡与机械力学对线导致的骨骼解剖改变有关[8]。后来多种软组织松解技术被开发出来，以使患者的软组织适应非解剖性截骨。

膝关节的解剖结构在个体间有很大的差异。在全膝关节置换术（TKA）中精确地恢复个体解剖结构可以提高膝关节的稳定性、运动学和临床功能。因此，TKA的未来应该着眼于通过个体化的关节置换来恢复个体解剖结构。目前，人们对TKA对线的新方法产生了浓厚的兴趣。在未来，这种兴趣可能会随着从传统的机械力学对线向个体化或运运动学对线的转变而扩

大[9]（图15.1）。第24、25和26章对这些对线原理进行了详细描述和讨论。作者认为限制性运运动学对线方案提供了恢复患者肢体解

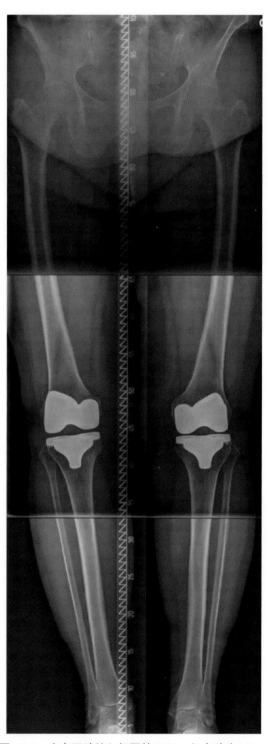

图 15.1　患者双膝植入相同的 TKA，但右膝为 MA，左膝为 KA。患者更喜欢左膝，关节活动度得到了更早恢复，临床分数较高

剖结构的优势，但仍需在安全范围内，这可避免因复制极端的病理状态而可能导致的早期失败。

传统的TKA工具只能将外科医生限制在标准的对线范围内，因此需要新的方法和技术来实现针对患者的个体化对线。

## 15.3 精密技术

由于出现了用计算机导航、个体化工具（patient-specific instrumentation，PSI）和机器人技术的新技术，外科手术的精确度得以提高。这些技术使外科医生能够对膝关节置换进行个体化对线，以复制个体的解剖结构。对这些技术的进一步研究和完善将决定未来哪种技术将是最佳的。

有大量证据表明，计算机导航比传统工具具有更高的精度[10]，但仅有有限的证据表明计算机导航可以转化为更好的临床结果[11]。机器人技术在骨科手术中的应用是最近才出现的，因此，目前在文献中几乎没有证据表明其有效性。与在术中进行设计的计算机导航或机器人手术相比，PSI的优势是术前完成所有设计，从而使手术过程标准化。这可能会缩短操作时间。

毫无疑问，提高手术的准确性是一个重要的目标，但这种更高的准确性并不总是能带来更好的临床结果[12]，原因是我们朝向的是错误的目标（图15.2）。如果这种植入物的方向与改善患者的满意度没有联系，那么实现准确的髋膝关节置换的价值将是有限的。将每个患者进行个体化对线作为心中的新目标，提高精确度可能就会显现出其价值。

在最近的一项研究中，我们将一组利用计算机导航辅助的运运动学对线或机械力学对线技术植入的36例全膝关节置换（单一半径，CR）患者与170例健康对照组进行了步态中的运动学参数的比较[13]。18例运运动学对线的全膝关节置换患者按性别和年龄与18例机械力学对线的全膝关节置换患者相匹配。使用Knee KG™（Emovi，Laval，加拿大）框架和软件评估膝关节运动（图15.3）。与健康膝关节相比，运动力学对线组在运动的矢状面运动范围、最大屈曲、外展内收曲线或胫骨外旋方面没有显示出明显的膝关节运动学差异。相反，机械力学对线组与健康组相比在膝关节运动学上有几个显著差异：矢状面运动范围较小（49.1° vs 54.0°，P=0.020），最大屈曲度减小（52.3° vs 57.5°，P= 0.002），内收角增加（2.0°～7.5° vs −2.8°～3.0°，P<0.05）和胫骨外旋转增加（平均2.3°±0.7°，P <0.001）。运动学对线组的术后KOOS评分显著高于机械力学对线组（74.2 vs 60.7，P= 0.034）。这样的结果表明，更好地恢复个体的膝关节解剖结构和韧带张力可以改善膝关节的运动学和临床效果，使患者更满意。

另一方面，使用非解剖假体设计来实现患者个体化假体植入是没有意义的。在这条前进道路上，下一个合乎逻辑的步骤将是用个体化的植入物来重现个体的解剖结构。

## 15.4 定制假体

使用定制假体重建原生膝关节解剖学和运动学已成为全膝关节置换中的一项

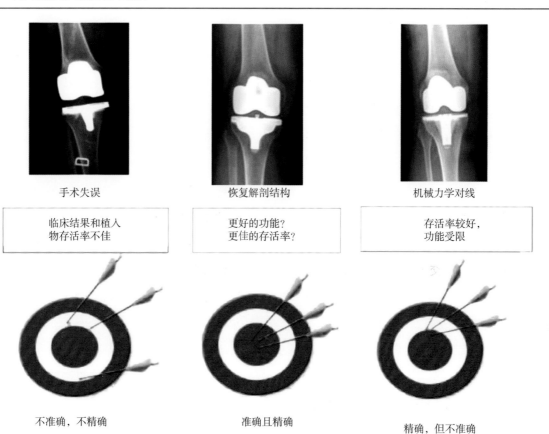

手术失误 | 恢复解剖结构 | 机械力学对线

| 临床结果和植入物存活率不佳 | 更好的功能？更佳的存活率？ | 存活率较好，功能受限 |

不准确，不精确 | 准确且精确 | 精确，但不准确

图 15.2　左侧 X 线片显示了手术失误，对应下面的目标为缺乏精确性。右侧的 X 线片显示了一个很好的机械力学对线的全膝关节置换植入精确，但远离靶心。中间图，一个运运动学对线的全膝关节置换精确地实现了病人的解剖结构恢复。

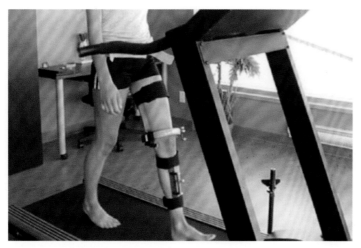

图 15.3　患者左膝佩戴 Knee KG ™设备在跑步机上行走，以评估膝关节运动学参数

新技术。将植入物几何结构与骨解剖结构相匹配有助于下肢力线恢复到关节炎前的状态。在第19和22章讨论了这种患者个体化植入物的优点。其中包括优化的植入物以适合原生骨结构，避免假体突出或覆盖不足。通过避免由于不对称的截骨而造成的切除性松弛，使韧带平衡得到改善。恢复膝关节的自然曲率半径可以改善中段屈曲稳定性和运

动学参数。恢复原生股骨旋转和定制的滑车可能使髌股轨迹得到改善。

膝关节的解剖结构因性别、种族和体型而异[14,15]。此外，在这些群体中，存在亚稳态变异，因此每个个体都有独特的解剖几何结构[16]。这意味着定制假体有利于复制这种个体变异。

尽管这些定制的假体重建了骨性解剖结构和原本的膝关节力线，但它们仍需切除交叉韧带。切除交叉韧带会影响膝关节的运动学参数。也许，通往更自然、更容易被遗忘的关节的"道路"应该从保护交叉韧带开始。

保留前后交叉韧带的全膝关节置换术并不是一个新的技术，但正如Pritchett等人在第23章中指出的，有许多新的假体设计。这种膝关节置换的一些历史设计曾出现过较高的失败率。其中有一部分原因是由于技术上难以将交叉韧带保留而导致的。然而，有证据证明如果操作正确，能够达到极好的运动功能及长期的使用寿命。

保留交叉韧带可确保所有膝关节韧带处于正常的紧张度。同时重力的传递及运动学参数也更接近生理结构。传统CR（cruciate-retaining）设计的TKA常常表现出屈曲度增加时矛盾的前滑动和股骨假体的反向旋转[17,18]。

ACL缺失引起后交叉韧带无法被适度抵消和假体几何形状变化[19]，从而导致这种连贯的运动改变。

患者特定/定制设计保留交叉韧带的TKA有助于植入并减少特定并发症（例如胫骨粗隆骨折）的风险，这可能是重建正常膝关节运动学的一种解决方案。

## 15.5 优化围手术期护理

全膝关节置换手术的许多进展都围绕着围手术期护理的优化进行，这使得关节置换术后的住院天数大大减少。在全膝关节置换手术中引入快速术后康复（ERAS）的理念，将患者的满意度提高到了允许他们当天回家的水平（图15.4）。

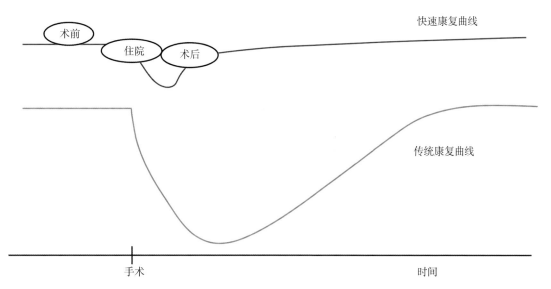

图 15.4 ERAS 方案旨在减少手术对患者功能的影响，患者将更快地恢复到术前状态

在我们的机构中实施ERAS方案对患者的预后产生了巨大影响。根据Clavien-Dindo量表、医院服务水平和治疗费用评定等级，我们将最初120例ERAS短期住院的全髋关节置换术或全膝关节置换术患者与匹配的150例前期进行的全髋关节置换术或全膝关节置换术患者进行对照研究[20]。与对照组相比，ERAS组1级和2级并发症发生率较低（平均0.8 *vs* 3.0，*P*<0.001）。两组3、4、5级并发症发生率无明显差异。ERAS短期住院组的平均住院时间，THAs组减少了2.8天（0.1 *vs* 2.9天，*P*<0.001），TKAs组减少了3.9天（1.0 *vs* 4.9天，*P*<0.001）。通过ERAS短期住院方案，平均直接医疗成本的估计减少量为：每例全髋关节置换 1489 CND和每例全膝关节置换4206 CND。在我们机构为正在接受全髋关节置换或全膝关节置换的患者实施ERAS短期住院方案不仅可以缩短住院时间，还可以改善患者护理水平和降低直接医疗费用。

成功的ERAS计划需要麻醉医生、外科医生、理疗师、护士和医院管理人员之间的多学科合作。膝关节置换术的未来是改善围手术期护理，以实现"无痛无风险的手术"的最终目标[21]。

## 15.6　小结

目前，全膝关节置换手术的最初目标：提供可靠的假体并具有良好的存活率已经实现。这是令人兴奋的时刻。因此，重点应转移到改善患者功能，运动学参数和满意度。利用新的精密技术和在保留软组织和韧带情况下复制生理力线和解剖结构是该领域当前和未来的发展方向。膝关节置换术的未来方向将是个体化的关节重建。一个个体化/定制的假体按照精确匹配患者解剖结构进行植入，结合一套整体围手术期护理模式，有望成为关节置换手术的圣杯：被遗忘的或轻松自如的膝关节。

## 参考文献

1. Collins M, Lavigne M, Girard J, Vendittoli PA. Joint perception after hip or knee replacement surgery. Orthop Traumatol Surg Res. 2012;98:275–80.
2. Bourne RB, Chesworth BM, Davis AM, Mahomed NN, Charron KDJ. Patient satisfaction after total knee arthroplasty: who is satisfied and who is not? Clin Orthop Relat Res. 2010;468:57–63.
3. McClelland JA, Webster KE, Feller JA. Gait analysis of patients following total knee replacement: a systematic review. Knee. 2007;14:253–63.
4. Bellemans J, Colyn W, Vandenneucker H, Victor J. The Chitranjan Ranawat award: is neutral mechanical alignment normal for all patients? The concept of constitutional varus. Clin Orthop Relat Res. 2012;470:45–53.
5. Almaawi AM, Hutt JRB, Masse V, Lavigne M, Vendittoli P-A. The impact of mechanical and restricted kinematic alignment on knee anatomy in total knee arthroplasty. J Arthroplast. 2017;32:2133–40.
6. Eckhoff DG, Bach JM, Spitzer VM, et al. Three-dimensional mechanics, kinematics, and morphology of the knee viewed in virtual reality. J Bone Joint Surg Am. 2005;87(Suppl 2):71–80.
7. Robinson RP. The early innovators of today's resurfacing condylar knees. J Arthroplast. 2005;20:2–26.
8. Blakeney W, Beaulieu Y, Puliero B, Kiss MO, Vendittoli PA. Bone resection for mechanically aligned total knee arthroplasty creates frequent gap modifications and imbalances. Knee Surg Sports Traumatol Arthrosc. 2019. https://doi.org/10.1007/s00167-019-05562-8.
9. Rivière C, Vigdorchik JM, Vendittoli PA. Mechanical alignment: The end of an era! Orthop Traumatol Surg Res. 2019;105(7):1223–6.
10. Hetaimish BM, Khan MM, Simunovic N, Al-Harbi HH, Bhandari M, Zalzal PK. Meta-analysis of navigation vs conventional total knee arthroplasty. J Arthroplast. 2012;27:1177–82.
11. de Steiger RN, Liu YL, Graves SE. Computer navigation for total knee arthroplasty reduces revision rate for patients less than sixty-five years of age. J Bone Joint Surg Am. 2015;97:635–42.

12. Abdel MP, Ollivier M, Parratte S, Trousdale RT, Berry DJ, Pagnano MW. Effect of postoperative mechanical axis alignment on survival and functional outcomes of modern total knee arthroplasties with cement: a concise follow-up at 20 years. J Bone Joint Surg Am. 2018;100:472–8.

13. Blakeney W, Clement J, Desmeules F, Hagemeister N, Riviere C, Vendittoli PA. Kinematic alignment in total knee arthroplasty better reproduces normal gait than mechanical alignment. Knee Surg Sports Traumatol Arthrosc. 2019;27(5):1410–7.

14. Leszko F, Hovinga KR, Lerner AL, Komistek RD, Mahfouz MR. In vivo normal knee kinematics: is ethnicity or gender an influencing factor? Clin Orthop Relat Res. 2011;469:95–106.

15. Bellemans J, Carpentier K, Vandenneucker H, Vanlauwe J, Victor J. The John Insall Award: both morphotype and gender influence the shape of the knee in patients undergoing TKA. Clin Orthop Relat Res. 2010;468:29–36.

16. van den Heever DJ, Scheffer C, Erasmus P, Dillon E. Classification of gender and race in the distal femur using self organising maps. Knee. 2012;19:488–92.

17. Yoshiya S, Matsui N, Komistek RD, Dennis DA, Mahfouz M, Kurosaka M. In vivo kinematic comparison of posterior cruciate-retaining and posterior stabilized total knee arthroplasties under passive and weight-bearing conditions. J Arthroplast. 2005;20:777–83.

18. Cates HE, Komistek RD, Mahfouz MR, Schmidt MA, Anderle M. In vivo comparison of knee kinematics for subjects having either a posterior stabilized or cruciate retaining high-flexion total knee arthroplasty. J Arthroplast. 2008;23:1057–67.

19. Zeller IM, Sharma A, Kurtz WB, Anderle MR, Komistek RD. Customized versus patient-sized cruciate-retaining total knee arthroplasty: an in vivo kinematics study using mobile fluoroscopy. J Arthroplast. 2017;32:1344–50.

20. Vendittoli PA, Pellei K, Desmeules F, Lavigne M, Massé V, Loubert C, Fortier L-P. Enhanced recovery short-stay hip and knee joint replacement program improves patients outcomes while reducing hospital costs. Orthop Traumatol Surg Res. 2019;105(7):1237–43.

21. Kehlet H. Enhanced recovery after surgery (ERAS): good for now, but what about the future? Can J Anaesth. 2015;62:99–104.

# 第16章
# 全膝关节置换的运动学对线技术

Charles Rivière, Ciara Harman, Oliver Boughton and Justin Cobb

**关键点:**

- 运动学对线（KA）是一种相对较新的植入全膝关节组件的外科技术。
- 绝大多数患者都能够进行运动学假体植入，这可以通过大多数初次植入设计来实现。

C. Rivière ( ✉ )
South West London Elective Orthopaedic Centre,
Epsom, UK

The MSK Lab-Imperial College London,
White City Campus, London, UK

C. Harman
South West London Elective Orthopaedic Centre,
Epsom, UK

O. Boughton · J. Cobb
The MSK Lab-Imperial College London,
White City Campus, London, UK
e-mail: o.boughton@imperial.ac.uk;
j.cobb@imperial.ac.uk

- 股骨组件的运动学对线相对容易且简单。在第一步之后，结合测量截骨和韧带参照技术，使胫骨植入物的运动学定位是可以重复的。由于手术技术要求不高且复杂病例很少，因此运动学对线技术总体上是可靠的。

- 运动学对线植入术均能提高假体关节的功能，包括术前不同程度畸形和术后胫骨组件、膝和下肢对线是否在机械学对线内翻和外翻异常范围之内。

- 由于膝关节生物力学的改善，预计部件的使用寿命也将得到改善。一项针对222个连续未选择的运动学对线的全膝关节置换的前瞻性研究报告显示，在10年的随访中，均具有良好的植入物在位率。尽管如此，仍然需要确定运动学对线全膝关节置换患者的长期预后。

- 如果肢体严重变形，可以调整运动组件的位置，以减少肢体变形并有望改善假体的生物力学。这就是限制性运动学对线的概念。
- 需要开发适应于运动学对线植入的新植入物设计。

# 16.1 引言

## 16.1.1 全膝关节置换运动学对线技术的概念

全膝关节置换术（total knee arthroplasty，TKA）的运动学对线技术（kinematic alignment，KA）是最近开发的一种外科手术技术，旨在解剖定位和运动学对线全膝关节组件[1]。运动学植入的目标是通过去除与植入物厚度相当的骨软骨厚度，以及膝关节假体参照膝运动轴对线，使髌骨和胫骨围绕股骨远端运动，从而使膝关节表面重新成形[2-4]。与单间室膝关节置换术类似，运动学对线全膝关节组件可恢复膝关节线固有的方向和无需松解软组织的生理性膝关节松紧度[5]（图16.1）。

## 16.1.2 为什么要发展这种新的外科技术?

基本原理

全膝关节置换术（TKA）的运动学对线技术（KA）是在注意到以下情况后发展起来的：由于TKA机械力学对线（MA）无法通过技术原理来解决残余并发症，因此机械力学对线技术的基本原理受到了挑战。

MA-TKAs受到尚未通过技术解决的残余并发症的影响[6-10]，表明了该技术内在固有

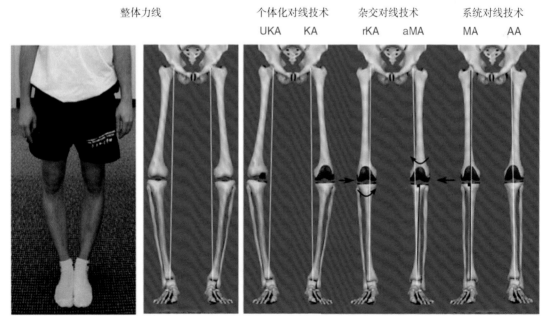

**图 16.1 膝关节组件对线的多种原理**

机械力学对线（MA）和运动学对线（KA）是用于定位膝关节置换组件的两种不同技术。可以调整MA和KA的组件位置，以产生更生理的（adjusted MA，aMA）或生物力学的（restricted KA，rKA）膝关节假体。仅间室膝关节置换术（UKA），KA和rKA是个体化植入膝关节组件技术。AA，anatomic alignment：解剖学对线

局限。据报道，机械力学对线的全膝关节置换术后残余膝关节症状（如疼痛、不稳定、积液）和患者不满意的比例分别高达50%和20%[6-10]。有趣的是，无论是多种现代TKA设计还是许多技术辅助设备（如计算机辅助、机器人技术、个体化工具）都没有解决这些问题[6-10]。机械力学对线技术是置换手术中一项具有技术挑战性[11-13]的系统技术[5]，可产生非生理性解剖[5,11,14]、平衡[11,15]和生物力学的人工膝关节[16-18]。针对类似的组件植入对线目标，它不能重建个体间高变异性的膝关节解剖[14,19]和松弛度[20]。这可能造成非生理性膝关节韧带松弛和残余不稳定[10,11,15]以及膝关节运动学异常[13,16,17]。为了说明这些观点，机械力学对线技术与以下情况相关：

1.股骨远端外侧髁假体经常过度填充，导致屈膝时外侧支持带的异常拉伸。

2.采用测量性截骨技术（约40%不平衡≥2mm）[11,12]或间隙平衡技术（膝关节屈曲间隙比生理性时更紧）进行时，经常发生无法纠正的侧副韧带失衡。

机械力学定位膝关节假体的合理性受到挑战：

机械力学对线技术的第一要素是系统地膝关节组件对线，垂直于股骨和胫骨机械轴。事实上，现在大量的证据表明膝关节运动学是由三个主轴决定的（图16.2）[2]，而圆柱（或经髁）轴是屈膝从10°～120°之间胫骨有效地围绕股骨旋转的轴[4]。

机械力学对线技术的第二要素是创造了一个生物力学友好的膝关节组件环境，假设站立时形成一个中立对线的膝关节，在步态中也会持续存在。通过减少假体关节的反作用力，这将优化部件的使用寿命。事实上，许多研究已经对这一信条产生了质疑，因为他们发现静态站立肢体力线［髋-膝-踝（HKA）角］不能很好地预测MA-TKA术后远期失败的风险[21,22]。这可能是因为HKA角是一个动态（或功能）值，在负重[23]和行走[24]时会发生变化，并且只能部分预测膝关节内

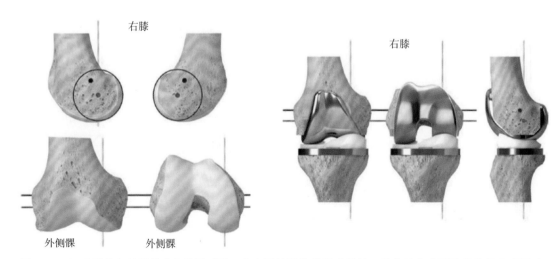

图 16.2 运动学植入的膝关节组件需对线三个主要的膝关节运动学轴，这些轴完成了膝关节的生理运动。通过解剖定位膝关节组件，或者换句话说，通过实行真正的全膝关节表面置换才能实现正常的生理运动。经髁或圆柱轴（绿色）；髌轴（紫色）；胫骨纵轴（黄色）

收力矩[24,25]和股胫关节内侧反作用力[26]。

机械力学对线技术的最后要素是假设产生矩形和相等的伸直和屈曲间隙在临床上是有益的。然而，最近的一些研究表明，实际上在内外侧间室之间和屈伸间隙之间韧带松弛度保持生理性差异可能在临床上是有利的[27]。

### 16.1.3　预期优势是什么？

与传统的膝关节置换技术相比，运动学对线技术旨在通过更符合生理特性，可重复性更高的假体来提高人工膝关节的功能、患者满意度和使用寿命。膝关节解剖重建产生接近生理特性的假体周围软组织张力[29,30]和假体膝关节生物力学[31-34]，已被证明在临床上是有益的[28]。有趣的是，与机械力学对线相比，运动学对线全膝关节置换的动力学方面也可能是有利的（可以减少假体关节反作用应力）[31,33,34]。

对具有更高需求和期望以及更长预期寿命的较年轻的关节置换患者，运动学对线的功能和生物力学优势有望有助于降低他们增加的翻修风险[7,8]。

## 16.2　计划一个运动学假体植入

### 16.2.1　哪种类型的患者可以进行运动学假体植入？

需要使用翻修假体进行初次置换的膝关节周围软组织缺陷（例如内侧副韧带伸长和严重外翻膝）或严重骨丢失者，不适合进行运动学对线。这是由于翻修假体的设计所致，其中主干植入角决定了植入物的方向（股骨通常为6°，胫骨通常为0°）。

目前尚无证据表明需要用滑动组件进行初次置换的骨性关节炎膝会阻碍外科医生使用运动学对线置换技术。对219个连续的未选择的运动学对线全膝关节置换进行的10年前瞻性随访发现，假体膝存在内翻或外翻的肢体对线（＞3°）与中立对线的膝关节表现相似。其中仅观察到3例无菌性翻修（1.6%），它们与组件定位中的技术错误有关[35]。同样，在连续的3212例运动学对线全膝关节置换中仅报告了13例髌骨不稳，表明当以运动学方式植入全膝关节组件时，可以安全地重建绝大多数髌-股关节和股骨-胫骨轴向旋转[36]。

尽管如此，某些特定类型的整体解剖可能导致在生物力学上会很差，因此如果再复制这种类型可能损害临床效果（骨关节炎的膝关节类型2、3和5；表16.1）。

全膝关节组件的前部运动学定位的安全范围尚未确定[5]。这就解释了为什么有些作者会使用运动学对线，除非患者是一位与平均膝关节整体解剖有很大差异的异常值者[37,38]。在这种情况下，那些作者将通过稍微偏离原解剖结构来调整运动学组件的位置，以尽量适应组件位置范围和肢体对线[37,38]。这定义了限制性运动学对线的概念，Montreal方案（参见第17章）对此做了最好的说明[37,38]。不能将膝/肢体解剖结构固有异常与非生理的创伤（如股骨干畸形愈合）导致的关节外畸形混淆。这些通常需要在全膝关节置换术时（一期）或全膝关节置换术之前（二期）进行额外的截骨术来纠正。

同样，全膝关节组件的轴向运动学定位的安全范围仍未确定[5]。有髌骨不稳病史的患

表 16.1　说明了不同类型的膝关节采用简单，复杂或不适宜运动学植入

| 膝关节类型 | 简单<br>KA–TKA | 复杂<br>KA–TKA | | | | 不适宜<br>KA–TKA |
|---|---|---|---|---|---|---|
| | 1 | 2 | 3 | 4 | 5 | 6 |
| 定义 | 无<br>2，3，4，5，6型 | > 5°<br>整体膝内翻 | > 5°<br>整体膝外翻 | 严重骨质流失 | 有髌骨不稳病史 | 膝关节周围软组织缺陷 |
| 外科手术计划 | KA | KA 或 KA+ 重新调整截骨术或 tKA | KA（除非需要翻修假体） | KA<br>± MPFL 重建<br>± 外侧支持带松解和 VMO 成形术<br>± 伸肌结构调整 | | 需限制性假体，并非 KA 手术适应证 |

注：膝关节类型 2、3、4 和 5 代表了复杂的情况，这些情况对于术前识别以完善运动学植入的计划非常重要

者（膝关节骨性关节炎5型；表16.1）进行运动学假体植入可能不是很合理，因为重建不良解剖结构（例如，过大的Q角或滑车沟胫骨粗隆距离）可能导致失败。如上所述，在3212例连续未经选择的运动学对线全膝关节置换病例中，仅有13例髌骨不稳定[36]，绝大多数髌-股关节解剖和股骨-胫骨轴向旋转显然可以安全地重建。

### 16.2.2　哪种假体设计适合运动学植入？

市场上现有的大多数传统初次假体设计（对称滑动设计），如内侧轴和交叉韧带保留或替代设计可能适用于运动学植入术。由于运动学假体植入术的目的是恢复接近生理的膝关节运动学，因此促进无约束的生理的股胫运动学和保留或复制交叉韧带功能的假体设计可能是最明智的方式。出于这个原因，已经报道的运动学植入术是采用固定平台保留交叉韧带的假体设计[35-37,39-42]。然而，成功采用活动平台假体后稳定设计的运动学植入术也有报道[43]。在使用了交叉韧带保留和后稳定设计之后，作者（CR）现在用内侧轴TKA组件设计进行运动学的植入[44]。通过提供前后稳定性（替代交叉韧带和内侧半月板）和假体内侧一致性（球窝结构），内侧轴全膝关节置换设计通过提供改善的膝关节稳定性和减少线性聚乙烯磨损而具有临床优势。目前还没有研究比较多种假体设计在运动学定位时的价值。因此需要进一步研究。

具有内置倾斜关节线的不对称组件（例如Journey™，Genesis™-Smith＆Nephew），由于其内侧和外侧间的室厚度不对称，而专门设计用于机械力学的植入术（从而产生解剖学对线效果-参见图16.1），不适用于运动学的对线。

### 16.2.3　哪些工具可以应用？

用于定义股骨轴向旋转的传统间隙平衡技术不适用于KA。这是因为运动学的股骨组件总是平行于后髁线（中立旋转）植入，以便与圆柱（或经髁）轴充分对线。这是很容易做到的后参照截骨技术。

KA可以手动操作[45,46]，也可以使用辅助技术操作[35,37,39-41,43]。如手动工具测量截骨（第24章）[45,46]，导航系统（第26章）[37,43]

和个体化截骨指南（第25章）[35,39-42]等已被报道成功应用于植入术。一种改进的用于胫骨截骨的间隙平衡技术也正在评估中[47]。

技术辅助（例如计算机，机器人技术或PSI）可能是最受限制性KA关注的概念[5,37,38,48]，可使外科医生了解患者的膝关节解剖以及能够在需要时可以进行精确解剖矫形。限制性KA概念仅局限于对髋-膝-踝角（HKA）偏差＞3°和/或股骨远端/胫骨近端关节倾斜＞5°的个体使用纯运动学技术（Montreal方案，请参见第17章）[38]。有解剖学偏差的患者将其组件定位调整到略微偏离原膝关节解剖的位置（调整后的运动学假体方向）。当进行纯运动学植入（未调整）时，技术辅助是否具有任何临床优势还有待观察，因为使用手动工具定位运动学组件在假体定位可重复性[46,49,50]和临床结果[45,46]已显示出高度可靠性。这是使用可靠的关节内解

剖标志来设定截骨水平和方向的结果，了解预期的骨切除厚度，使用卡尺来控制其截骨量（测量截骨技术；图16.3），并通过使用间隔模块和/或试模假体评估侧副韧带紧张度（韧带参照技术），并使用特定的用户友好型再截骨导板轻松微调截骨（图16.4，请参见第24章）。

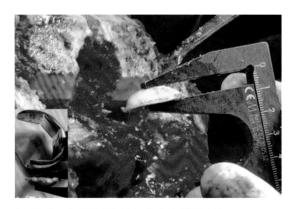

图16.3 卡尺是KA植入成功的关键工具

股骨远端和后部截骨块以及胫骨截骨块必须都被测量。在补偿软骨和骨骼磨损以及锯切的1mm截槽时，切除的厚度应与组件的厚度相匹配

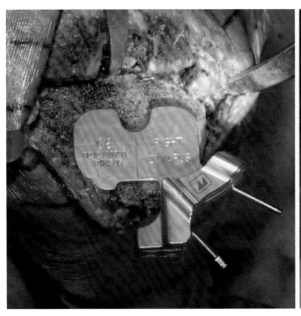
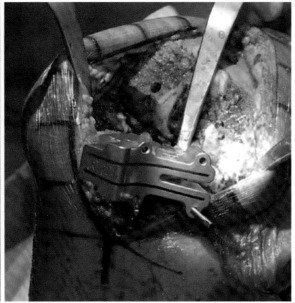

图16.4 最近推出的特定KA器械™（Medacta，瑞士）。它有助于补偿股骨侧的软骨缺失，并通过各种再截骨指导（附加的胫骨内翻或外翻或倾斜）简化胫骨截骨的细微改良。该图说明了内翻/外翻再截骨指导

### 16.2.4 是否需要重新修整髌骨表面？

很不幸，没有证据可以帮助我们做出选择。由于机械力学对线和运动学对线植入术明显不同，因此前者积累的临床证据无法适用于后者。

机械学对线经常产生外侧股骨髁假体过度填充，影响屈膝时的髌骨平衡（外侧支持带拉伸）和生物力学（髌骨外侧倾斜/移位和外侧关节面应力增加）[11]，这些因素有时是MA-TKA失败的原因[35,36,42]。相反，当膝关节组件为运动学对线时，股骨外侧髁解剖结构的这种显著改变不会发生[11,51,52]，这可能解释了更具生理性的髌骨生物力学[33,34]，以及运动学对线全膝关节置术后极少的膝前疼痛[42,53]和髌骨不稳[35,36]。与机械力学对线全膝关节置术（MA-TKA）相比，运动学对线全膝关节置术（KA-TKA）后改善的髌骨环境可能对髌骨有保护作用，无论是否对其进行置换。降低髌股关节相关并发症的风险总体来说对临床是有益的[35,36,42]。

### 16.2.5 认识到 KA 植入是一个复杂案例

由于运动学对线（KA）和机械力学对线（MA）植入存在显著差异，因此两种技术的复杂体现在不同的情况。表16.1给出了会使运动学对线全膝关节置换术复杂的最常见情况的分类。

与机械力学对线相比，肢体前部畸形通常不会增加运动学对线（KA）技术的复杂性[11,12,29,30]。这是因为运动学对线给出的解剖学关节重建可靠地恢复了生理上的膝关节软组织平衡，无论患者的原肢体对线如何[11,12,29,30]。因此，患者有肢体前部畸形不会增加手术的复杂性，除非被认为是过度畸形且

需要消减（限制性运动学对线）或矫正（在KA-TKA之前或术中进行额外的截骨术）。虽然一些作者定义了畸形阈值[37,38]，但最佳畸形阈值尚待科学定义。

复杂的KA-TKA通常在严重的关节面骨丢失的情况下出现。在进行任何截骨之前对膝关节内侧（外翻应力）和外侧（内翻应力）胫股间隙进行评估（图16.5），可以了解胫股生理松弛度和骨丢失量，并有助于规划骨切除的厚度。然后，通过遵守KA技术的方法步骤，基于卡尺的截骨量控制和可能的再截骨进行适量截骨，在发生严重关节表面骨丢失的情况下KA通常还是相对直观的。

有髌骨轨迹不良和/或有髌-股不稳病史的患者可能需要在KA-TKA时进行额外的手术矫正［例如内侧髌股韧带（MPFL）重建、胫骨粗隆移位］以优化髌骨轨迹。此外，由于外侧支持带在这些情况下经常会回缩，除了外侧支持带成形术（Keblish式），进行外侧髌骨旁切开也是可取的。

## 16.3　执行运动学植入的关键点

本节仅重点介绍KA技术的关键点。更多详细信息请参见第24章。KA手术技术与传统的MA技术有很大不同。这两技术之间的唯一相似之处在于股骨组件矢状位的定位的执行和目标（表16.2）[5,54]。传统上用于MA植入的膝关节骨性标志在使用KA技术定位植入时很少使用[55,56]。这是因为KA技术关注关节内解剖参考标志，并着力于重建固有的膝关节线方向和膝关节松弛度。相比之下，MA技术主要集中于

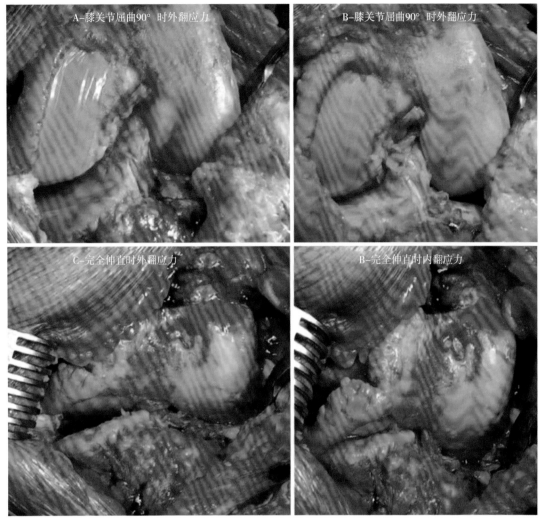

图16.5 在进行任何截骨之前，重要的是在膝关节屈曲90°（a、b）、10°和完全伸直时（c、d）进行内翻（b、d）和外翻（a、c）应力试验来估计生理性膝关节松弛度和骨丢失量。这个病例，内翻应力试验时屈曲（b）会有3～4mm的生理性侧方松弛（b），但在完全伸直（d）时则没有。相比之下，进行外翻应力测试时内侧过度松弛，屈曲时（a）约5mm，伸直时（c）约10mm，这表明内侧间室大量骨丢失。

关节外长骨机械轴，并旨在机械组件的定位[5,54]。

KA技术遵循逐步执行的步骤，主要步骤已在图16.6中列出。传统上，KA植入是一种测量切除、股骨优先的技术[45]。有一些有用的技巧：

- 首先，在进行任何截骨之前，务必通过在膝关节整个运动范围内内翻/外翻应力来评估个体膝关节的生理松弛度和骨丢失量（图16.5）。

- 其次，请始终用卡尺核实截骨量（图16.3）。通过从植入物厚度中减去锯片（锯槽）的厚度1mm和关节表面估算的磨损量，可以轻松地计算出预期的截骨厚度。股骨髁的远端和后方的软骨厚度通常约为2mm[57]。

- 最后，除非使用技术辅助，在磨损的一侧先进行适量的胫骨截骨（图16.7），由

表 16.2 运动学对线（KA）和机械力学对线（MA）是两种不同的膝关节假体植入技术，这两技术只有在股骨组件的矢状面定位一样

| | | KA 技术 | MA 技术 |
|---|---|---|---|
| 股骨假体定位 | 屈曲位 | 跟随股骨远端屈曲 | 跟随股骨远端屈曲 |
| | 内翻 - 外翻 | 平行于股骨远端关节线（考虑关节面磨损） | 系统和垂直于股骨机械轴 |
| | 旋转 | 平行于后髁线；仅在滑车偏移时始终测量截骨量和后参照进行折中的技术 | 相对于后髁线外旋。测量截骨或间隙平衡技术。分别在屈曲间隙或滑车偏移时进行折中的后参照或前参照技术 |
| | 内外侧 | 以缺口为中心 | 稍微偏外侧 |
| 胫骨假体定位 | 内翻 - 外翻 | 与胫骨近端关节线平行（考虑磨损） | 系统和垂直于胫骨机械轴 |
| | 坡度 | 与内侧平台坡度平行 | 系统性，相对于胫骨矢状面机械轴在 2° 到 7° 之间变化 |
| | 旋转 | 平行于外侧平台的长轴 | 朝向胫骨前结节的内侧 1/3 |
| 软组织松解 | 股 - 胫关节 | 无——截骨后接近或生理性膝关节松弛度自动恢复 | 经常用于构建相同的矩形屈伸间隙 |
| | 外侧支持带 | 很少——仅在术前髌骨轨迹异常的情况下才会紧缩外侧支持带 | 通常用于缓解股骨外侧髁频繁的假体过度填充 |

于骨丢失量难以精确估计，通过使用用户友好的KA专用再截骨导板可以轻松地对胫骨进行二次细化截骨（图16.4和图16.7）。

如果你遇到胫-股软组织不平衡（紧张和/或过度松弛），并且关注到膝关节周围软组织包膜仍然完整（无内侧副韧带或腘肌切开），这通常是由不恰当的胫骨截骨造成的。因为进行运动学的股骨组件植入相对简单且有很高的可重复性[49]。因此解决方案是通过使用专用的截骨导板来进行再截骨，可以轻松增加内翻/外翻/倾斜角度或胫骨增加截骨2mm。总之，通过联合测量截骨和韧带参照技术来重建运动学的胫骨假体定位。在执行运动学植入时解决不平衡的决策树如图16.8所示。

## 16.4 现有证据

KA 技术的发展是为了减少在 MA-TKA中常见的不满意[6]和残余并发症[7,8,10]的比例，这些很可能是由于非生理学的植入（忽略了独特的个体膝关节解剖和松弛）[5,11,14,31,33,34]和不可靠的植入（高比率的未纠正的侧副韧带失衡）[11,12]的结果。在过去几年中，评估KA-TKA价值的研究蓬勃发展，并且这些研究似乎已经有了较好的结果。

KA 技术可实现较高的膝关节假体功能和更自然的感觉。七项研究比较了短期（1~2年）的KA和MA患者，包括五项随机对照试验[39-42,58]和两项配对病例对照研究[32,43]。所有研究都报告了KA患者的功能评分更高，但只有五项研究具有统计学意

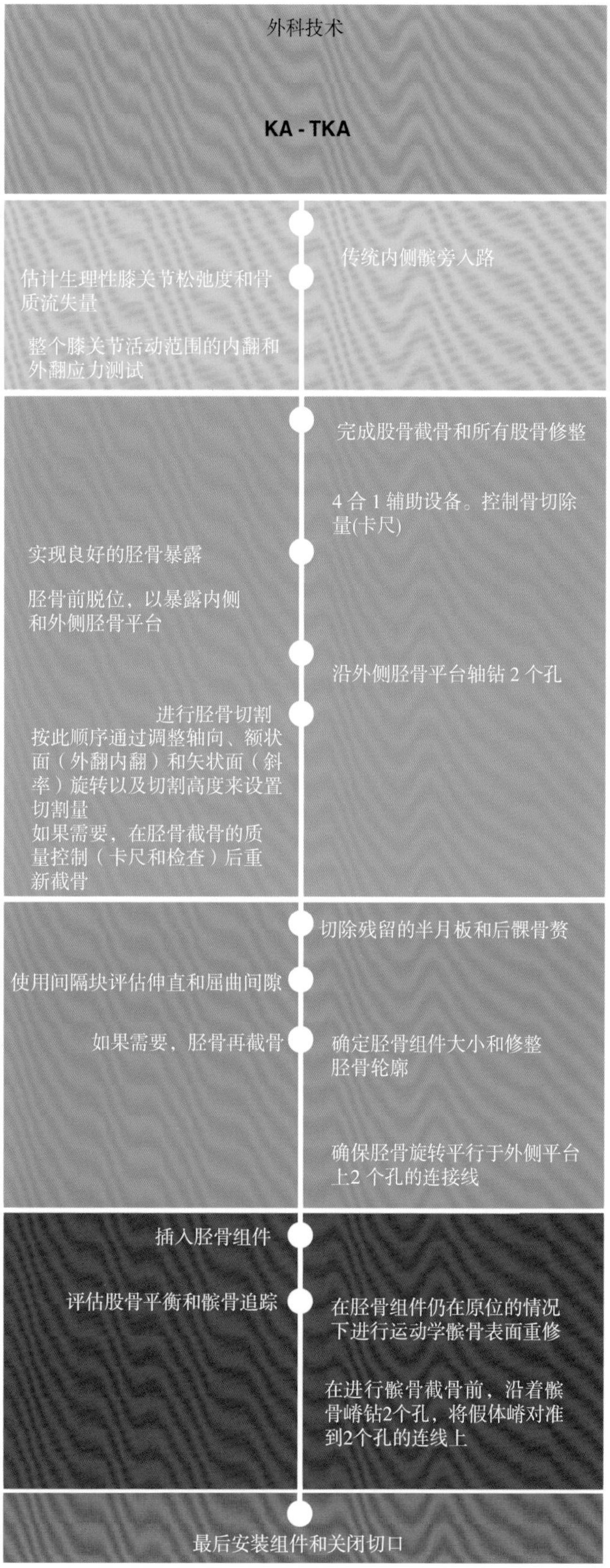

外科技术

**KA - TKA**

估计生理性膝关节松弛度和骨质流失量

整个膝关节活动范围的内翻和外翻应力测试

传统内侧髌旁入路

完成股骨截骨和所有股骨修整

4 合 1 辅助设备。控制骨切除量(卡尺)

实现良好的胫骨暴露

胫骨前脱位，以暴露内侧和外侧胫骨平台

沿外侧胫骨平台轴钻 2 个孔

进行胫骨切割
按此顺序通过调整轴向、额状面（外翻内翻）和矢状面（斜率）旋转以及切割高度来设置切割量
如果需要，在胫骨截骨的质量控制（卡尺和检查）后重新截骨

切除残留的半月板和后髁骨赘

使用间隔块评估伸直和屈曲间隙

如果需要，胫骨再截骨

确定胫骨组件大小和修整胫骨轮廓

确保胫骨旋转平行于外侧平台上 2 个孔的连接线

插入胫骨组件

评估股骨平衡和髌骨追踪

在胫骨组件仍在原位的情况下进行运动学髌骨表面重修

在进行髌骨截骨前，沿着髌骨嵴钻 2 个孔，将假体嵴对准到 2 个孔的连线上

最后安装组件和关闭切口

图 16.6　全膝关节组件植入的运动学对线技术遵循逐步执行的步骤，有助于使植入过程更可靠

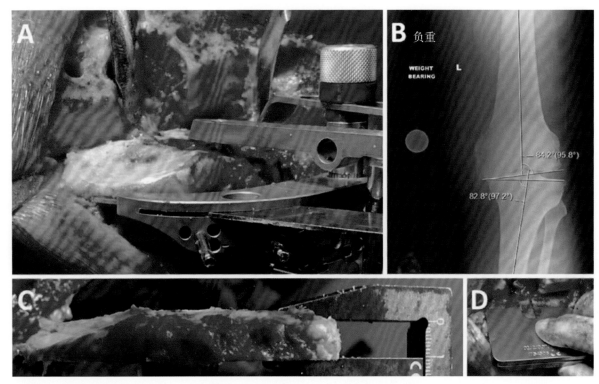

图 16.7　建议在磨损的内侧（a，c）进行保守的胫骨截骨，因为要精确地估计骨丢失量（a，b）并不容易。 如果在评估屈曲和伸直间隙（垫片模块）时膝关节感觉紧绷，则可以使用特定的再截骨导板轻松地进行胫骨的二次精细化截骨（d）

| 平衡卡尺运动学对线决策树 MEDACTA GMK SPHERE CS TKA | | | | | |
|---|---|---|---|---|---|
| 屈曲和伸直位紧张 | 屈曲位紧张和伸直平衡 | 伸直位紧张和屈曲平衡 | 屈曲位松弛和伸直平衡 | 伸直位内侧紧张和外侧松弛 | 伸直位外侧紧张和内侧松弛 |
| 胫骨再截骨，并去除 1 ~ 2mm 骨量 | 确认完全切除 PCL。<br><br>增加后坡直到自然 A-P 偏移恢复到屈曲位 90°。 | 去除后骨骨赘。<br><br>剥离后关节囊。<br><br>插入试用组件并轻轻地将膝关节推入伸直状态。 | 添加更厚的插件并重新检查膝关节处于完全伸直位。<br><br>如果屈曲位时仍然松动，则减小坡度或从股骨远端切除 1 ~ 2mm 的骨量并添加更厚的 GMK Sphere CS 插件。 | 去除内侧骨赘。<br><br>重新评估。<br><br>胫骨再截骨内翻增加 1° ~ 2°。<br><br>插件厚度增加 1mm。 | 去除外侧骨赘。<br><br>重新评估。<br><br>胫骨再截骨外翻增加 1° ~ 2°。<br><br>插件厚度增加 1mm。 |

图 16.8　使 TKA 运动学对线平衡的决策树

义[32,41-43,58]。此外，美国的一个全国性多中心调查发现，KA患者报告其膝关节感觉"正常"者要高3倍[6]。这些比较研究的另一些有趣的发现是，KA患者的恢复更快[40,59]，膝前疼痛风险更低[42,53]和相似的低失败率[39-43,53,58]。三个荟萃分析[28,60,61]总结了KA技术在假体功能和恢复时间方面的优越性，还具有相似的低失败率。研究还显示在植入后10年内持续维持高功能评分，不同的肢体对线组（内翻＞3°，中立，外翻＞3°）之间无差异[35]。KA患者恢复得更快可能是生理学的和软组织友好的膝关节假体植入的结果。尽管使用了最近召回的Otismed™截骨指南[39-42,53]，且外科医生可能还在他们的KA技术学习曲线中，这些KA患者还是获得了良好的临床结果，这种优势就更加突出了。相反，MA植入术，通常被认为不如KA植入术，多是由熟悉该技术的外科医生进行，有时还需使用导航辅助[39,43,58]。

从短期数据来看，KA假体极少失败。据报道，KA和MA患者的早期并发症发生率（植入后最初1～2年）相似[39-43,53,58]。在连续的219例未经选择的KA-TKAs中，有10年无菌性翻修率为1.6%，其中1例胫骨组件松动，2例髌骨复发性不稳[35]。内翻、中立和外翻肢体对线分组之间没有差异[35]。此外，在9年期间，3212例连续运动学植入膝关节假体的患者中，仅报告了13例髌骨不稳[36]。因此，不论术前畸形的程度如何以及按照MA标准胫骨组件、膝关节和肢体的术后对线是否为内翻和外翻的异常范围，KA植入术均可在10年内获得较高的假体在位率。

KA技术是可靠的，因为它可以精确地运动学定位膝关节组件[46,49,50]。研究表明，使用手动器械的KA组件对于股骨[46,49]和胫骨[46,50]组件均具有很高的可重复性。而且KA技术已经被证明可以适当地恢复生理学的膝关节松弛度[29,30]。

KA技术更符合生理学特点，因为它产生了接近生理的生物力学效果。许多研究表明，与机械力学对线的全膝关节置换相比，胫-股[31,32,62]和髌-股[33,34]KA假体的运动学和动力学（或生物力学）更接近于那些生理膝关节。有趣的是，在负重的情况下，通过更好地使膝关节线与地面平行，运动学的植入术似乎比机械力学的植入术更具动力学的优势[48,63]，从而减少了承载面上和假体部件固定界面上有害的剪切应力。KA也减少了外侧髌-股关节面[33,34]和股骨-胫骨内侧间室[31]的关节相互作用力。改进的髌股动力学[33,34]可以通过运动学定位的股骨假体滑车结构更接近生理滑车槽力线来解释[52,64]。胫-股动力学的改善[31]可以用KA植入术后更具生理性的步态模式来解释，这种模式导致更低的膝关节内收杠杆臂，随后膝关节内收力矩减少，尽管实际上下肢略微更内翻[31]。额状面的肢体力线［髋-膝-踝（HKA）角］是一个动态值[23,24]，它已被证明不能很好地预测膝关节的内收力矩[24,25]和内侧胫股关节作用应力[26]。KA假体具有的生物力学优势，可能是KA术后组件失败率极低的原因[35]。

## 16.5 运动学植入术的特定组件设计？

运动学定位的当代膝关节组件可以恢复

胫-股关节线的三维方向[46,49]，但无法准确地再现个体化的滑车解剖结构[51,52,64]。这种不理想的滑车重建与以下事实有关：单块股骨组件的运动学定位集中在胫-股关节线的重建上，进而无法微调假体槽的方向。尽管这种不良的假体滑车解剖结构并未造成灾难性的失败[5,35,36]，但仍可能会妨碍KA假体植入的最佳临床效果。因此，一些有解剖学差异的滑车可能会受益于更个体化的重建。

滑车解剖在人与人之间存在很大差异[3,52]，通过额状面的肢体/膝关节解剖参数预测困难[65]。因此，更个体化的滑车重建潜在解决方案有三点：

1.新的模块化股骨组件设计提供了在术中微调凹槽方向/半径和滑车充填的可能性（图16.9）。

2.已有定制的股骨组件（Origin™-Symbios，Yverdon-les-Bains瑞士-图16.10，第22章）。

3.新的单体式股骨组件设计展现了各种滑车解剖。考虑到当前的经济趋势，后两种选择的成本-效益可能会受到质疑。

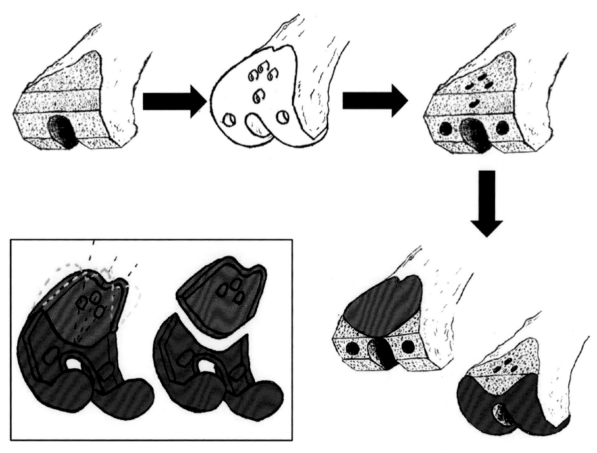

图16.9 模块化的总股骨组件可能是恢复个体化胫-股和髌股关节解剖结构的一种解决方案，并有望使KA患者的临床效果更好。通过在填充量和沟槽方向上有不同选择的模块化滑车设计，使外科医生在术中能够微调滑车重建（填充和凹槽方向）和/或髌骨轨迹

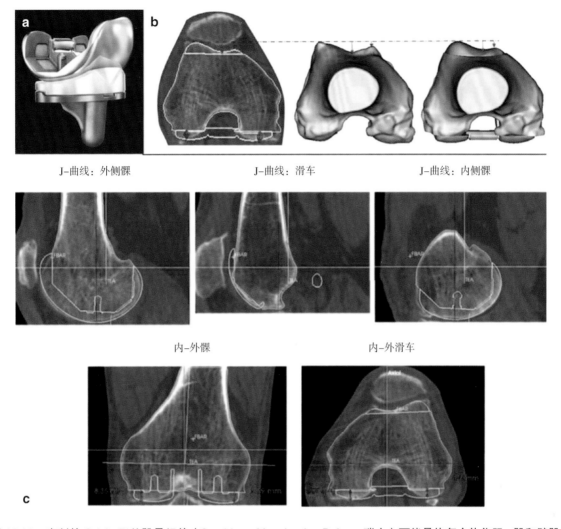

J-曲线：外侧髁    J-曲线：滑车    J-曲线：内侧髁

内–外髁    内–外滑车

图 16.10　定制的 Origin ™ 总股骨组件（Symbios，Yverdon-les-Bains，瑞士）可能是恢复个体化胫 - 股和髌股关节解剖结构的一种解决方案，并有望使 KA 患者的临床疗效更好。Origin ™（a）可以恢复个体化滑车（b）和胫 - 股（c）解剖

## 16.6　小结

　　KA-TKA是一种无需软组织松解就能更好地再现膝关节生理功能的手术技术。绝大多数骨关节炎患者都能够进行KA-TKA。由于手术技术要求不高且复杂病例很少，KA对大多数患者而言是可靠的。KA植入术通过10年间大范围的术后观察，被证实有利于功能和假体在位率。由于整个膝关节生物力学的环境得到了改善，因此假体寿命也有希望得到改善。如果有严重的肢体整体结构缺陷，运动学组件定位可能需要调整，以更好地适应实际的假体固定和平台限制。这定义了限制性KA的概念。KA患者的长期疗效仍需确定。可能需要考虑新的TKA组件设计，以更好地匹配患者的膝关节解剖结构并帮助复制原生的膝关节运动学。

## 16.7 案例说明

一名66岁的患者表现为双侧膝关节严重退化和疼痛。患者左膝存在10°～15°可矫正的内翻畸形和行走时的确切的内翻。

在平片上（图16.11），有双侧的胫-股关节内侧骨关节炎。左膝有严重的内翻畸形，股骨胫骨额状面上半脱位和一些内侧骨丢失，使得运动学植入术比平常稍微复杂（5型膝关节，表16.1）

在对左膝关节进行任何截骨操作之前，先评估股骨-胫骨内侧和外侧的松弛度（图16.5），并在完全伸直时观察到异常严重的内侧松弛（图16.5b）。

如图16.12所示，用手术刀在股骨髁的远端（图16.12a.b）和后部（图16.12c.d）以及胫骨外侧平台（图16.12e）上评估剩余软骨厚度。内侧髁远端（图16.12a）和内侧平台上没有软骨残留，内侧髁后部约有1mm的软骨丢失（图16.12c）。然后进行股骨远端和后部截骨时，分别向内侧远端和后部补偿2mm和1mm。用卡尺对远端和后部的截骨块进行测量，与计划差距在0.5mm以内。

使用髓外对线指导进行胫骨截骨向导（图16.13a），同时使用量刀和定位针来设定它的方向。胫骨内侧截骨需尽量保守，因为内侧平台骨丢失的确切量是不清楚的。测量胫骨截骨量，显示外侧截骨10mm，内侧截骨3mm（图16.13b）。

使用间隔垫片评估屈曲和伸直间隙（图16.14）。90°的屈曲间隙比膝关节屈曲10°时（图16.14c）更紧，特别是内侧（图16.14a）。进行增加2°后倾的胫骨再截骨。

最终组件骨水泥固定后（图16.15），判定髌骨轨迹良好，无倾斜或移位，膝关节恢复完全活动范围，肢体额状面立对线，膝关节松弛度评估显示恒定的内侧2mm和外侧4mm松弛在整个运动范围内。屈曲运动过程中没有出现过度松弛，完全伸展时没有表现

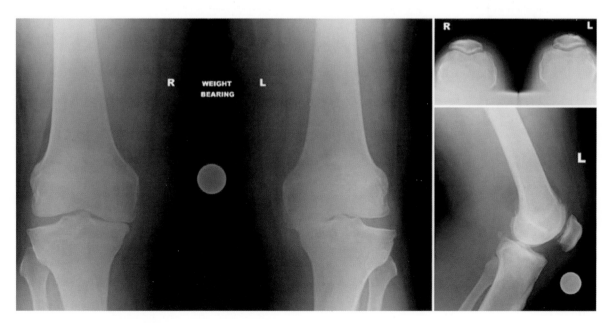

图 16.11 术前膝关节 X 线片

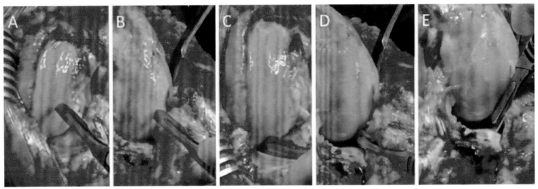

图 16.12 术中估计股骨内侧髁远端（a）和后侧（c），股骨外侧髁远端（b）和后侧（d）以及胫骨外侧平台（e）的软骨厚度

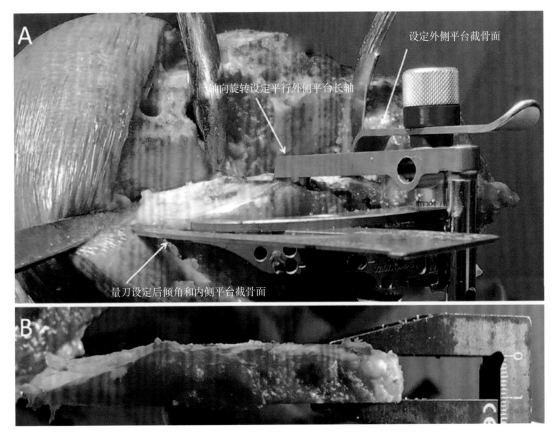

图 16.13 术中照片显示了进行运动学的胫骨截骨的工具设置（a）和使用卡尺对胫骨的截骨量进行评估（b）

残余的松弛。假体和术前膝关节松弛度接近（图16.15）。

术后X线片（图16.16），肢体额状面对线为178°，股骨远端和胫骨近端关节面的表面方向已恢复到与原始角度相差1°以内。在髌骨的轴位片上，非曲面髌骨仅有轻微的侧面滑动。

随访6个月时，患者无疼痛，Oxford膝关节评分为42，满意度为95/100。

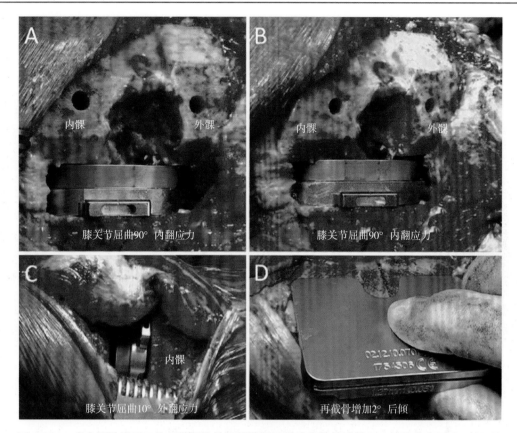

图 16.14 术中照片说明了使用间隔垫片评估股骨胫骨残留的松弛情况：膝关节内侧（a）和外侧（b）间室在屈曲 90° 时保持松弛，膝关节内侧室在屈曲 10° 时保持松弛。由于通过截骨量检查（卡尺）很容易确认股骨运动学截骨的充分性，并且发现股骨 - 胫骨屈曲间隙在内侧和外侧都太紧，因此决定将胫骨再截骨，以稍微增加后倾（d）

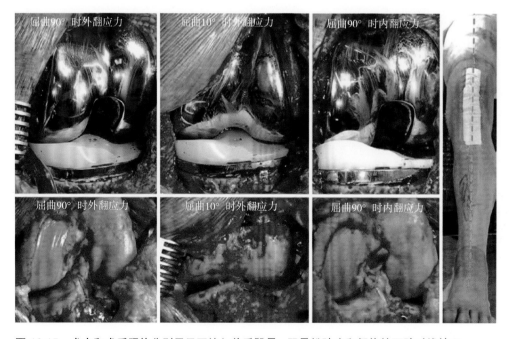

图 16.15 术中和术后照片分别显示了植入前后股骨 - 胫骨松弛度和假体的下肢对线情况

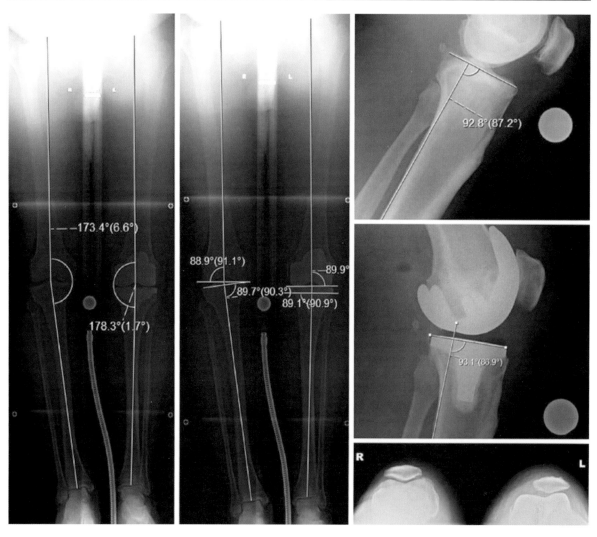

**图 16.16　下肢和膝关节 X 线片**

手术后下肢全长位片检查用来测量下肢对线情况（左侧下肢全长位片）和相对于股骨和胫骨机械轴的组件对线（右侧下肢全长位片），表明充分恢复整体额状面肢体和膝关节的对线。术前和术后膝关节侧位 X 线片检查证实充分恢复了个体化胫骨后倾。术后髌骨轴位片显示膝关节屈曲早期髌骨轻微外移

# 参考文献

1. Howell SM, Hull ML. Kinematically aligned TKA with MRI-based cutting guides. In: Thienpont E, editor. Improving accuracy in knee arthroplasty. New Delhi: Jaypee Brothers Medical Publishers (P) Ltd; 2012. p. 207–32.
2. Eckhoff DG. Three-dimensional mechanics, kinematics, and morphology of the knee viewed in virtual reality. J Bone Jt Surg Am. 2005;87(suppl_2):71.
3. Iranpour F, Merican AM, Dandachli W, et al. The geometry of the trochlear groove. Clin Orthop Relat Res. 2010;468(3):782–8.
4. Yin L, Chen K, Guo L, et al. Identifying the functional flexion-extension axis of the knee: an in-vivo kinematics study. PLoS One. 2015;10(6):e0128877.
5. Rivière C, Iranpour F, Auvinet E, et al. Alignment options for total knee arthroplasty: a systematic review. Orthop Traumatol Surg Res. 2017;103(7):1047–56.
6. Nam D, Nunley RM, Barrack RL. Patient dissatisfaction following total knee replacement: a growing concern? Bone Jt J. 2014;96-B(11_Supple_A):96–100.

7. Meehan JP, Danielsen B, Kim SH, et al. Younger age is associated with a higher risk of early periprosthetic joint infection and aseptic mechanical failure after total knee arthroplasty. J Bone Jt Surg Am. 2014;96(7):529–35.

8. Price AJ, Alvand A, Troelsen A, Katz JN, Hooper G, Gray A, et al. Knee replacement. Lancet. 2018;392(10158):1672–82.

9. Le DH, Goodman SB, Maloney WJ, Huddleston JI. Current modes of failure in TKA: infection, instability, and stiffness predominate. Clin Orthop Relat Res. 2014;472(7):2197–200.

10. Song SJ, Detch RC, Maloney WJ, Goodman SB, Huddleston JI. Causes of instability after total knee arthroplasty. J Arthroplast. 2014;29(2):360–4.

11. Rivière C, Iranpour F, Auvinet E, et al. Mechanical alignment technique for TKA: are there intrinsic technical limitations? Orthop Traumatol Surg Res. 2017;103(7):1057–67.

12. Gu Y, Roth JD, Howell SM, Hull ML. How frequently do four methods for mechanically aligning a total knee arthroplasty cause collateral ligament imbalance and change alignment from normal in white patients? J Bone Jt Surg Am. 2014;96(12):e101–19.

13. Barrack RL, Schrader T, Bertot AJ, et al. Component rotation and anterior knee pain after total knee arthroplasty. Clin Orthop. 2001;392:46–55.

14. Bellemans J, Colyn W, Vandenneucker H, et al. The Chitranjan Ranawat Award: is neutral mechanical alignment normal for all patients?: The concept of constitutional varus. Clin Orthop Relat Res. 2012;470(1):45–53.

15. Roth JD, Howell SM, Hull ML. Native knee laxities at 0°, 45°, and 90° of flexion and their relationship to the goal of the gap-balancing alignment method of total knee arthroplasty. J Bone Jt Surg Am. 2015;97(20):1678–84.

16. Stoddard JE, Deehan DJ, Bull AMJ, et al. No difference in patellar tracking between symmetrical and asymmetrical femoral component designs in TKA. Knee Surg Sports Traumatol Arthrosc. 2014;22(3):534–42.

17. McClelland JA, Webster KE, Feller JA, et al. Knee kinematics during walking at different speeds in people who have undergone total knee replacement. Knee. 2011;18(3):151–5.

18. Fitzpatrick CK, Rullkoetter PJ. Influence of patellofemoral articular geometry and material on mechanics of the unresurfaced patella. J Biomech. 2012;45(11):1909–15.

19. Eckhoff DG, Jacofsky DJ, Springer BD, et al. Bilateral symmetrical comparison of femoral and tibial anatomic features. J Arthroplast. 2016;31(5):1083–90.

20. Deep K. Collateral ligament laxity in knees: what is normal? Clin Orthop Relat Res. 2014;472(11):3426–31.

21. Bonner TJ, Eardley WGP, Patterson P, et al. The effect of post-operative mechanical axis alignment on the survival of primary total knee replacements after a follow-up of 15 years. J Bone Joint Surg Br. 2011;93-B(9):1217–22.

22. Abdel MP, Ollivier M, Parratte S, et al. Effect of postoperative mechanical axis alignment on survival and functional outcomes of modern total knee arthroplasties with cement: a concise follow-up at 20 years. J Bone Jt Surg. 2018;100(6):472–8.

23. Deep K, Eachempati KK, Apsingi S. The dynamic nature of alignment and variations in normal knees. Bone Jt J. 2015;97-B(4):498–502.

24. Rivière C, Ollivier M, Girerd D, et al. Does standing limb alignment after total knee arthroplasty predict dynamic alignment and knee loading during gait? Knee. 2017;24(3):627–33.

25. Nagura T, Niki Y, Harato K, et al. Analysis of the factors that correlate with increased knee adduction moment during gait in the early postoperative period following total knee arthroplasty. Knee. 2017;24(2):250–7.

26. Kutzner I, Trepczynski A, Heller MO, et al. Knee adduction moment and medial contact force—facts about their correlation during gait. PLoS One. 2013;8(12):e81036.

27. Nakano N, Matsumoto T, Muratsu H, et al. Postoperative knee flexion angle is affected by lateral laxity in cruciate-retaining total knee arthroplasty. J Arthroplast. 2016;31(2):401–5.

28. Takahashi T, Ansari J, Pandit H. Kinematically aligned total knee arthroplasty or mechanically aligned total knee arthroplasty. J Knee Surg. 2018;31(10):999–1006.

29. Shelton T, Howell S, Hull M. A total knee arthroplasty is stiffer when the intraoperative tibial force is greater than the native knee. J Knee Surg. 2019;32:1008–14.

30. Shelton TJ, Nedopil AJ, Howell SM, Hull ML. Do varus or valgus outliers have higher forces in the medial or lateral compartments than those which are in-range after a kinematically aligned total knee arthroplasty?: limb and joint line alignment after kinematically aligned total knee arthroplasty. Bone Jt J. 2017;99-B(10):1319–28.

31. Niki Y, Nagura T, Nagai K, et al. Kinematically aligned total knee arthroplasty reduces knee adduction moment more than mechanically aligned total knee arthroplasty. Knee Surg Sports Traumatol Arthrosc. 2018;26(6):1629–35.

32. Blakeney W, Clément J, Desmeules F, et al. Kinematic alignment in total knee arthroplasty better reproduces normal gait than mechanical alignment. In: Knee Surg Sports Traumatol Arthrosc, vol. 27; 2019. p. 1410–7.

33. Keshmiri A, Maderbacher G, Baier C, et al. Kinematic alignment in total knee arthroplasty leads to a better restoration of patellar kinematics compared to mechanic alignment. In: Knee Surg Sports Traumatol Arthrosc, vol. 27; 2019. p. 1529–34.

34. Koh IJ, Park IJ, Lin CC, et al. Kinematically aligned total knee arthroplasty reproduces native patellofemoral biomechanics during deep knee flexion. In: Knee Surg Sports Traumatol Arthrosc, vol. 27; 2019. p. 1520–8.

35. Howell SM, Shelton TJ, Hull ML. Implant survival and function ten years after kinematically aligned total

knee arthroplasty. J Arthroplast. 2018;33:3678–84.

36. Nedopil AJ, Howell SM, Hull ML. What clinical characteristics and radiographic parameters are associated with patellofemoral instability after kinematically aligned total knee arthroplasty? Int Orthop. 2017;41(2):283–91.

37. Hutt JRB, LeBlanc M-A, Massé V, et al. Kinematic TKA using navigation: surgical technique and initial results. Orthop Traumatol Surg Res. 2016;102(1):99–104.

38. Almaawi AM, Hutt JRB, Masse V, et al. The impact of mechanical and restricted kinematic alignment on knee anatomy in total knee arthroplasty. J Arthroplast. 2017;32(7):2133–40.

39. Young SW, Walker ML, Bayan A, et al. The Chitranjan S. Ranawat Award: no difference in 2-year functional outcomes using kinematic versus mechanical alignment in TKA: a randomized controlled clinical trial. Clin Orthop Relat Res. 2017;475(1):9–20.

40. Waterson HB, Clement ND, Eyres KS, et al. The early outcome of kinematic *versus* mechanical alignment in total knee arthroplasty: a prospective randomised control trial. Bone Jt J. 2016;98-B(10):1360–8.

41. Calliess T, Bauer K, Stukenborg-Colsman C, et al. PSI kinematic versus non-PSI mechanical alignment in total knee arthroplasty: a prospective, randomized study. Knee Surg Sports Traumatol Arthrosc. 2017;25(6):1743–8.

42. Dossett HG, Estrada NA, Swartz GJ, et al. A randomised controlled trial of kinematically and mechanically aligned total knee replacements: Two-year clinical results. Bone Jt J. 2014;96-B(7):907–13.

43. Niki Y, Kobayashi S, Nagura T, et al. Joint line modification in kinematically aligned total knee arthroplasty improves functional activity but not patient satisfaction. J Arthroplast. 2018;33(7):2125–30.

44. Fitch DA, Sedacki K, Yang Y. Mid- to long-term outcomes of a medial-pivot system for primary total knee replacement: a systematic review and meta-analysis. Bone Jt Res. 2014;3(10):297–304.

45. Howell SM, Papadopoulos S, Kuznik KT, et al. Accurate alignment and high function after kinematically aligned TKA performed with generic instruments. Knee Surg Sports Traumatol Arthrosc. 2013;21(10):2271–80.

46. Nedopil AJ, Singh AK, Howell SM, et al. Does calipered kinematically aligned TKA restore native left to right symmetry of the lower limb and improve function? J Arthroplast. 2018;33(2):398–406.

47. Calliess T, Karkosh R, Windhagen H, et al. Concept of a femur-first-extension-gap-balancer for optimized manual kinematic alignment in total knee arthroplasty. Poster ESSKA Academy 2018.

48. Hutt J, Massé V, Lavigne M, et al. Functional joint line obliquity after kinematic total knee arthroplasty. Int Orthop. 2016;40(1):29–34.

49. Rivière C, Iranpour F, Harris S, et al. The kinematic alignment technique for TKA reliably aligns the femoral component with the cylindrical axis. Orthop Traumatol Surg Res. 2017;103(7):1069–73.

50. Nedopil AJ, Howell SM, Rudert M, et al. How frequent is rotational mismatch within 0°±10° in kinematically aligned total knee arthroplasty? Orthopedics. 2013;36(12):e1515–20.

51. Rivière C, Dhaif F, Shah H, et al. Kinematic alignment of current TKA implants does not restore the native trochlear anatomy. Orthop Traumatol Surg Res. 2018;104(7):983–95.

52. Rivière C, Iranpour F, Harris S, et al. Differences in trochlear parameters between native and prosthetic kinematically or mechanically aligned knees. Orthop Traumatol Surg Res. 2018;104(2):165–70.

53. Dossett HG, Swartz GJ, Estrada NA, et al. Kinematically versus mechanically aligned total knee arthroplasty. Orthopedics. 2012;35:e160–9.

54. Rivière C, Lazic S, Villet L, et al. Kinematic alignment technique for total hip and knee arthroplasty: the personalized implant positioning surgery. EFORT Open Rev. 2018;3(3):98–105.

55. Ng CK, Chen JY, Yeh JZY, et al. Distal femoral rotation correlates with proximal tibial joint line obliquity: a consideration for kinematic total knee arthroplasty. J Arthroplast. 2018;33(6):1936–44.

56. Brar AS, Howell SM, Hull ML. What are the bias, imprecision, and limits of agreement for finding the flexion–extension plane of the knee with five tibial reference lines? Knee. 2016;23(3):406–11.

57. Nam D, Lin KM, Howell SM, et al. Femoral bone and cartilage wear is predictable at 0° and 90° in the osteoarthritic knee treated with total knee arthroplasty. Knee Surg Sports Traumatol Arthrosc. 2014;22(12):2975–81.

58. Matsumoto T, Takayama K, Ishida K, et al. Radiological and clinical comparison of kinematically *versus* mechanically aligned total knee arthroplasty. Bone Jt J. 2017;99-B(5):640–6.

59. Dossett HG, et al. Kinematically versus mechanically aligned total knee arthroplasty. Orthopedics. 2012;35(2):e160–9.

60. Woon JTK, Zeng ISL, Calliess T, et al. Outcome of kinematic alignment using patient-specific instrumentation versus mechanical alignment in TKA: a meta-analysis and subgroup analysis of randomised trials. Arch Orthop Trauma Surg. 2018;138(9):1293–303.

61. Courtney PM, Lee G-C. Early outcomes of kinematic alignment in primary total knee arthroplasty: a meta-analysis of the literature. J Arthroplast. 2017;32(6):2028–2032.e1.

62. McNair PJ, Boocock MG, Dominick ND, et al. A comparison of walking gait following mechanical and kinematic alignment in total knee joint replacement. J Arthroplast. 2018;33(2):560–4.

63. Ji H-M, Han J, Jin DS, Seo H, Won Y-Y. Kinematically aligned TKA can align knee joint line to horizontal. Knee Surg Sports Traumatol Arthrosc. 2016;24(8):2436–41.

64. Lozano R, Campanelli V, Howell S, Hull M. Kinematic alignment more closely restores the groove location and the sulcus angle of the native trochlea

than mechanical alignment: implications for prosthetic design. Knee Surg Sports Traumatol Arthrosc. 2019;27:1504–13.

65. Maillot C, Riviere C, Ciara H. Poor relationship between frontal tibiofemoral and trochlear anatomic parameters: implications for designing new knee implants for kinematic alignment. Knee. 2019;26:106–14.

# 第17章
## 受限的运动匹配：理想的折衷方案？

William G.Blakeney and Pascal-André Vendittoli

**关键点：**

- 膝关节正常解剖结构具有较大的差异，膝关节生物力学不良越严重，越有可能会对全膝置换的生物力学和磨损方式产生不利影响。

- 在非正常膝关节解剖患者的治疗过程中，限制性运动学对线方案（rKA）已经被改进成为"纯"运动学对线的替代方案。

- 限制性运动学对线方案，将中立位的股骨和胫骨假体在冠状面的对线限制于 ±5° 以内，下肢整体在冠状面的旋转在 ±3° 以内。

- 常规的膝关节置换术中有50%的患者符合限制性运动学对线方案，1/3的患者需要细微的调整，其余的（1/6）则需要更多的解剖学改变。

- 限制性运动学对线方案提供了令人满意的折衷方案，避免了机械学对线所需的重要解剖结构调整和韧带松解的同时，也避免了纯运动学对线技术可能产生的极端的假体定位情况。

W. G. Blakeney
Department of Surgery, CIUSSS-de-L'Est-de-L'Ilede-Montréal, Hôpital Maisonneuve Rosemont, Montréal, QC, Canada

Albany Health Campus, Albany, WA, Australia

P.-A. Vendittoli (✉)
Department of Surgery, CIUSSS-de-L'Est-de-L'Ilede-Montréal, Hôpital Maisonneuve Rosemont, Montréal, QC, Canada

Department of Surgery, Université de Montréal, Montréal, QC, Canada

## 17.1 机械学对线：一个时代的终结

大多数患者在接受常规全膝关节置换术（TKA）后都没能恢复自然的膝关节功能[1]。其中有1/5的患者不满意[2]，一半以上的患者可能有残留症状[3]，而回顾起来，多达1/4的患者将选择不会再次接受相同的手术[4]。步态分析研究表明，膝关节置换术后患者行走时膝关节活动范围较小，存在明显的运动学不良[5]。

全膝关节置换术开展初期，器械精度差，植入错误频发，有许多陷阱需要克服；因此，当时的工作重点是于植入物的存活率而不是重建正常的膝关节功能[6]。为了实现这一目标，外科医生引入了机械学对线（MA）技术。选择股骨和胫骨正中切口并采用适当的股骨旋转和韧带松解来建立相同的股骨伸直间隙，从而创建了一种简单的对线方法。这种"一刀切"的方法虽然具有可重复性，却未顾及膝关节正常解剖学的差异性[7]。尽管计划进行全膝关节置换术患者的平均髋-膝-踝角（HKA）接近零度，一项针对4884名患者的研究发现，只有0.1%的患者同时具有相同的胫骨近端内侧角（MPTA）和股骨远端外侧角（LDFA），而这样的极端却是机械学对线努力要达到的目标。此外，一项针对1000例膝关节CT扫描的研究发现，将机械对线用于全膝关节置换术导致许多病例出现间隙不对称[8,9]。在25%的内翻膝和54%的外翻膝中产生了超过3 mm的内外间隙失衡。使用经通髁线定位股骨旋转，仅49%的内翻膝和18%的外翻膝的内外侧间隙和屈伸间隙均小于3mm。有些失衡可能无法通过外科手术纠正，可能是残留假体不稳定性和较差结果的原因。

随着对正常膝关节解剖和功能的进一步了解，引入了运动学对线技术来改善全膝关节置换术后的临床效果。全膝关节置换术的

运动对线技术旨在恢复患者罹患关节炎前下肢原有的力线和关节表面朝向。在这个关节表面重建的过程只有少量的软组织剥离[10,11]。我们认为这将是机械对线时代的终结[12]。

## 17.2 所有解剖结构都是生理性的吗？

膝关节正常解剖结构本身就具有较大的差异，而病理变化则进一步增大了差异[7,13,14]。在预约行全膝关节置换术的4884个病例中，髋膝踝角＞3°者占40%，＞5°者占19%，＞10°者占3%[7]。胫骨近端内侧角范围为20.5°内翻至20.5°外翻，平均内翻2.9°。股骨远端外侧角范围为11°内翻至15.5°外翻，平均外翻为2.7°。角度变化的范围显示了患者解剖结构的巨大差异（图17.1）。

更加极端的解剖可能是本来就具有生物力学差异的同时，可能再遭受会导致关节退行性改变的因素，如创伤、肿瘤、儿童期的畸形或既往手术（图17.2）。存在病理解剖学的一个有力论据是某些患者常在单侧发生。我们认为手术医生不应在这些异常患者中盲

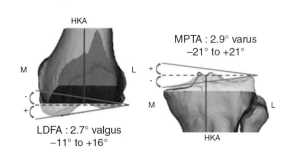

图 17.1 与机械学对线技术相关的股骨远端及胫骨近端的解剖学调整

LDFA：股骨远端外侧角；MTPA：胫骨近端内侧角.

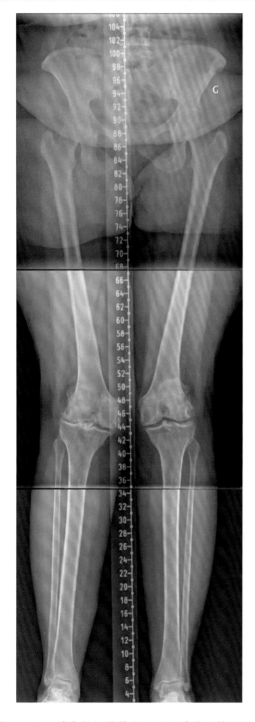

图 17.2  下肢全长 X 线片显示双下肢外翻伴严重右膝股性关节炎，股骨远端外侧角为 11°，胫骨近端内侧角为 6°。用系统性运动学对线进行右下肢的对位，会使她的下肢 HKA 处在 5° 外翻。我们认为她的右下肢解剖是病理性的。支持这一假设的论点是两个下肢之间的差异，左侧无严重畸形。应用我们的方案，将股骨远端外侧角减少至 5° 外翻，将胫骨近端内侧角减少至 2° 内翻，从而导致髋膝踝角为 3° 外翻

目复制相同的解剖结构，因为它可能会对全膝关节置换术生物力学和磨损方式产生不利影响。另一方面，在这些患者中建立一个中立的机械轴将是一个重大的解剖改良且可能导致软组织平衡的调整，产生关节线方向的差异与股骨屈曲轴的变化以及膝关节运动学的改变。

一项计算机模拟研究了机械对线或运动学对线的全膝关节置换术对单膝模型的影响，发现运动学对线的全膝关节置换术产生了接近正常的膝部运动学（股骨后滚更大，股骨假体组件更多地外旋）[15]。但是，接触压力也增加了，引起了人们对远期结果的担忧。一项对 178 例机械学对线全膝关节置换术后返修术的检索研究发现，更加内翻的力线使得聚乙烯垫片的完全磨损有所增加[16]。他们还发现，机械学对线全膝关节置换术在进行翻修手术前，易于向术前内翻畸形方向漂移而远离中立的机械对线。其他临床[17]和计算机模拟[18, 19]研究也发现，类似的聚乙烯磨损与内翻对准之间的关联。在 RSA 研究中，10 年的随访显示更大的胫骨内翻与胫骨底板迁移的弱相关性（$r^2=0.45$）。有趣的是，整个肢体力线，髋-膝-踝角从 1.3° 外翻到超过 10° 内翻，不会影响底板平面的迁移。在中心点 ±3° 以内和 >3° 没有差异。这些研究表明，使用当前的材料和固定方法行全膝关节置换术去系统地复制患者的病理解剖可能对假体的生存不利。

## 17.3  限制性运动学对线方案

当患者存在非正常膝关节解剖时，限制

性运动学对线方案（rKA）已被开发为"纯"运动学对线技术的替代方案[11]。限制性运动学对准方案的概念是在安全范围内重现患者的膝关节解剖结构，避免已被证明的极端病理性解剖[7]。限制性运动学对准方案将股骨和胫骨假体的冠状面力线限制在±5°以内，下肢整体的冠状面力线在±3°范围内（例如，将股骨放置在外翻4°。胫骨放置在内翻5°时下肢整体的冠状面力线是1°内翻）。为了重建后髁，将后参考导向装置设置为0°旋转，切除的后髁厚度与假体相同，以匹配每位患者自然的股骨旋转。膝关节伸直时，根据股骨假体组件去设定胫骨假体的旋转。

外科医生的操作目的是像运动学对线技术一样重现患者的正常解剖结构。等量截骨技术可以通过使用卡尺进行测量截骨，术中计算机导航或使用患者专用仪器进行术前计划来实现。只有当测量的角度超出预定安全范围时，才可以根据患者的解剖结构进行改良截骨。一项研究评估了接受全膝关节置换术的4884病例的术前CT扫描，以分析限制性运动学对线方案的效果[7]。研究表明，51%的患者处于允许使用单纯的运动学对线技术安全范围之内。需要进行最小限度的矫正（胫骨平均为0.5°，股骨平均为0.3°）的比例增加到83%。

执行这些最小矫正的原则如下（图17.3）：首先，外科医生将胫骨和/或股骨的截骨校正设在5°范围内。然后，这会将大部分髋-膝-踝角（约51%）校正到±3°以内。在8%的病例中，患者的髋-膝-踝角内翻＞3°（例如，股骨1°外翻和胫骨5°内翻=髋膝踝角4°内翻）。在这些情况下，胫骨内翻可进一步缩小直到髋膝踝角为3°内翻。在7%的病例中，患者保留＞3°外翻的髋膝踝角（例如，股骨5°外翻和胫骨1°内翻=髋膝踝角4°外翻）。在这些情况下，胫骨内翻可继续增加直到髋膝踝角为3°外翻。当需要进行解剖矫正时，我们宁愿修改胫骨以尽可能保留股骨解剖结构及其屈曲轴。在解剖学纠正＜3°的情况下，通常不需要松解韧带。在较大的解剖修正截骨中，不需要太多的软组织松解（通常，与机械对线相比松解的程度要小得多）。

在我们的模拟研究中[7]，17%的膝关节解剖结构异常，股骨和胫骨关节线都是内翻或外翻。由于二者对整个髋膝踝角偏差的作用方向相同，因此外科医生应确定需要矫正的骨以使其落入安全范围内。如前所述，我们认为股骨屈伸轴在膝关节运动学中起着更为重要的作用，我们的做法是尽可能地保留股骨解剖结构，并在胫骨侧进行更大的修改。例如，在股骨9°外翻的和胫骨在1°外翻的膝关节（总髋膝踝角为10°外翻），改良股骨最大为5°外翻截骨和胫骨2°内翻截骨，从而使髋膝踝角整体为3°外翻。同样，在股骨2°内翻，胫骨6°内翻（总髋膝踝角为8°内翻）的严重膝内翻中，股骨保持（2°内翻）原解剖截骨，胫骨截骨将内翻减小至1°，总体上髋膝踝角3°内翻。必须考虑到，这些病例大多数都伴有关节外畸形，从而解释了这些极端的髋膝踝角。严重的膝外翻通常在胫骨干处具有外翻畸形，严重的膝内翻可能有较大的股骨前弓并影响下肢力线[21]。在这些情况下，（运动学对线）重建膝关节的倾向于保持韧带的松弛状态，而不强调

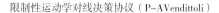
限制性运动学对线决策协议（P–A Vendittoli）

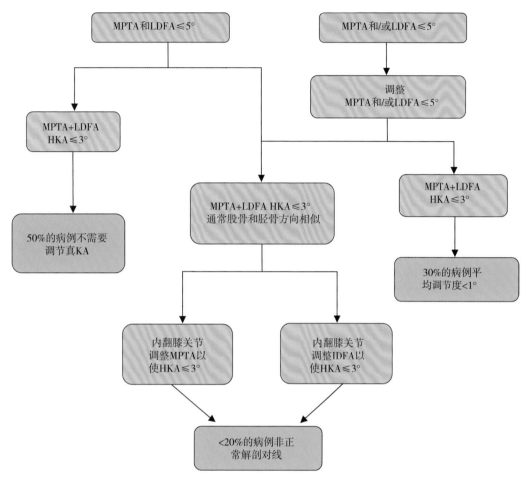

**图 17.3　限制性运动学对线决策流程图**
HKA：髋膝踝机械轴；MPTA：胫骨近端内侧角；LDFA：股骨远端外侧角

关节外畸形相关的下肢力线偏移。另一方面，执行限制性运动学对线方案将通过关节内截骨来矫正关节外畸形，可能需要韧带松解/调节以避免继发不稳定。

限制性运动学对线方案使极端的解剖结构恢复到可接受的范围，修正它们的畸形以允许假体的置入方向与当前材料和固定方法兼容。另一方面，在同一组患者中模拟机械对线技术，则需要明显更大的调整[7]。机械对线的平均胫骨近端内侧角校正为3.3°，而限

制性运动学对线的平均胫骨近端内侧角校正为0.5°（P<0.001）。同样，机械对线的平均股骨远端外侧角校正为3.2°，而限制性运动学对准的平均股骨远端外侧角校正为0.3°（P<0.001）。这突出表明在大量人群中，执行机械对线要求对正常解剖结构进行重大调整。这些更大的解剖结构变化需要更多的膝关节软组织松解来达到平衡，这些操作会对正常的生物力学产生不利影响。

## 17.4　限制性运动学对线的临床结果

使用限制性运动学对线方案进行手术的100名患者的早期临床功能随访（平均2.4年，范围1~3.7年）结果令人满意。仅5%的膝关节需要少量的韧带松解。一项步态分析研究比较了使用限制性运动学对线与机械对线技术进行手术的患者，结果表明限制性运动学对线患者的膝部运动学特征比机械对线患者更接近健康对照组[22]。相对于健康对照组机械对线组显示出明显的膝关节运动学差异：较小的矢状面运动范围（49° *vs* 54°，*P*= 0.020），最大屈曲度减小（52° *vs* 58°，*P*= 0.002）且内翻角增大（2.0° ~ 7.5° *vs* –2.8° ~ 3.0°，*P*<0.05）。运动学对线组与机械对线组的这些运动学差异，导致运动学对线组的术后KOOS评分明显高于机械对线组（74 *vs* 61，*P*= 0.034）。

在对1000例行全膝关节置换的术前CT扫描研究中，我们比较了机械对线和限制性运动学对线模拟截骨的内外侧间隙和屈伸间隙的不对称性。模拟了两种机械对线技术进行旋转截骨：使用经通髁轴（TEA）和后髁（PC）3°。伸直间隙内外侧（ML）不平衡（>2 mm）在机械对线与限制性运动学对线的全膝关节置换的发生率分别为33%和8%；不平衡（>4mm）时的差异是11%和1%（*P*<0.001）。使用机械对线技术，对于屈曲间隙，通髁线技术会产生更高的内外侧间隙不平衡率（*P*<0.001）。限制性运动学对线的表现再次优于使用通髁线或3°后髁的两种机械对线技术（*P*<0.001）。使用经通髁线或3°后髁机械对线技术的内外侧间隙<3mm假体组件屈伸不平衡的发生率分别是49%和63%，而限制性运动对线则为92%（*P*<0.001）。其他研究也有类似的报道，机械对线技术经常导致显著的解剖改变及广泛、复杂的侧副韧带失衡，这样的不平衡通过韧带松解是无法纠正的[7,23]。

## 17.5　限制性运动学对线与真实运动学对线：妥协吗？

许多手术医生担心使用运动学对线技术会留下过多的膝内翻或膝外翻。Howellet等人[24]在6年的随访中观察到了208个采用运动学对线全膝关节置换术后的队列中植入物存活率为97.5%，膝内翻较大的患者没有更高的失败率。在另一项研究中，对机械对线或运动学对线随机分组的全膝关节置换术的放射学立体分析未发现两组之间植入物位移的显著差异[25]。虽机械对线全膝关节置换有长期随访且生存率较高[26-28]，但目前尚无关于运动学对线全膝关节置换的长期随访研究。在某些研究中，在中立位3°以内的机械轴对线的全膝关节置换比力线不良的全膝关节置换有更好的功能结局[29-31]。其他研究表明，假体部件力线不良导致无菌性松动和失败率的增加[32-34]。与之相反，最近的研究未能证明力线良好的全膝关节置换（在中立位±3°以内）比力线不良的全膝关节置换具有更高的存活率或更好的功能结果[35-38]。这些研究的结果表明，应用运动学对线技术需要小心谨慎。必须理解的是，准确的运动学对线参考的髋膝踝角而不是中立位线，这与力线不良的全膝关节所参考的是中立位线是不同的。毫无疑问，除冠状面的假体力线之外还有其他因素影响着膝关节的动态加载方式。对无症状患者[39]和运动学对线的膝关节置换患者[40]的研究均表明，除外膝关节对线的范围，站立时关节线仍保持与地面平行。由此产生的功能性关节线方向可能非常有利于关节的整体载荷分布。

然而，在缺乏运动学对线全膝关节置换进一步长期研究证据的情况下，部分作者已谨慎地反对运动学对线技术的广泛推广[41]。我们相信限制性运动学对线提供了一个满意的妥协方案，可以为大部分患者重建正常的解剖，避免了机械对线的过度矫正与软组织松解，且可以避免非限制性运动学对线可能导致的假体位置极端放置。

## 17.6 临床病例

### 17.6.1 案例 1

一名65岁的男性，右膝骨性关节炎伴严重的内翻畸形。术前右下肢全长X线片（图17.4）显示右股骨内翻（股骨远端外侧角为93°），胫骨外翻（胫骨近端内侧角为88°）。我们选择使用限制性运动学对线方案为患者进行了全膝关节置换术。在这种情况下，与50%的病例一样，允许采用纯运动学对线入路而无需对其术前解剖结构进行任何修改。尽管他的髋-膝-踝角接近中立（1°内翻），

但他的关节面方向仍得以保持。使用机械对线技术，股骨和胫骨的解剖结构都将被明显地修改为中立位。关节线的方向和屈曲轴的变化会影响膝关节的运动学。需注意的是，在这种情况下，如果使用胫骨内髓内定位杆对线将会在膝外翻上产生严重错误。

### 17.6.2 案例 2

一名运动活跃的58岁女性，右膝骨性关节炎伴疼痛，既往左膝行机械对线全膝关节置换术。术前双下肢全长X线片示右股骨外翻（股骨远端外侧角为83°）胫骨中立（胫骨近端内侧角为90°，图17.5）。该患者选择了使用我们的限制性运动学对线方案进行右侧全膝关节置换。在这种情况下，为了保持在限制性运动学对线安全范围内，我们将其股骨远端外侧角增大到85°（将外翻从7°减小到5°），将胫骨近端内侧角减小到88°（从中性到2°内翻）。最终形成的髋-膝-踝角为外翻3°。通过这样的矫正，我们尽量减少股骨截骨与股骨解剖轴的改变。无需松解韧带。病人未进行任何特殊术后康复训练。手术后4个月，她感觉右膝似乎没有做过手术，活动没有任何限制。而在机械对线全膝关节置换术的左膝，即使在股骨远端外侧角和胫骨近端内侧角为90°，髋-膝-踝角存在3°内翻。相比较而言，患者对她的右膝关节置换更为满意。

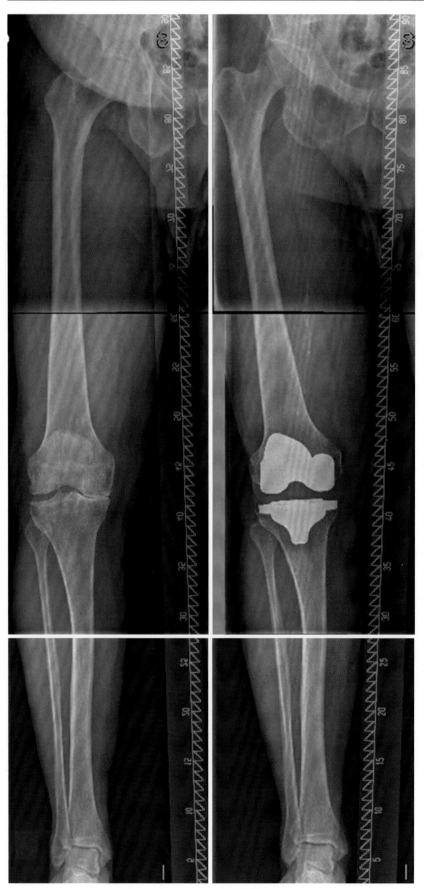

图 17.4    案例 1 站立位全长 X
线片

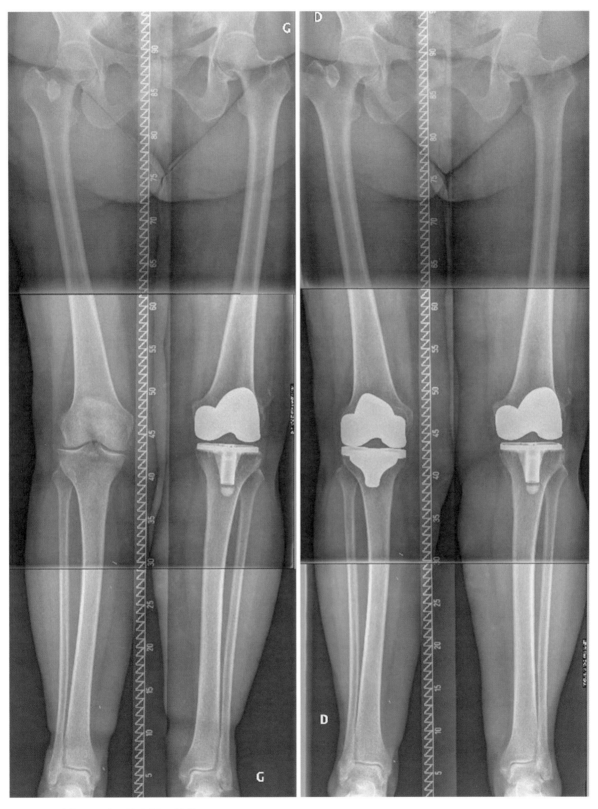

图 17.5 案例 2：站立位全长 X 线片

# 参考文献

1. Collins M, Lavigne M, Girard J, Venditolli PA. Joint perception after hip or knee replacement surgery. Orthop Traumatol Surg Res. 2012;98:275–80.

2. Bourne RB, Chesworth BM, Davis AM, Mahomed NN, Charron KDJ. Patient satisfaction after total knee arthroplasty: who is satisfied and who is not? Clin Orthop Relat Res. 2010;468:57–63.

3. Nam D, Nunley RM, Barrack RL. Patient dissatisfaction following total knee replacement: a growing concern? Bone Joint J. 2014;96-B:96–100.

4. Lingard EA, Sledge CB, Learmonth ID, Kinemax Outcomes G. Patient expectations regarding total knee arthroplasty: differences among the United States, United Kingdom, and Australia. J Bone Joint Surg Am. 2006;88:1201–7.

5. McClelland JA, Webster KE, Feller JA. Gait analysis of patients following total knee replacement: a systematic review. Knee. 2007;14:253–63.

6. Venditolli PA, Blakeney W. Redefining knee replacement. Orthop Traumatol Surg Res. 2017;103:977–9.

7. Almaawi AM, Hutt JRB, Masse V, Lavigne M, Venditolli P-A. The impact of mechanical and restricted kinematic alignment on knee anatomy in total knee arthroplasty. J Arthroplast. 2017;32:2133–40.

8. Blakeney W, Beaulieu Y, Puliero B, Kiss MO, Venditolli PA. Bone resection for mechanically aligned total knee arthroplasty creates frequent gap modifications and imbalances. Knee Surg Sports Traumatol Arthrosc. 2019. https://doi.org/10.1007/s00167-019-05562-8.

9. Blakeney W, Beaulieu Y, Kiss MO, Rivière C, Venditolli PA. Less gap imbalance with restricted kinematic alignment than with mechanically aligned total knee arthroplasty: simulations on 3-D bone models created from CT-scans. Acta Orthop. 2019;90(6):602–9.

10. Howell SM, Howell SJ, Hull ML. Assessment of the radii of the medial and lateral femoral condyles in varus and valgus knees with osteoarthritis. J Bone Joint Surg Am. 2010;92:98–104.

11. Hutt JRB, LeBlanc MA, Massé V, Lavigne M, Venditolli PA. Kinematic TKA using navigation: surgical technique and initial results. Orthop Traumatol Surg Res. 2016;102:99–104.

12. Rivière C, Vigdorchik JM, Venditolli PA. Mechanical alignment: The end of an era! Orthop Traumatol Surg Res. 2019;105(7):1223–6. https://doi.org/10.1016/j.otsr.2019.07.005.

13. Bellemans J, Colyn W, Vandenneucker H, Victor J. The Chitranjan Ranawat award: is neutral mechanical alignment normal for all patients? The concept of constitutional varus. Clin Orthop Relat Res. 2012;470:45–53.

14. Eckhoff DG, Bach JM, Spitzer VM, et al. Three-dimensional mechanics, kinematics, and morphology of the knee viewed in virtual reality. J Bone Joint Surg Am. 2005;87(Suppl 2):71–80.

15. Ishikawa M, Kuriyama S, Ito H, Furu M, Nakamura S, Matsuda S. Kinematic alignment produces near-normal knee motion but increases contact stress after total knee arthroplasty: a case study on a single implant design. Knee. 2015;22:206–12.

16. Li Z, Esposito CI, Koch CN, Lee YY, Padgett DE, Wright TM. Polyethylene damage increases with varus implant alignment in posterior-stabilized and constrained condylar knee arthroplasty. Clin Orthop Relat Res. 2017;475:2981–91.

17. Srivastava A, Lee GY, Steklov N, Colwell CW Jr, Ezzet KA, D'Lima DD. Effect of tibial component varus on wear in total knee arthroplasty. Knee. 2012;19:560–3.

18. Werner FW, Ayers DC, Maletsky LP, Rullkoetter PJ. The effect of valgus/varus malalignment on load distribution in total knee replacements. J Biomech. 2005;38:349–55.

19. D'Lima DD, Hermida JC, Chen PC, Colwell CW. Polyethylene wear and variations in knee kinematics. Clin Orthop Relat Res. 2001;392:124–30.

20. Teeter MG, Naudie DD, McCalden RW, et al. Varus tibial alignment is associated with greater tibial baseplate migration at 10 years following total knee arthroplasty. Knee Surg Sports Traumatol Arthrosc. 2018;26:1610–7.

21. Alghamdi A, Rahme M, Lavigne M, Masse V, Venditolli PA. Tibia valga morphology in osteoarthritic knees: importance of preoperative full limb radiographs in total knee arthroplasty. J Arthroplast. 2014;29:1671–6.

22. Blakeney W, Clément J, Desmeules F, Hagemeister N, Rivière C, Venditolli PA. Kinematic alignment in total knee arthroplasty better reproduces normal gait than mechanical alignment. Knee Surg Sports Traumatol Arthrosc. 2019;27(5):1410–7. https://doi.org/10.1007/s00167-018-5174-1.

23. Gu Y, Roth JD, Howell SM, Hull ML. How frequently do four methods for mechanically aligning a total knee arthroplasty cause collateral ligament imbalance and change alignment from normal in white patients? AAOS exhibit selection. J Bone Joint Surg Am. 2014;96:e101.

24. Howell SM, Papadopoulos S, Kuznik K, Ghaly LR, Hull ML. Does varus alignment adversely affect implant survival and function six years after kinematically aligned total knee arthroplasty? Int Orthop. 2015;39:2117–24.

25. Laende E, Richardson G, Biddulph M, Dunbar M. Implant fixation and gait analysis at one year following total knee arthroplasty with patient specific cutting blocks versus computer navigation. Bone Jt J. 2016;98-B:136.

26. Font-Rodriguez DE, Scuderi GR, Insall JN. Survivorship of cemented total knee arthroplasty. Clin Orthop Relat Res. 1997;345:79–86.

27. Gill GS, Joshi AB, Mills DM. Total condylar knee arthroplasty. 16- to 21-year results. Clin Orthop Relat Res. 1999;367:210–5.

28. Rodricks DJ, Patil S, Pulido P, Colwell CW. Press-fit condylar design total knee arthroplasty. Fourteen to seventeen-year follow-up. J Bone Joint Surg Am. 2007;89:89–95.

29. Choong PF, Dowsey MM, Stoney JD. Does accurate anatomical alignment result in better function and quality of life? Comparing conventional and computer-assisted total knee arthroplasty. J Arthroplast. 2009;24:560–9.

30. Blakeney WG, Khan RJK, Palmer JL. Functional outcomes following total knee arthroplasty: a randomised trial comparing computer-assisted surgery with conventional techniques. Knee. 2014;21:364–8.

31. Longstaff LM, Sloan K, Stamp N, Scaddan M, Beaver R. Good alignment after total knee arthroplasty leads to faster rehabilitation and better function. J Arthroplast. 2009;24:570–8.

32. Berend ME, Ritter MA, Meding JB, et al. Tibial component failure mechanisms in total knee arthroplasty. Clin Orthop Relat Res. 2004;428:26–34.

33. Fang DM, Ritter MA, Davis KE. Coronal alignment in total knee arthroplasty: just how important is it? J Arthroplasty. 2009;24:39–43.

34. Jeffery RS, Morris RW, Denham RA. Coronal alignment after total knee replacement. J Bone Joint Surg Br. 1991;73:709–14.

35. Abdel MP, Ollivier M, Parratte S, Trousdale RT, Berry DJ, Pagnano MW. Effect of postoperative mechanical axis alignment on survival and functional outcomes of modern total knee arthroplasties with cement: a concise follow-up at 20 years. J Bone Joint Surg Am. 2018;100:472–8.

36. Parratte S, Pagnano MW, Trousdale RT, Berry DJ. Effect of postoperative mechanical axis alignment on the fifteen-year survival of modern, cemented total knee replacements. J Bone Joint Surg Am. 2010;92:2143–9.

37. Morgan SS, Bonshahi A, Pradhan N, Gregory A, Gambhir A, Porter ML. The influence of postoperative coronal alignment on revision surgery in total knee arthroplasty. Int Orthop. 2008;32:639–42.

38. Bonner TJ, Eardley WGP, Patterson P, Gregg PJ. The effect of post-operative mechanical axis alignment on the survival of primary total knee replacements after a follow-up of 15 years. J Bone Joint Surg Br. 2011;93:1217–22.

39. Victor JM, Bassens D, Bellemans J, Gursu S, Dhollander AA, Verdonk PC. Constitutional varus does not affect joint line orientation in the coronal plane. Clin Orthop Relat Res. 2014;472:98–104.

40. Hutt J, Massé V, Lavigne M, Vendittoli P-A. Functional joint line obliquity after kinematic total knee arthroplasty. Int Orthop. 2016;40:29–34.

41. Abdel MP, Oussedik S, Parratte S, Lustig S, Haddad FS. Coronal alignment in total knee replacement: historical review, contemporary analysis, and future direction. Bone Jt J. 2014;96-B:857–62.

# 第18章
## 膝关节单髁置换术

Justin Cobb and Charles Rivière

我们的目标是在关节炎进一步进展之前，通过膝关节单髁置换术（UKA）恢复膝关节的运动学参数。膝关节在站立、下蹲和摆动阶段时为压应力，期间完善的前后交叉韧带复合体在脚趾离地后能使膝关节高效一致地屈曲，然后伸直导致足跟着地。在速度和坡度变化的情况下，韧带张力和关节匹配相结合是保持自然高效步态的关键。UKA之后可以恢复膝关节的稳定性和一致性，这种状态是可以实现的，但在TKA之后很难实现，因为这不可避免地涉及到ACL丧失[1]。

然而，人类的步态并不是单一动作现象：人体膝关节通常为内翻膝，其整体运动与膝外翻有很大不同。通常情况下，膝内翻的内侧间室可以理解为水平冠状轴上近乎单维的活动，而膝外翻的外侧间室需要围绕冠状轴和纵轴旋转。因此，任何膝关节部分置换都必须遵从是对膝关节使用导致的磨损进行稍微纠正，但重要的是，不要试图"恢复"从来没有的力学对线。

## 18.1 膝关节单髁置换适应证

### 18.1.1 内侧单髁置换（Medial UKA，MUKA）的适应证

膝关节内侧或前侧疼痛是MUKA的主要适应证。膝内翻内侧间室的超负荷导致骨关节病，引起骨面负荷过重时的疼痛。由于外侧面软组织紧张，可以感觉到疼痛。疼痛类

J. Cobb (✉)

The MSk Lab, Imperial College London,
London, UK
e-mail: j.cobb@imperial.ac.uk

C. Rivière

The MSk Lab, Imperial College London,
London, UK

South West London Elective Orthopaedic Centre,
Epsom, UK

型是典型的关节病疼痛：活动痛、僵硬、肿胀和丧失功能。

检查结果也很典型，内侧或前内侧骨关节的骨赘形成。在这种情况下有非常有力的数据支持膝关节内侧单髁置换术。但更早期干预的疗效较差且更具争议性，如在半月板损伤后关节病发生之前进行单髁置换。伴随关节病形成的软骨下骨硬化是胫骨假体骨力学整合的良好基底。在这种反应性骨形成出现之前较早进行干预，胫骨组件松动或移位的风险更高。重要的是，要有一个稳定的外侧半月板。这可以通过感觉外翻应力时外侧半月板的挤压外移来证明。必须用前后应力在内翻畸形矫正到中立位的情况下来明确交叉韧带复合体或中央轴是否稳定。

内翻膝的内侧髌股关节疼痛可以放心忽略，因为通过MUKA矫正内翻后可以缓解疼痛[2]。髌股关节明显的关节病应单独处理[3]。

### 18.1.2　外侧单髁置换（Lateral UKA，LUKA）的适应证

疼痛是LUKA的主要适应证，但伸直时外侧间室的负荷小于内侧间室，因此疼痛通常不是主要特征，功能丧失和上下楼梯困难是主要特征。通常在外侧有疼痛感，但在内侧常会伴有张力性疼痛。外侧骨关节病变在髋部可以感觉到疼痛，普遍的报道是位于大转子或臀部周围。这在LUKA后完全解决了，当然髋关节病变也可以在膝部感觉到疼痛，所以在这种情况下髋关节也应该进行查体和X线检查。

查体内容包括膝关节屈曲时逐渐外翻，并容易向中立位方向纠正。在对膝关节施加

内翻应力时，内侧半月板应没有被挤出，交叉韧带复合体应能稳定承受前后应力。同样，如果髌股关节症状和体征轻微且以外侧为主，则可以忽略[4]。

## 18.2　UKA 与截骨矫形术选择的比较

对于想跑步的患者，大多数外科医生会犹豫是否进行膝关节置换术。对于那些在站立前后位或负重位（Rosenberg位）片中发现有骨关节骨赘的患者，我的经验是UKA的术后功能比HTO更可靠，这一点也得到了一项随机试验[5]和临床经验[6]的证实。

### 18.2.1　UKA 与 Bi-UKA 与 TKA 的选择

对于有伴内侧关节病变且外侧半月板被挤压出的运动爱好者来说，仅进行内侧单髁置换（MUKA）可能是不够的。像这样的膝关节可能会出现外侧进展，特别是肥胖者和那些没有明显内翻的人。目前，TKA是一种选择，而如果ACL/PCL复合体无损伤，bi-UKA可以作为更保守的选择[7]。这个bi-UKA适用于以下两组人群：年轻和活跃的人，他们可能会损坏一个TKA；年老体弱的患者是另一个对bi-UKA适宜的群体，因为它是一个非常小的手术，不太会导致全身不适。

### 18.2.2　装置选择：活动或固定

无论是活动[8]或固定[9]平台，UKA都被证实能很好地工作。中期研究没有显示出重大差异，因此装置的选择将更多地与外科医生和患者的医保情况有关。根据我的个人经验，我建议那些可能磨损固定平台的人两边都使用活动平台。

### 18.2.3　固定方法

在部分膝关节置换中使用骨水泥固定平台假体具有良好的长期效果。非骨水泥固定现在已经在活动平台植入物中得到很好的应用[10]。以我个人的经验来看，非骨水泥活动平台假体的松动率非常低，因此它们具有很大的吸引力。这方面唯一的问题是早期假体周围骨折。

### 18.2.4　前交叉韧带缺失

对于没有不稳定症状的老年患者或低需求患者，也可以在没有前交叉韧带的情况下使用UKA[11]。通常在老年患者中，关节僵硬非常常见，而关节不稳是一种少见的症状。因此只要膝关节保持内翻，外侧间室不太可能恶化，缺失前交叉韧带几乎不是问题。

## 18.3　手术计划

在手术前，最基本的计划是评估所需假体的尺寸，确认胫骨平台和股骨髁对于可用假体的型号范围来说不会太小或太大。拍摄平片、站立前后位片、Lyon-Schuss位片（后前位片）和侧位片将有助于评估胫骨内翻和关节内骨丢失量。可以设计胫骨侧需要去除多少角度的内翻度数以及需要切除的骨厚度，以确保能够容纳最小厚度的平台，同时确保假体尽可能位于最坚硬的软骨下骨上。

胫骨假体的后倾角和股骨假体的屈曲度也可以根据外侧位片进行规划。尤其对于来自次大陆的体型较小的人来说，较大的后倾角是常见的，值得保留，以确保均衡的软组织张力。前交叉韧带缺失或受伤可以通过减小后倾角来更好地处理——可以在侧位片观

察到一些胫骨前移来进行临床证实。

手术计划的最后一个要素是定制假体。根据界面的设计特点，胫骨假体的内翻斜度必须与股骨假体的冠状面和轴面旋转相匹配。在完全一致的半月板平台上的球形股骨假体不需要从中立位置进行任何调整，而凸轮型股骨假体可能需要在冠状面上旋转几度以确保线性接触而不是点接触。

使用基于MRI或CT的3D规划可以更好地解决这些问题。这些检查显然增加了操作复杂性，但其吸引力在于它使得几乎所有的变量都可以在术前记录下来，将术中操作简化为核对表单，确认术前的测量结果。最好的例子就是胫骨"饼干"，它可以进行3D打印和消毒。然后可以将骨切除的确切形状和大小与计划进行比较，确认切除在所有维度上都是足够的。

## 18.4　组件对线

运动学对线（KA）是一种膝关节假体植入的个体化技术。其原则是解剖学位置（真正的表面置换）和运动学对线（在圆柱形股骨轴线上），以恢复自然关节表面的水平和方向，并改善假体相互作用（或生物力学）。

有趣的是，植入UKA假体的Philippe Cartier原则与KA技术推广的原则是一致的，但表述不同（图18.1）。相比之下，机械学对线技术旨在相对于长骨（股骨和胫骨）机械轴进行系统的定位膝关节假体（标准化植入），因此忽略了个体化的膝关节内侧间室解剖，但被认为有利于可靠的植入。非解剖

型活动平台UKA Oxford®假体历来被推荐以机械学对线方式植入，同时仍能再现肢体整体对线（或髋-膝-踝成角）。因此Oxford®股骨假体朝向在冠状面上平行于股骨机械轴；胫骨假体正面垂直于胫骨机械轴，后倾角为7°。按照运动学对线来个体化确定Oxford®假体的方向将恢复膝关节内侧间室的解剖结构，具有潜在的临床优势，可以保留胫骨骨量和优化骨与假体（支撑骨的更多生理负荷）和平台表面之间的相互作用。因此，无论平台是固定的还是活动的，作者都倾向于按照运动学植入术进行UKA（图18.2）。

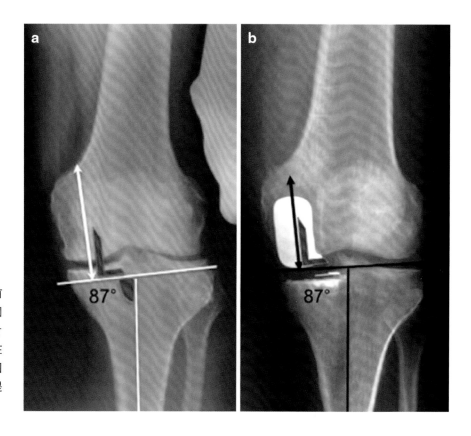

图 18.1 左膝关节术前（a）和内侧 UKA 植入固定平台后前后位 X 线片（b）。假体对线目标旨在恢复关节表面的原方向（图片由 Deschamps 等人提供[15]）

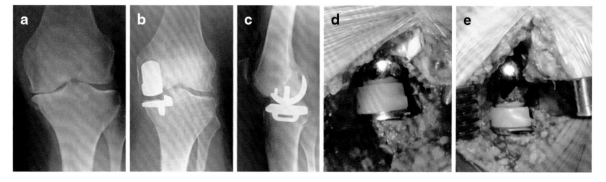

图 18.2 术前（a）和内侧 UKA 以运动学对线植入活动平台 Oxford® 的术后正位（b）和侧位片（c）；术中伸直位（d）和屈曲位（e）说明假体之间良好相互作用

## 18.5　技术层面的考虑

患者可以采取仰卧"TKA"体位或"悬空"体位。两者都很好操作。仰卧位手术的主要原因是可以转换为TKA或是术前计划增加髌-股关节成形术。止血带的使用不是必需的，计划非骨水泥固定就不需要使用止血带，但如果使用骨水泥止血带可能会有帮助。因为手术时间不长，止血带并发症很少。

## 18.6　内侧（Medial）

暴露并彻底清除髁间窝骨赘后，膝关节应伸直良好。在去除后方骨赘之前，完全屈曲可能是不可能的，但是现在屈曲至110°应该很容易，仅在重力作用下就可轻松屈曲。膝关节30°屈曲，撑开器在原位置，软组织没有张力，外科医生可以确认关节病缺失的骨量。这将再次确认需要的截骨量，以确定切除最少的骨组织，和所需的截骨方向以恢复"Cartier角"。

每个自由度都应按顺序处理。

1.胫骨内翻角　这是术前已经选定的，但仍需要目测检查。膝内翻3°～5°和膝外翻1°～3°是各自群体的近似平均值。干骺端中立或外翻成角是罕见的，对于UKA，它可能会增加胫骨塌陷的风险，因为由于切入胫骨中部的骨组织，而胫骨中部的硬度明显低于其余骨界面。

2.后倾　这需要根据假体和患者个体确定。外科医生的目标是恢复关节线，除非为了弥补交叉韧带的不足而减少斜度。

3.轴向旋转　精确确定膝关节前部是很困难的。膝关节的屈曲轴是相当可靠的，可以应用于第一次截骨（矢状截骨）。

4.截骨深度　根据骨损伤的程度和假体的最小厚度，应该选择最小深度截骨。

5.内侧平移　矢状切面应该与胫骨棘保持距离。如果没有髁间骨赘的清理和脂肪垫、髌骨的牵拉，这是不可能实现的。在这个步骤，膝关节适当伸直可能会有帮助。

取下胫骨的"饼干"，然后检查其厚度和形状。根据其形状，可能需要做些调整。通常，调整轴向旋转，需要进行更靠外侧的矢状面截骨，同时要注意后倾。

然后，在胫骨试模假体就位的情况下对位股骨，膝关节可以在完全伸直和100°屈曲之间自由活动，这是股骨准备所需要的。股骨模具固定在膝关节上，以确定在屈曲时足够的截骨量。在内侧关节病中，屈曲间隙总是被保护，因此它被用作基准点，以确保在没有张力的情况下恢复屈曲轴。

屈曲间隙对线是根据术前分析和包括假体选择在内的术前计划来选择的。如果使用固定平台假体，可能需要将截骨导向板稍微冠状面旋转，以确保平台表面与胫骨一致。然后评估伸直间隙，并将其与计划中的预期间隙进行比较。在内侧关节病中，由于骨量丢失，它总是大于屈曲间隙，而在手术后，情况正好相反：屈曲间隙将比伸直间隙大1mm，就像生理的一样。再者，如果使用固定平台假体，可能需要对截骨导向板进行细微的旋转和平移，而对于活动平台，中立对线就足够了。

股骨模块定位有两个常见的错误：如果粗壮患者的大髌骨被推向外侧和屈曲间隙截骨时不能充分屈曲膝关节，则股骨模块定位容易太靠内侧。股骨假体位置太偏内侧可能导致软组织撞击，而如果屈曲间隙截骨时<95°，屈曲和伸直间隙之间的平衡将成为问题。

屈曲间隙和伸直间隙之间平衡的微调可以通过几种方式实现。理想情况下，在完全伸展时，整个膝关节是舒适的，内翻和外翻只有1mm的间隙。即使在完全伸直的情况下，将膝关节摆动成外翻或内翻也有一些松弛的感觉。它通常<1mm。当平衡一个内侧间室时，内侧间室在完全伸直时应该感觉舒适。应该检查髁间窝内的任何骨撞击——胫骨和股骨侧的骨赘可能会导致完全无痛的伸直受阻。屈曲时，胫骨假体的高度不应阻挡进一步屈曲。如果术前分析和计划已经揭示后部骨赘的存在，这些骨赘也需要从股骨髁去除，以实现完全的无撞击屈曲。

## 18.7　外侧

外侧间室的手术方法与内侧间室大致相似，但在几个重要方面有所不同。

在暴露并切除前方半月板后，进行彻底的骨赘切除，确保髁间窝清晰，同时去除所有髌骨和滑车骨赘，以使完全伸直和屈曲成为可能。

然后屈膝，并放置成"4"字的体位。在这个位置可以清楚地看到胫骨表面，然后可以连接胫骨截骨模块。与内侧一样，在使用最小厚度胫骨假体以确保最坚硬的软骨下骨被保留的前提下，做到充分的胫骨截骨，以恢复关节线。对于个体患者截骨需在恰当的方向进行的，通常为1°或2°以内的内翻

（外翻膝的平均胫骨干骺端角度）。然后取出胫骨上的"饼干"进行检查。在外侧，常见的错误是矢状面截骨时被髌腱和脂肪垫推挤向外而太靠外侧。通过膝关节离开"4"字体位，并将其伸展到45°，消除伸展结构张力，允许外科医生将髌骨向内侧半脱位并获得矢状面的入口。

当进行外侧UKA时，磨损痕迹在屈曲面最大，而远端伸直面可能仍有全厚软骨，因此必须注意充分降低伸直高度，以确保在没有任何内侧张力的情况下完全伸直。当膝关节在屈曲位内翻时，外侧间隙应该比伸直时多至少2 mm，但此外，在完全伸直时至少可能有1mm的开口，在深度屈曲或伸直时，组件的边缘之间没有摩擦。对于某些梯度范围的假体，一个长期形成的外翻膝可能比该梯度范围更宽，因此矢状面截骨可能需更靠外侧，使得胫骨组件能够放置在股骨下方。

## 18.8　术后护理和疗效评估

在进行任何一种保守的关节置换术之后，术后的治疗过程没什么特殊的：尤其是胫骨的骨质必须愈合，保持内翻膝关节轻度内翻，控制经过这个界面的负荷量比较关键。所以负重应该是循序渐进的，这期间会受到疼痛感的限制。由于交叉韧带是完整的，关节运动力学得以保留，因活动范围不足而需要在麻醉状态下进行松解的风险确实很小。因此，不需要鼓励患者早期加大活动范围。从理疗师的角度来说，自然希望鼓励患者尽早活动，快速康复，但这是不可取的。术后3～4周必须使用助行器。

UKA的疗效指标与TKA有很大不同。我们推荐两种不同类型的指标：一种是个人的，另一种是物理的。个人指标应该围绕患者喜欢或曾经喜欢的一到两项活动展开。使用这些作为疗效的决定因素。这个网络工具（www.jointpro.co.uk）是外科医生和患者沟通是否达到或超过预期结果的一种简单方式。

可以使用各种工具记录物理参数。智能手机上可用的几个软件可以监测在特定环道上行走所需的时间，以及最高速度、平均速度等。或者，可以使用跑步机，最高步行速度、步频和步幅的测量值可以作为进度评估。最后，步态的宽度和连贯性是一个敏感的指标，显示了患者恢复正常的程度。一个力量和平衡正常的健康成年人，步态相对狭窄，步间变化不大。随着虚弱程度的增加，步态的宽度增加，步伐之间的变动也增加。保留原本关节线和交叉韧带使患者能够保持这些正常的步态特征。这在全膝关节置换后很难做到。没有专业设备，这些变量更难记录。

所有这些物理变量在术后至少12个月内都会持续得到改善，尽管超过85%是在6个月内达到的。

## 18.9　并发症及其处理

一个操作顺利、运动学对线的UKA很少会失败，但是"再手术率"可能比全关节置换高，原因有二：首先，因为膝关节感觉正常，人们的活动量更大，因此更容易发生进一步的机械损伤，所以如果有人回到网球场或健身房，外侧半月板可能会在1天内出问题。其次，用UKA对膝关节进行进一步的手术是很容易的，所以一些小的调整是可能的。我们现在知道，通常不需要全膝关节置换术，他们也能成功恢复功能。我医疗小组最近100次手术中第二次手术的几个原因包括：

### 18.9.1　平台磨损或断裂

如果平台经十多年的高性能使用后出现了磨损，那么这应该被认为是成功的——患者显然过的很开心！在这种情况下，仅需要简单的平台更换就可以恢复功能。因为患者已经年长了十几岁，很可能不需要再次更换平台。

### 18.9.2　平台脱位

这通常是过度松弛或技术错误造成的后果。在任何一种情况下，纠正错误并考虑将胫骨组件修改为固定平台。操作简单，在功能和耐用性方面的成本很小，而再次脱位的心理影响很难处理。

### 18.9.3　对侧逐渐磨损

这种情况多在术后2年内发生，表明在术前和诊断中的决策错误，或术中出现错误，过度填充病变侧间室。在任何一种情况下，都有两种选择可以与患者讨论：立即更换为全膝关节置换或添加第二个UKA。后一种干预是一种小得多的损伤，应该像处理初次UKA那样考虑。最重要的是，髌股关节和中心轴健康吗？对于年轻人和年老体弱的人来说，第二个UKA是值得仔细考虑的，再次确认在完全伸直时有足够的松弛度，以避免ACL损伤。

### 18.9.4　感染

深部感染确实非常罕见，大概是因为该过程不涉及广泛的切开，并且可形成生物膜的表面积相应较小。建议进行积极的早期开放灌洗和更换聚乙烯部件。如果这样失败了，那么转换为一期或分期初次TKA是合理的，在分期的过渡阶段，使用自制的水泥部件在助行器帮助下也可以很好的生活。

### 18.9.5 胫骨假体周围骨折

如果患者在服用双磷酸盐并使用非骨水泥胫骨组件，这种情况更为常见。通过确保胫骨截骨术适当的内翻，并且只切除最小厚度的胫骨，可以最小化风险。如果术后出现疼痛加剧，对确认诊断有任何疑问，应尽早复查X线片和CT。如果早期发现裂缝，可以用两枚螺钉而不是钢板进行处理。如果已经塌陷，那么可能需要一块支撑钢板。如果植骨和钢板固定失败了，那么可以考虑使用定制的髁突置换，可以允许保留交叉韧带和膝关节的其余部分。

### 18.9.6 转换到TKA

当关节的其余部分明显退变时，我倾向使用相同的关节切开术进行TKA。我个人使用运动学对线进行TKA，因为它被证明有助于尽量减少截骨需要，并可提高患者的临床评分[12]。该过程并不困难，只需要考虑两个技术点：

胫骨运动学截骨：适当的内翻角度可以在UKA之前的X线片上测量，如果有的话也可以在对侧膝关节上测量。然后小心翼翼地取出胫骨部件，并进行初始截骨，完整侧切除假体厚度。如果内侧没有骨量被去除，则可能需要重新截骨，再增加2mm。

股骨运动学截骨：通过保持胫骨的关节线倾斜度，股骨对线将遵循运动学指导原则。大多数TKA假体需要比UKA的骨植入界面更进一步的截骨，所以只需在膝关节上使用截骨模块，然后将股骨组件取出，并在非常缓慢和谨慎地取出假体之前尽可能多地完成操作。

### 18.9.7 为什么不直接进行运动学对线的TKA？

虽然TKA是安全和有效的，但对老年人来说，UKA有很大的安全优势：通过进行更小干预的UKA，感染或中风等主要并发症的风险减半[13]。对于更年轻的患者，更高水平的功能非常重要，UKA能够在更高的速度和不同的坡度上实现更正常的步态，将功能恢复到比使用TKA[14]更高的水平。

## 18.10 临床案例

GS夫人是一位53岁女性患者，30年前因滑雪事故行前交叉韧带重建。多位外科医生都建议进行全膝关节置换术，但她都拒绝了。GS在成年时非常活跃，但现在完全不能打网球或滑雪。

经检查，承重下有明显的内翻应力。严重的内翻可以得到了很大程度的矫正，且内侧止点稳固。轻度外翻压力下，没有明显的前后松弛。

X线片提示为Ahlback V级关节病，内侧有大量的骨丢失，广泛骨赘，外侧间室外观正常（图18.3）。

术前计划确定假体的大小和位置，并显示了胫骨后部巨大的磨痕。过度内翻的胫骨关节线计划从11°减少到5°（图18.4）。

术中矫正内翻后，膝关节如术前预测的那样非常稳定。

进行术后两年随访，功能在两年内逐渐恢复，活动范围良好，恢复到可以进行滑雪和网球运动（图18.5）。术后1年复查，膝关节稳定，仍有1°或2°内翻。术后X线片显示内翻关节线，畸形矫正良好，同外侧间室一致（图18.6）。

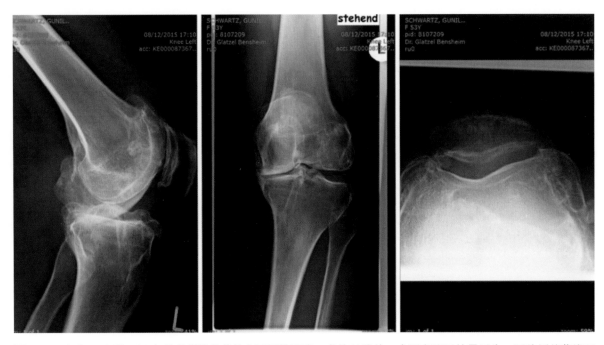

图 18.3  患者，53 岁，30 年前曾行膝关节前交叉韧带重建，术前 X 线片：内侧有明显的骨丢失，同外侧关节线不一致，有广泛的骨赘和胫骨略前移

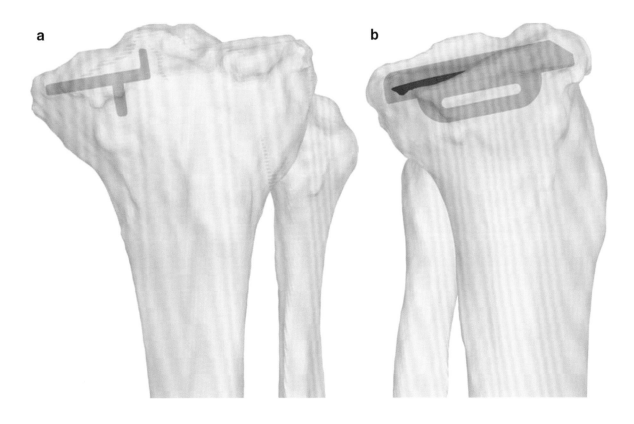

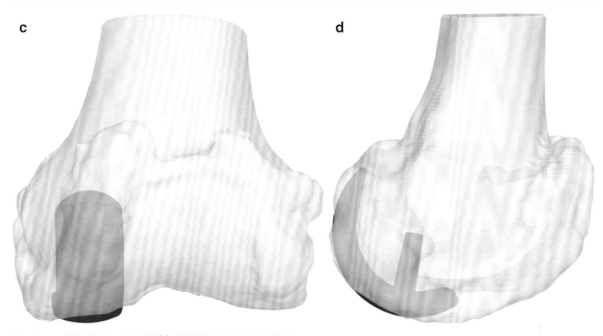

**图 18.4**  术前计划，显示所选择假体的尺寸和固定位置

胫骨组件规划为（a）内倾 5°，（b）后倾 8°。股骨组件计划采用（c）正面中立位置和（d）屈曲 7°

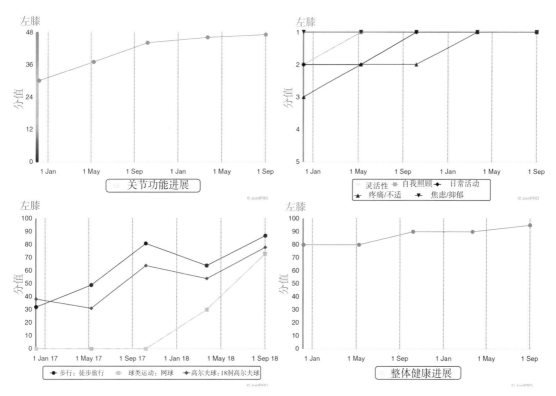

**图 18.5**  术前至术后 20 个月患者报告的结果评分显示了 Oxford 膝关节评分和 EQ-5D 量表的最佳效果。而功能分值在 1 年后继续提高

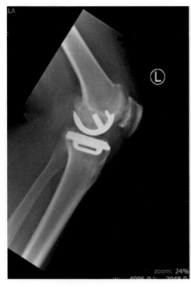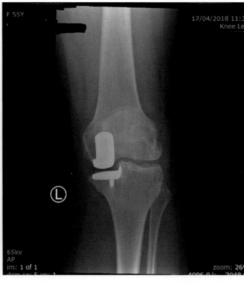

图 18.6　术后 1 年 X 线片显示膝关节对线更好，维持下肢内翻力线和计划的关节线 5°后倾

## 参考文献

1. Wiik AV, Manning V, Strachan RK, Amis AA, Cobb JP. Unicompartmental knee arthroplasty enables near normal gait at higher speeds, unlike total knee arthroplasty. J Arthroplasty. 2013;28(9 Suppl):176–8.
2. Beard DJ, Pandit H, Gill HS, Hollinghurst D, Dodd CA, Murray DW. The influence of the presence and severity of pre-existing patellofemoral degenerative changes on the outcome of the Oxford medial unicompartmental knee replacement. J Bone Joint Surg Br. 2007;89(12):1597–601.
3. Confalonieri N, Manzotti A, Montironi F, Pullen C. Tissue sparing surgery in knee reconstruction: unicompartmental (UKA), patellofemoral (PFA), UKA + PFA, bi-unicompartmental (bi-UKA) arthroplasties. J Orthop Traumatol. 2008;9(3):171–7.
4. Newman SDS, Altuntas A, Alsop H, Cobb JP. Up to 10 year follow-up of the Oxford domed lateral partial knee replacement from an independent centre. Knee. 2017;24(6):1414–21.
5. Stukenborg-Colsman C, Wirth CJ, Lazovic D, Wefer A. High tibial osteotomy versus unicompartmental joint replacement in unicompartmental knee joint osteoarthritis: 7–10-year follow-up prospective randomised study. Knee. 2001;8(3):187–94.
6. Krych AJ, Reardon P, Sousa P, Pareek A, Stuart M, Pagnano M. Unicompartmental knee arthroplasty provides higher activity and durability than valgus-producing proximal tibial osteotomy at 5 to 7 years. J Bone Joint Surg Am. 2017;99(2):113–22.
7. Confalonieri N, Manzotti A, Cerveri P, De Momi E. Bi-unicompartmental versus total knee arthroplasty: a matched paired study with early clinical results. Arch Orthop Trauma Surg. 2009;129(9):1157–63.
8. Price AJ, Waite JC, Svard U. Long-term clinical results of the medial Oxford unicompartmental knee arthroplasty. Clin Orthop Relat Res. 2005;(435):171–80.
9. Steele RG, Hutabarat S, Evans RL, Ackroyd CE, Newman JH. Survivorship of the St Georg Sled medial unicompartmental knee replacement beyond ten years. J Bone Joint Surg Br. 2006;88(9):1164–8.
10. Liddle AD, Pandit H, O'Brien S, Doran E, Penny ID, Hooper GJ, et al. Cementless fixation in Oxford unicompartmental knee replacement: a multicentre study of 1000 knees. Bone Jt J. 2013;95-B(2):181–7.
11. Boissonneault A, Pandit H, Pegg E, Jenkins C, Gill HS, Dodd CA, et al. No difference in survivorship after unicompartmental knee arthroplasty with or without an intact anterior cruciate ligament. Knee Surg Sports Traumatol Arthrosc. 2013;21(11):2480–6.
12. Toliopoulos P, LeBlanc MA, Hutt J, Lavigne M, Desmeules F, Vendittoli PA. Anatomic versus mechanically aligned total knee arthroplasty for unicompartmental knee arthroplasty revision. Open Orthop J. 2016;10:357–63.
13. Liddle AD, Judge A, Pandit H, Murray DW. Adverse outcomes after total and unicompartmental knee replacement in 101,330 matched patients: a study of data from the National Joint Registry for England and Wales. Lancet. 2014;384(9952):1437–45.
14. Wiik AV, Aqil A, Tankard S, Amis AA, Cobb JP. Downhill walking gait pattern discriminates between types of knee arthroplasty: improved physiological knee functionality in UKA versus TKA. Knee Surg Sports Traumatol Arthrosc. 2015;23(6):1748–55.
15. Deschamps G, Chol C. Fixed-bearing unicompartmental knee arthroplasty. Patient's selection and operative technique. Orthop Traumatol Surg Res. 2011;97:648–61.

# 第六部分

...

## 使用特定植入物进行个体化膝关节置换

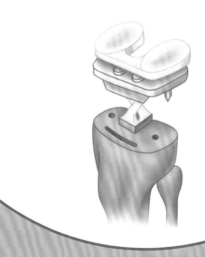

# 第19章

# 个体化定制单髁膝关节置换术

Etienne L.Belzile, Michèle Angers and Martin Bédard

**关键点：**

- 现代医学现在不仅需要降低手术治疗的成本，同时还要改善患者的功能和预后。
- 目前膝关节运动学对线已重新聚焦于在膝关节置换术中尽量减少生物力学改变的概念。
- 个体化定制设计的UKA展现出较好的前景，可以利用以往设计中的知识并将其预期的发展与功能性膝关节表现的变异能力保持一致。

E. L. Belzile (⊠) · M. Angers · M. Bédard
Department of Surgery, Division of Orthopaedic
Surgery, CHU de Québec-Université Laval,
Quebec City, QC, Canada
e-mail: etienne.belzile@chudequebec.ca;
michele.angers.1@ulaval.ca

## 19.1 引言

单髁膝关节置换术（UKA）植入物的个体化定制是一种新的手术方式，旨在再现患者膝关节的解剖结构和关节形态，同时最大程度地减少重建过程中膝关节生物力学的改变。该术式结合了一次性使用器械和定制植入物的优势，为患者开发出一种独特的UKA植入系统。个体化定制UKA将为临床医生提供机会，可以准确恢复每个患者的股骨和胫骨形态，同时提供补充生物材料以弥补软骨损失。通过个体化植入系统可以更好地恢复膝关节的自然运动状态。

目前现成制式（off-the-shelf，OTS）UKA系统提出了一种基于从正常膝关节队列图像库中提取数据以标准化股骨和胫骨形态的关节生物力学理论。大多数UKA设计都对内侧髁进行了理想化或简化的生物力学处理，而手术是为了在内侧或外侧髁上正确放置植入物，使之发挥最佳功能。早期研究结果显示在10年时85%~98%关节无需经历翻修[1-4]。系统性回顾研究显示一种设计并不优于另一种设计，而是提高了相当的临床功能和翻修手术风险[5,6]。现代研究报道翻修的植入物有相似的存活率[7,8]。

尽管可以尝试将股骨髁的形态概括为简单的几何形状，但术者必须认识到内侧髁和外侧髁在曲率半径、J-曲线定义和髁宽度方面均具有不同的形态[9-11]，因此现有的OTS植入物可能无法完全适应这些形态差异[12]。涵盖所有可能的形态或变异性所产生的需求将是巨大的，但目前还无法达到。取而代之的是，植入物设计者会忽略股骨或胫骨形态的细微差异。在精度不断提高的时代，为患者设计个体化的植入物在统计学上已显示出其优越的骨覆盖率[12]。使用统计形状模型模拟健康股骨远端，并对其进行评估[13]，同时还开发了针对患者的UKA[14]，并投入临床使用[15]。

我们为什么要寻找解决方案？除了感染外，现今UKA失败的最常见原因是聚乙烯磨损[6,16]、骨关节炎进展和无菌性松动[17,18]。在多中心回顾性研究中，植入物植入不良是导致559个UKA无菌松动的最重要原因，其10年生存率为83.7±3.5%。他们得出的结论是，关节间隙高度>2mm，胫骨组件倾斜度>3°，胫骨坡度值>5°或胫骨和股骨组件之间的坡度变化>2°和>6°，这些差异显著降低假体的存活率。

## 19.2　个体化定制 UKA 的合理性

大多数膝内侧关节炎患者在进一步退变之前已发生了生理性内翻的形态改变。因此，可能没有必要将该对齐方式更改为中立位。定制设计假体植入物的目标是在内侧UKA植入后将髋膝踝连线角度设为2°~3°[20-22]。定制设计软件可确保对植入物位置进行适当的术前设计，这已被证明是优化股骨至胫骨应力接触区域的关键[23]。在术前计划中，可能有一个优势就是可以测量和调整这种应力接触区域。此外，假体关节的空间高度也可以在部件的设计中建立，这种选择允许将植入物放置在外侧髁软骨以下[11]或<1mm的位置，并避免>2mm的差异，这种差异已被证明损害植入物的存活[19]。在最终胶合假体前，骨科医生应尽可能使用7mm或8mm的胫骨聚乙烯植入物[16]。根据术前计划可以准确地预测和执行切骨高度以达到个体化切割的目的。

## 19.3　个体化定制 UKA 可以解决哪些问题？

个体化定制UKA植入系统解决了两个问题。首先，使患者股骨髁曲率和形态精准再现，结合患者自然的胫骨倾斜度，可以复制整个关节运动范围内韧带的天然张力。实际上，在整个膝关节运动范围内韧带松弛问题仍然是外科医生需要面对的挑战。个体化的膝关节内植物定制设计可以提供一种完整的系统，以达到涵盖所有膝关节解剖结构变异的完全无应力的韧带运动范围[24]。

其次，精确的骨准备是至关重要的，以便根据计划和测量的位置来定位植入物。此外，可以通过改进仪器和手术技术来避免植入物定位不良的并发症。正确的植入物定位以及自然形态的关节重建，很可能会减少植入物的过早松弛[14]，并增强步态模式的正常化[25]。

## 19.4 最佳适应证

任何具有完整的交叉韧带和侧副韧带的单髁膝关节病变患者都将是接受个体化定制UKA的适应患者。OTS UKA的经典适应证已经被很好地确立[26]，定制UKA与这些指南没有什么不同。正确的患者选择仍然是此类手术成功的最佳预测因素。值得一提的是，严重的骨坏死会危及植入物的固定，局部恶性肿瘤、活动性感染、炎性关节炎、术前关节活动度受限、畸形＞10°以及单髁性骨缺损超过5mm，将是该特定手术的禁忌证。

## 19.5 手术过程

经过对患者病史的常规临床检查和完整的体格检查后，可取得负重的股骨前后位X线片，以评估关节间隙狭窄程度和股胫机械对准的程度。一旦确认患者是定制UKA的良好候选者，就可以获得膝关节伸展时其他AP位外翻应力视图[27]。在未受影响的髁上操作时可提供这些信息[28]，并确保副韧带完全处于紧张状态以获得患侧髁关节间隙的相对定量。

然后对患膝进行CT或MRI成像，将图像转换为3D模式，并根据专门计算方式准备植入物的定制。然后针对患者的情况设计个体化特定器械，并3D打印股骨和胫骨来指导切割。股骨和胫骨植入物是根据外科医生与技术人员和工程师共同制定的术前计划制造的。主治医生必须确定最终的术前计划，然后才能制造定制的切割模块和植入物。聚乙烯材料的厚度范围为5～9mm。在患者成像和植入物已准备完善后的2～6周内，所有组件和切割模块需准备就绪。

## 19.6 支持该概念的临床证据

由于该概念刚刚出现，因此有关个体化UKA组件的最新文献相对较少。有关OTS UKA已有多项研究，结果表明其具有10～15年的卓越生存期[7,8,29]。与全膝关节置换术（TKA）相比，OTS UKA的步态分析显示UKA的步态恢复更接近正常[30]。然而，OTS UKA不一定能恢复正常的步态模式[25]。个体化定制3D打印UKA植入物可恢复正常的膝关节解剖结构，并且理论上可以恢复正常的步态模式，因为在整个手术过程中韧带处于生理性张力状态。

研究人员已经使用用于UKA植入的患者专用器械（PSI），发现有3.3%的胫骨骨折与16.4%的矢状面异常值[31]。尽管有些学者并没有提出PSI具有的任何优势[32,33]，但其他学者已经证明了PSI显著改进手术过程[34]。尤其是BUKS™（加拿大QC的Bodycad）定制的UKA设计，早期的研究报道其具有较好的前景性[35]。由于外科手术中的大多数技术性错误与外科医生本身有关[36]，而外科手术经验是UKA手术技术的基础[37,38]，因此PSI可能是经验匮乏的外科医生的重要工具[39,40]。

## 19.7 成本效益

没有关于定制UKA的研究报道，也没有针对UKA PSI的成本效益研究。

## 19.8 临床案例

一名56岁的男子在活动时出现左膝疼痛和跛行。随后接受理疗及口服某些NSAID药物后，患者症状得到好转。长时间步行和长时间站立后，患者再次出现疼痛。患者在坐姿时感觉舒适，但从坐姿转为站立姿势时会感到剧烈疼痛。

体格检查时，患者表现出左侧长时间的负重跛行，并无内翻应力改变。临床测得两腿长度相等。小腿肌肉力量在正常范围内。左髋关节在整个运动范围显示出无痛。左膝关节屈曲范围5°～110°。屈曲0°时的外翻

应力图显示内侧间隙为5 mm。所有其他韧带测试均在正常极限范围内，并具有正常结实的强度。

## 19.9 术前 X 线片

X线（图19.1）确认内侧关节间隙变窄。术前下肢外翻的全长胶片和应力图见图19.2。

## 19.10 手术细节

与传统的UKA相似，沿着髌腱的内侧边界行8～12 cm皮肤切口（图19.3a）。保留股四头肌的微创内侧副关节切开术有利于暴露膝关节的内侧间室（图19.3b）。尽管采用微创切口以减少软组织损伤是外科医生的特权，但是使用标准方法和微创方法都能较容易达到此目的。

手术技术首先需要暴露胫骨前内侧近端的骨膜，从而能使患者专用的3D打印尼

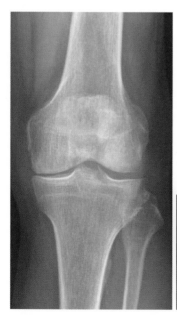
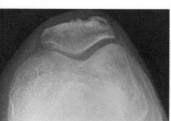
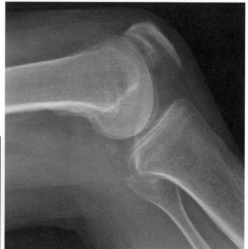

**图 19.1 X 线检查确认内侧关节间隙变窄**

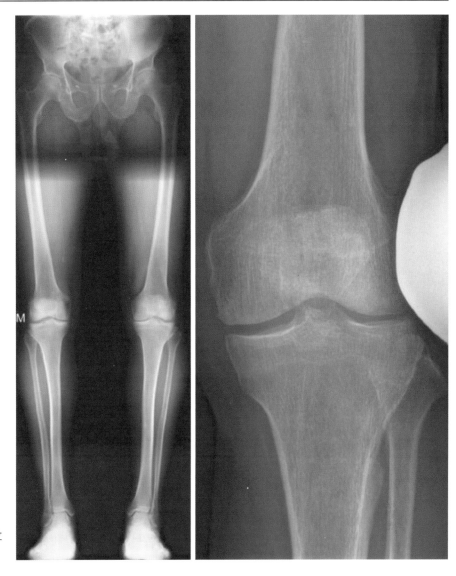

图 19.2 术前外翻应力位的全长和应力图

龙切割模块充分就位。若无法使切割模块完美放置，会导致设备位置不正确，从而导致切骨手术不充分和/或错位。如果无法使用标准方法确定切割模块的完美放置位置，外科医生则应毫不犹豫地通过更长的皮肤切口来充分暴露。应使用拉钩评估切割模块的位置，以确保导向器的边缘完全位于骨骼上，并且不会触及任何空隙。一旦确定了恰当的定位，就可以使用2个或3个3.5 mm小皮质螺钉将切割模块固定到骨骼上（图19.3c）。然后，可以使用钻头安全地行胫骨骨切除术，

并确保钻出切割导向器上提供的每个孔（图19.3d）。为了增强切割模块的稳定性，可以在第一个钻孔中保留第一个钻头，而剩余的孔可以使用第二个钻头钻出。在钻完每个孔之后，可使用切割器将切割模块切断（图19.3e），而剩余的轴向和矢状胫骨可使用带刻度的直骨刀完成骨切割（图19.3f，g），最后拧下螺丝后将其丢弃（图19.3h）。

使用抓取工具将切除的胫骨取出（图19.4a），然后为每种形态提供一个胫骨切骨验证器，将其放置在胫骨近端，以确保切除

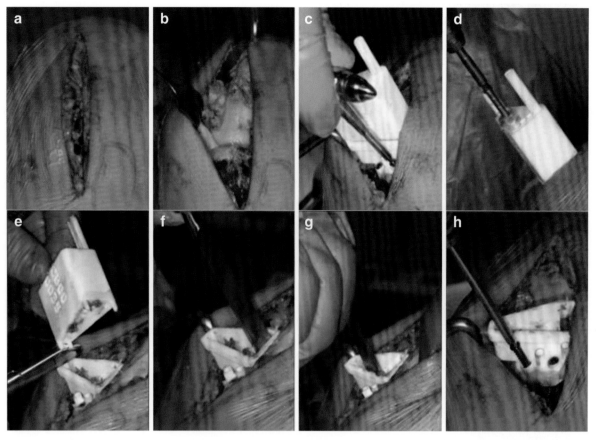

图 19.3　胫骨骨切除术从左膝关节内侧切口（a），内侧关节切开术（b）开始，然后用螺钉（c）固定胫骨切割导向器，钻骨（d），拆除切割导向器（e），用带刻度的骨刀（f）进行垂直切骨以及水平切骨（g），最后移除切割导向器（h）

的胫骨骨量与术前计划的相符（图19.4b）。胫骨验证器的手柄还具有对准孔，允许外科医生在需要时使用标准的落杆来验证胫骨切骨的对准情况。

　　对于股骨的准备，需要定制股骨切割模块，但应直接放置在髁部硬化骨上。因此，需要使用骨刮匙刮除残留在股骨内侧髁上的剩余软骨，此外还应使用拉钩评估股骨切割模块的正确位置，再次确保切割模块的外围完全位于骨骼上，并且在切割块下方不留有空隙。然后使用3.5mm皮质螺钉将股骨切割模块固定到骨骼上（图19.5a）。类似于胫骨骨切除术，可以依次进行钻孔（图19.5b）、

切割模块切断（图19.5c）和骨刀骨切割（图19.5d）。取下股骨切割块后，插入尼龙股骨试验组件和胫骨切除验证器，并用螺钉固定股骨侧，这样就可以在股骨试验组件底部使用股骨铰刀进行钉孔扩孔之前验证股骨组件的位置（图19.5e，f）。

　　完成骨切除后，外科医生应使用3D打印的尼龙组件进行试验（图19.6a）。在此阶段，应评估聚乙烯的适当厚度，以确保在整个关节运动范围内都能完美地恢复韧带的稳定性。最好始终保留内侧间室生理性的2mm松弛度，以避免因内侧间室过度紧张引起机械外翻及随后的内侧关节置换术。在完成试

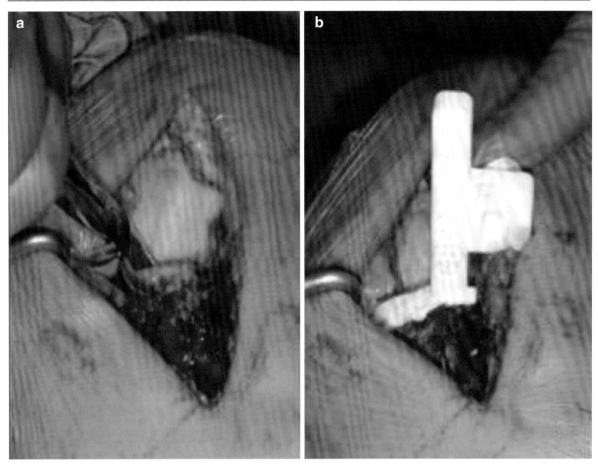

图 19.4　取下胫骨（a），并使用验证器验证切除（b）

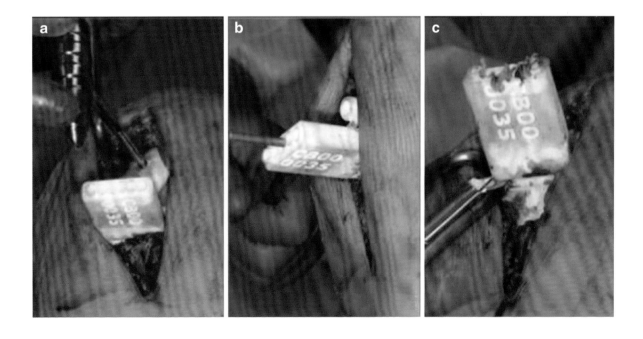

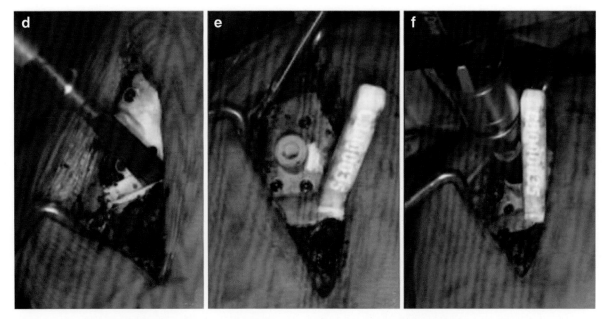

图 19.5　通过螺钉固定股骨切割导向器( a )在暴露的软骨下骨上开始进行股骨切除,钻孔( b ),拆除切割导向器( c ),用带刻度的骨刀进行切骨（ d ），然后当胫骨切除验证器留在原位时，在中心钉孔上钻孔（ e，f ）

验并清洁骨表面之后，以常规方式进行最终胫骨植入物的骨水泥胶合，随后去除多余的骨水泥，并插入3.5mm皮质骨螺钉以帮助正确放置植入物。最后将股骨组件固定胶合，再次使用一根4.0mm皮质骨螺钉来固定股骨植入物。可以重复进行聚乙烯衬垫厚度试验（图19.6b）。

最终插入聚乙烯（图19.6c），使用锁销（图19.6d）将其锁定在胫骨基板中。 当水泥完全硬化后，应该对膝关节进行全面的检查，以确认其活动范围、韧带稳定性、髌骨轨迹正确以及没有软组织嵌入。最后，使用1-0可吸收缝线缝合切开的关节，使用2-0缝合线进行皮下缝合，使用无菌敷料包扎，患者术后恢复良好（图19.7）。

## 19.11　随访的影像学资料

见图19.7。

## 19.12　适应证和禁忌证

### 19.12.1　适应证

- 膝关节内侧骨关节炎
- <15° 冠状位错位
- 功能完好的前交叉韧带
- 屈曲挛缩度<15° （尚有争议[41]）

### 19.12.2　禁忌证

- 三间室膝关节骨关节炎
- 膝关节不稳定
- 股骨髁骨坏死

## 19.13　小结

膝关节植入物的个体化设计将在下一个十年以惊人的新技术发展，包括导航，机器人技术和虚拟现实。本章介绍的创新定制设计UKA展现出有前途的治疗策略，它可以利

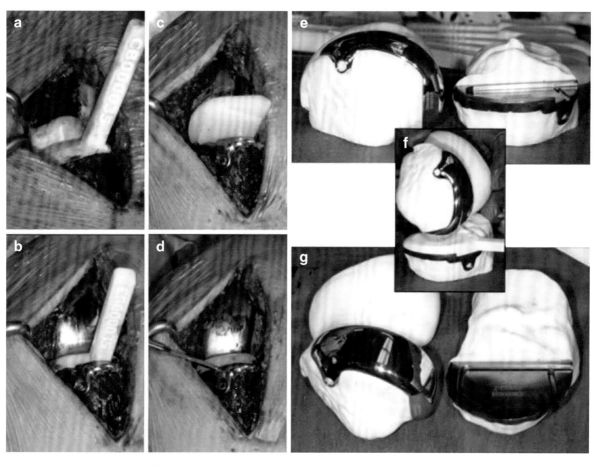

图 19.6　在最终植入之前，将 3D 打印的尼龙试验组件用于试验（a），一旦植入物胶合后，就尝试使用不同厚度的聚乙烯衬垫进行适当的韧带张紧（b），并将最终衬垫插入并锁定（c，d）。定制的植入物随附了全尺寸 3D 模型，可用于研究植入物的位置、大小和适合度（e-g）

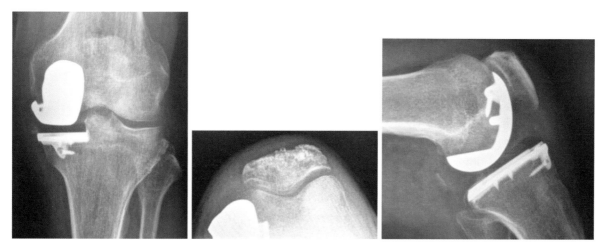

图 19.7　术后 6 个月的 X 线片

用以往的设计知识，并根据功能性膝关节表型的现有变异性来定位其预期的发展。UKA定制设计的进一步调整可能得与临床试验结果和植入物生物力学测试结果保持一致。临床医生必须对新技术的引入和最初使用保持高度关注。

# 参考文献

1. Murray DW, Goodfellow JW, O'Connor JJ. The Oxford medial unicompartmental arthroplasty: a ten-year survival study. J Bone Jt Surg. 1998;80-B(6):983–9.

2. Capra SW, Fehring TK. Unicondylar arthroplasty. A survivorship analysis. J Arthroplasty. 1992;7(3):247–51.

3. Berger RA, Nedeff DD, Barden RM, Sheinkop MM, Jacobs JJ, Rosenberg AG, et al. Unicompartmental knee arthroplasty. Clinical experience at 6- to 10-year followup. Clin Orthop Relat Res. 1999;(367):50–60.

4. Scott RD, Cobb AG, McQueary FG, Thornhill TS. Unicompartmental knee arthroplasty. Eight- to 12-year follow-up evaluation with survivorship analysis. Clin Orthop Relat Res. 1991;(271):96–100.

5. Peersman G, Stuyts B, Vandenlangenbergh T, Cartier P, Fennema P. Fixed- versus mobile-bearing UKA: a systematic review and meta-analysis. Knee Surg Sports Traumatol Arthrosc. 2015;23(11):3296–305.

6. Ko Y-B, Gujarathi MR, Oh K-J. Outcome of unicompartmental knee arthroplasty: a systematic review of comparative studies between fixed and mobile bearings focusing on complications. Knee Surg Relat Res. 2015;27(3):141–8.

7. Panni AS, Vasso M, Cerciello S, Felici A. Unicompartmental knee replacement provides early clinical and functional improvement stabilizing over time. Knee Surg Sports Traumatol Arthrosc. 2012;20(3):579–85.

8. Foran JRH, Brown NM, Valle Della CJ, Berger RA, Galante JO. Long-term survivorship and failure modes of unicompartmental knee arthroplasty. Clin Orthop Relat Res. 2013;471(1):102–8.

9. Nuño N, Ahmed AM. Sagittal profile of the femoral condyles and its application to femorotibial contact analysis. J Biomech Eng. 2001;123(1):18–26.

10. Zoghi M, Hefzy MS, Fu KC, Jackson WT. A three-dimensional morphometrical study of the distal human femur. Proc Inst Mech Eng H. 1992;206(3):147–57.

11. Du PZ, Markolf KL, Levine BD, McAllister DR, Jones KJ. Differences in the radius of curvature between femoral condyles: implications for osteochondral allograft matching. J Bone Jt Surg. 2018;100-A(15):1326–31.

12. Carpenter DP, Holmberg RR, Quartulli MJ, Barnes CL. Tibial plateau coverage in UKA: a comparison of patient specific and off-the-shelf implants. J Arthroplasty. 2014;29(9):1694–8.

13. van der Merwe J, van den Heever DJ, Erasmus PJ. Estimating regions of interest on the distal femur. Med Eng Phys. 2018;60:23–9.

14. Harrysson OLA, Hosni YA, Nayfeh JF. Custom-designed orthopedic implants evaluated using finite element analysis of patient-specific computed tomography data: femoral-component case study. BMC Musculoskelet Disord. 2007;8:91.

15. Fitz W. Unicompartmental knee arthroplasty with use of novel patient-specific resurfacing implants and personalized jigs. J Bone Jt Surg. 2009;91-A(Suppl 1):69–76.

16. Parratte S, Argenson J-NA, Pearce O, Pauly V, Auquier P, Aubaniac J-M. Medial unicompartmental knee replacement in the under-50s. J Bone Jt Surg. 2009;91-B(3):351–6.

17. Liddle AD, Pandit H, O'Brien S, Doran E, Penny ID, Hooper GJ, et al. Cementless fixation in Oxford unicompartmental knee replacement: a multicentre study of 1000 knees. Bone Jt J. 2013;95-B(2):181–7.

18. Pandit H, Liddle AD, Kendrick BJL, Jenkins C, Price AJ, Gill HS, et al. Improved fixation in cementless unicompartmental knee replacement: five-year results of a randomized controlled trial. J Bone Jt Surg. 2013;95-A(15):1365–72.

19. Chatellard R, Sauleau V, Colmar M, Robert H, Raynaud G, Brilhault J, et al. Medial unicompartmental knee arthroplasty: does tibial component position influence clinical outcomes and arthroplasty survival? Orthop Traumatol Surg Res. 2013;99(4 Suppl):S219–25.

20. Bellemans J, Colyn W, Vandenneucker H, Victor J. The Chitranjan Ranawat award: is neutral mechanical alignment normal for all patients? The concept of constitutional varus. Clin Orthop Relat Res. 2012;470(1):45–53.

21. Eckhoff DG, Bach JM, Spitzer VM, Reinig KD, Bagur MM, Baldini TH, et al. Three-dimensional mechanics, kinematics, and morphology of the knee viewed in virtual reality. J Bone Jt Surg. 2005;87-A(Suppl 2):71–80.

22. Mullaji AB, Shah S, Shetty GM. Mobile-bearing medial unicompartmental knee arthroplasty restores limb alignment comparable to that of the unaffected contralateral limb. Acta Orthop. 2017;88(1):70–4.

23. Diezi C, Wirth S, Meyer DC, Koch PP. Effect of femoral to tibial varus mismatch on the contact area of unicondylar knee prostheses. Knee. 2010;17(5):350–5.

24. Hirschmann MT, Behrend H. Functional knee phenotypes: a call for a more personalised and individualised approach to total knee arthroplasty? Knee Surg Sports Traumatol Arthrosc. 2018;26(10):2873–4.

25. Kim M-K. Unicompartmental knee arthroplasty fails to completely restore normal gait patterns during level walking. Knee Surg Sports Traumatol Arthrosc. 2018;26(11):3280–9.

26. Kozinn SC, Scott R. Unicondylar knee arthroplasty. J Bone Jt Surg. 1989;71-A(1):145–50.

27. Eriksson K, Sadr-Azodi O, Singh C, Osti L, Bartlett J. Stress radiography for osteoarthritis of the knee: a new technique. Knee Surg Sports Traumatol Arthrosc. 2010;18(10):1356–9.

28. Bergeson AG, Berend KR, Lombardi AV, Hurst JM, Morris MJ, Sneller MA. Medial mobile bearing uni-compartmental knee arthroplasty: early survivorship and analysis of failures in 1000 consecutive cases. J Arthroplasty. 2013;28(9 Suppl):172–5.

29. Saragaglia D, Bevand A, International RR. Results with nine years mean follow up on one hundred and three KAPS® uni knee arthroplasties: eighty six medial and seventeen lateral. Eur J Orthop Surg Traumatol. 2018;42(5):1061–6.

30. Jones GG, Kotti M, Wiik AV, Collins R, Brevadt MJ, Strachan RK, et al. Gait comparison of unicompart-mental and total knee arthroplasties with healthy con-trols. Bone Jt J. 2016;10(Suppl B):16–21.

31. Leenders AM. A high rate of tibial plateau fractures after early experience with patient-specific instru-mentation for unicompartmental knee arthroplasties. Knee Surg Sports Traumatol Arthrosc. 2018;26(11):3491–8.

32. Ollivier M, Parratte S, Lunebourg A, Viehweger E, Argenson J-N. The John Insall award: no functional benefit after unicompartmental knee arthroplasty performed with patient-specific instrumentation: a randomized trial. Clin Orthop Relat Res. 2016;474(1):60–8.

33. Alvand A, Khan T, Jenkins C, Rees JL, Jackson WF, Dodd CAF, et al. The impact of patient-specific instru-mentation on unicompartmental knee arthroplasty: a prospective randomised controlled study. Knee Surg Sports Traumatol Arthrosc. 2018;26(6):1662–70.

34. Dao Trong ML, Diezi C, Goerres G, Helmy N. Improved positioning of the tibial component in unicompartmental knee arthroplasty with patient-specific cutting blocks. Knee Surg Sports Traumatol Arthrosc. 2015;23(7):1993–8.

35. Belzile E, Rivet-Sabourin G, Bédard M, Robichaud H, Angers M, Bédard M. Évaluation de la précision d'implantation d'une prothèse unicompartimentale de genou utilisant un guide de coupe personnalisé. Orthop Traumatol Surg Res. 2017;103S:S31.

36. Vasso M, Antoniadis A, Helmy N. Update on unicom-partmental knee arthroplasty: current indications and failure modes. EFORT Open Rev. 2018;3(8):442–8.

37. Liddle AD, Pandit H, Judge A, Murray DW. Effect of surgical caseload on revision rate following total and unicompartmental knee replacement. J Bone Jt Surg. 2016;98-A(1):1–8.

38. Zambianchi F, Digennaro V, Giorgini A, Grandi G, Fiacchi F, Mugnai R, et al. Surgeon's experience influences UKA survivorship: a comparative study between all-poly and metal back designs. Knee Surg Sports Traumatol Arthrosc. 2015;23(7):2074–80.

39. Jones GG, Logishetty K, Clarke S, Collins R, Jaere M, Harris S, et al. Do patient-specific instruments (PSI) for UKA allow non-expert surgeons to achieve the same saw cut accuracy as expert surgeons? Arch Orthop Trauma Surg. 2018;138(11):1601–8.

40. Schotanus MGM, Thijs E, Heijmans M, Vos R, Kort NP. Favourable alignment outcomes with MRI-based patient-specific instruments in total knee arthroplasty. Knee Surg Sports Traumatol Arthrosc. 2018;26(9):2659–68.

41. Purcell RL, Cody JP, Ammeen DJ, Goyal N, Engh GA. Elimination of preoperative flexion contracture as a contraindication for unicompartmental knee arthro-

# 第20章

# 髌股关节置换术

Romagnoli Sergio, Petrillo Stefano and Marullo Matteo

**关键点：**

- 由于对髌股关节生物力学有了更好的了解以及更多的解剖学设计和手术器械，使得髌股关节置换术的临床结果和生存率正在提高。

- 覆盖式假体具有更广泛的适应证和更易操作的手术技术，因为它们通过前路切除术后可完全替代滑车。覆盖式假体的骨滑车和大尺寸容纳更适用于高位髌骨或过大的TT–TG距离，且无需进一步手术。

- 继发于髌骨不稳的髌股关节炎进行髌股关节置换术时需要进行动力对线，其中滑车的侧边界升高，滑车的侧向倾斜得以恢复，但滑车线仍保持部分向外旋转。这避免了髌骨支持韧带张力的过度改变以及软组织嵌顿。

- 原发性髌股关节炎不伴有滑车不典型增生时可以通过解剖学对齐进行髌股关节置换术。前切口应垂直于膝关节的矢状轴，假体应在不改变其解剖结构和方向的情况下代替滑车，可以进行嵌体式髌股关节置换术。

## 20.1 引言

McKeever于1955年首次提出了单独的髌骨-股骨（PF）关节置换术（PFA）概念，实质是一个髌骨帽，一种用合金壳代替髌骨并保留天然滑车。第一代替换整个PF关节的PFA

R. Sergio (✉) · P. Stefano · M. Matteo
Joint Replacement Department, IRCCS Galeazzi
Orthopaedics Institute, Milan, Italy
e-mail: Sergio.romagnoli@libero.it;
s.petrillo@unicampus.it

设计是镶嵌式的，于1979年推出了Richards和Lubinus假体。我们从1980年代初期开始使用镶嵌式PFA，运用非骨水泥Bousquet和Cemented Cartier假体进行PFA。到1990年，我们继续使用半镶嵌式Grammont和镶嵌式Lubinus假体。然而，第一代PFA具有明显的局限性且预后不佳。因为这些PFA是插入到天然滑车中，替换关节软骨，保持软骨下骨位置不动，而不进行滑车旋转对齐的校正。这些不理想的设计几乎没有可用的组件尺寸，没有合适的手术技术、充足的器械以及良好的适应证，最终导致预后不良。实际上，在短期和中期随访中，仅20%～72%的患者获得了良好或优异的结果，由于髌骨运动不良、不稳定，髌骨撞击和软组织嵌顿，导致早期再次手术的发生率很高（5年时为25%～35%）[1]。

在过去的20年中，我们更喜欢覆盖式PFA，仅在少数情况下才使用嵌入式设计。覆盖式假体可完全切除滑车，其前切口类似于全膝关节置换术（TKA）。Avon（Stryker）和Zimmer PFJ是覆盖式假体的示例。第二代PFA可以矫正滑车旋转或发育不良，并在短期和中期随访中具有良好的效果[1]。随着对PF运动力学进一步的了解，可用组件数量增加，手术器械趋于完善，手术技术更简易，这些因素改善了预后。此外，膝关节屈曲过程中早期的并发症，如髌骨错位、不稳或髌骨组件的卡顿和折断，都大大减少了。

## 20.2 PF 关节的生物力学

在所有膝关节间室中，PF关节（PFJ）具有最复杂的生物力学。广泛了解作用在PFJ上的力以及影响它们的变量因素对于理解PFA的手术技术至关重要。PFJ上的力分别作用于矢状、冠状和轴向平面。在矢状面中，有股四头肌牵拉力（QF）和髌腱牵拉力（PTF）产生的力的平行四边形。这两个力之间的合矢量被定义为PF反作用力（PRF）。这是髌骨和滑车软骨的"压力"。PRF随屈曲而增加，随胫骨结节的前移而减少（图20.1）[2]。作用在PFJ上的力矩臂取决于重心产生的垂直线与PFJ之间的距离。在上楼过程中，重心靠近PFJ，力矩臂更短；而在下楼过程中，体重向后移动，因此重心与PFJ之间的距离增加，也增加了所有膝关节间室的负荷[3]。

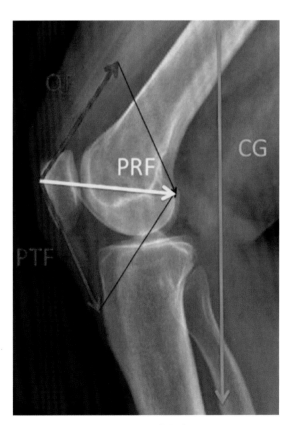

**图 20.1 在矢状面上作用于髌骨的力。**

股四头肌牵拉力（QF）与髌腱牵拉力（PTF）之间的合成矢量为髌股 - 股骨作用力（PRF）

CG 表示重心

在冠状平面中，股四头肌应变力和髌腱应变力构成一个角度，通常称为Q角。Q角确定矢量侧向力（髌骨侧向力，PLF），该力在膝关节伸展中最大。这是导致髌骨外侧脱位的一个重要因素，在膝关节完全伸展时更常见（图20.2）。在膝关节屈曲期间，胫骨的内部旋转抵消了Q角并减小PLF。在冠状和轴向平面中，PLF被股骨滑车外侧小平面倾斜引起的反应所抵消。当膝关节弯曲到60°时，髌骨稳定而滑车侧倾角大于Q角[4]。

即使在轴向平面上，也有平行四边形的力，其中向量的方向和大小取决于膝盖的屈

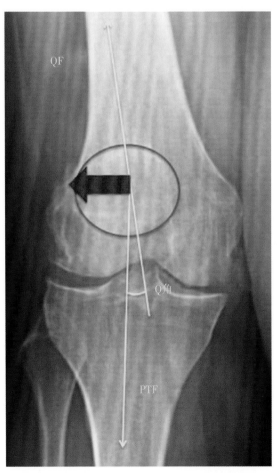

图20.2　在冠状平面中，用股四头肌牵拉力（QF）和髌腱牵拉力（PTF）绘制出Q角。角度越大，髌骨侧向力越大（红色箭头）

曲角度、滑车解剖，髌骨解剖，髌股韧带的平衡以及股四头肌的张力。此外，下肢的力学轴影响PF生物力学。特别是，外翻形态有损正常的PF轨迹。它增加了QF的倾斜度，从而增加了Q角和PLF。因此，在高度的外翻畸形中，髌骨趋于部分或完全侧向移位。

独立性PF骨关节炎（PFOA）且外翻畸形＞5°的患者应考虑这种情况。在某些情况下，可以通过股骨截骨术（如果外侧胫股间室是原生状态的）或外侧单髁膝关节置换术（如果外侧胫股间隔被破坏，即使有症状）来矫正膝关节的冠状位，然后实行更易于对齐的PFA[5]。这种精细操作可显著降低髌骨脱位和PFA失败的风险（图20.3）。

性别对PFJ生物力学具有重要影响。研究表明，女性的平均Q角为17°，男性为14°[6]。此外，女性的股骨滑车的内旋度更大（滑车角），女性的内旋度比男性的内旋度高2°，这主要是由于矢状面的内侧髁较短[7]。女性的冠状面滑车倾斜度高于男性（10° *vs* 7°）[8]，而男性的髌骨厚度大于女性（2.57 cm *vs* 2.25 cm，平均值）。此外，男性的内、外滑车小面较高，滑车较宽。对比的结果是，女性的PFJ表面较小，导致负荷集中，Q角较大，股骨内部旋转较大，导致髌骨侧倾。此外，女性滑车不典型增生和韧带松弛的发生率较高，这会促进畸形进展，所有这些因素都解释了为什么女性中PFOA的发生率明显高于男性。

## 20.3　适应证

有症状的骨关节炎对PF关节的影响对

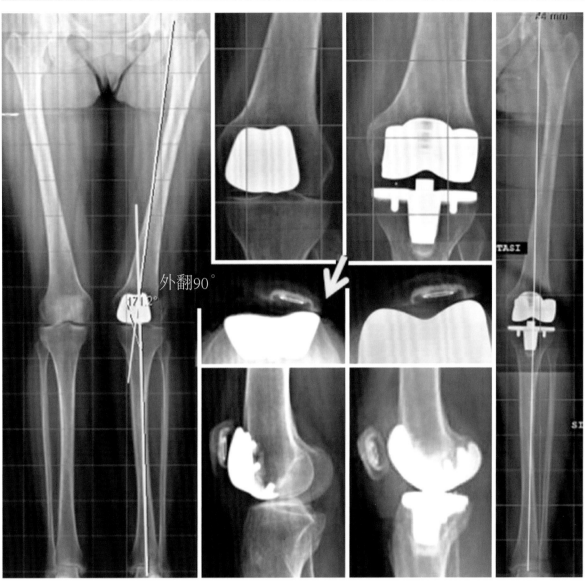

外翻90°

图 20.3　即使 PFA 充分替代了天然 PFJ，冠状面上的剩余变形（外翻 9°）仍保持高 Q 角，因此髌骨侧向力依旧过大。产生的临床结果是髌骨不稳和部分脱位。用 TKA 校正机械力线轴可恢复正确的 PF 轨迹

比于其他间室较小。在 55 岁以上的人群中，有 8% 的女性和 2% 的男性报告了患有独立的 PFOA[9]。

　　患有独立 PFOA 的三个主要原因：

- 原发性 OA：无先天性畸形及无髌骨不稳史的患者。这些 OA 患者通常超过 60 岁，体重超重，且在内侧和外侧髌骨及滑车小平面对称。

- PF 不稳定：有明确的髌骨脱位史患者。

这些患者有滑车发育不良和/或髌骨异常的证据。患者通常较年轻（平均年龄 54 岁），且大多数患有双侧疾病。

- 创伤后：有 PF 骨折史的患者（年轻患者，平均手术年龄为 54 岁）。

原发性 OA 占病例的 49%，而关节不稳定后的 OA 和创伤后的 OA 分别占病例的 33% 和 9%[10, 11]。滑车不典型增生是导致独立 PFOA 的主要因素。实际中，所有患者中有 78% 表

现为滑车发育不良并有交叉征象。关节不稳定OA组的不典型增生率最高（66%），但即使是原发性OA组也显示出38%的滑车不典型增生[10,11]。独立的PFOA主要影响女性（72%），其中51%的患者表现出双侧疾病[10,11]。独立的PFOA患者通常会出现明显的膝关节前侧疼痛，从而干扰日常生活中的多种活动。他们在上楼梯（通常需要扶手）和从椅子上站起来时遇到困难，此外在平地行走的能力也有限。在临床检查中，膝盖经常肿胀，典型的髌骨后触诊或挤压引起疼痛。这些患者进行蹲坐时通常是非常困难的。

对PFOA进行适当的X线评估时，应包括膝关节前后的负重位片、Rosenberg位片、侧面负重位片和膝关节屈曲30°时髌骨轴位片（Merchant位片）。有时以不同程度的弯曲角度拍摄髌骨轴位片很有用，因为一个位置的病理可能比另一位置更明显。磁共振成像可用于评估可疑病例或相关的软组织病变。与TKA相比，PFA保留了交叉韧带和胫股间室，增强了稳定性并保持了本体感觉和生理性的胫股运动。临床效果是指在日常生活活动中获得更大的舒适度和更好的功能。此外，与TKA相比，PFA可以减少截骨量，使得假体翻修的难度降低。

独立性PFA的适应证是有症状的独立性PFOA（Iwano 2级或更高）和没有胫股关节炎（Kellgren–Lawrence 2或更低）。禁忌证是冠状面或矢状面不稳定膝关节，术前运动范围（ROM）<90°，屈曲挛缩>10°以及炎症性疾病。胫股软骨应是原始的；胫股间室受损，若没有其他禁忌证，应考虑使用双室置换术（单髁膝关节置换术，UKA和

PFA）[12]。

我们开发了一种算法来考虑UKA是否需要与PFA联合。有两个主要标准和两个次要标准。两个主要标准是外翻畸形>5°或内翻畸形>4°，内收力矩高。两个次要标准是女性和体重指数（BMI）>32。如果存在两个主要标准或一个主要+两个次要标准，我们建议执行UKA + PFA。同时，我们开发了另一种算法来识别执行UKA时是否需要PFA。该算法由三个主要条件和两个次要条件组成。主要标准是髌股骨疼痛。X射线轴向片上的髌股骨畸形或髌股骨外侧磨损；和术中发现的3 ~ 4级髌-股软骨退变。这两个次要条件与第一种算法相同。如果存在两个主要标准或一个主要+两个次要标准，由于PFOA进展的高风险，我们建议在UKA中增加PFA[13]。

## 20.4 嵌体式和覆盖式设计

PFA可分为两大类："嵌体式"和"覆盖式"假体。嵌体式假体位于天然滑车内部，而没有改变其解剖结构。嵌体式假体不适用于严重的滑车不典型增生的PFOA。在高位髌骨或胫骨结节-滑车槽（TT-TG）距离过大的情况下，这些嵌体式假体应与其他外科手术方案联合，例如胫骨结节向远端移位或向近端移位。

覆盖式PFA完全切除滑车，其前侧切口类似于TKA。与嵌体式假体设计相比，这种假体具有更大的原始部件可以代替整个滑车。它们也适用于重度滑车不典型增生的高位髌骨及TT-TG距离过长，因其滑车的自然解剖结构是病理性且无法保留。滑车突缘向近端

延伸，即使在高位髌骨的情况下，与髌骨的融合度也更好。在髌骨脱位发生的临界范围内，股骨-髌骨近端接触面积的增加对于膝关节屈曲30°时髌骨轨迹的稳定至关重要。完整的原始滑车切除术可以修改滑车凹槽的位置，使其适应胫骨结节的外侧结构，通过近端重新对准减少TT-TG距离。

覆盖式PFA具有更广泛的适应证，且手术技术相对容易，手术操作的学习曲线更短。此外，文献显示与嵌体式PFA相比，覆盖式PFA具有更好的预后和生存率[13-16]。

## 20.5 手术技巧

手术台上患者取仰卧位。由于多种原因（风险较高的血栓栓塞性疾病，恢复较慢，活动范围较小，伤口并发症风险较高），我们不将止血带用于任何类型的膝关节置换，最主要的原因是因为止血带不允许评估关节平衡度和伸肌装置的运动。

任何标准的膝关节置换切口都可以进行PFA，其中，最常用的术式是髌骨内侧手术。我们首选的方案是小切口股内侧肌入路。切口长度6~8cm，并与TKA的近端切口部分相对应。注意避免损伤半月板或胫股关节软骨。

当髌骨侧向半脱位或拟行侧向UKA时，应考虑采用侧向入路。这种入路使关节的暴露较少，且丝毫不会侵犯股四头肌。此外，该入路允许在植入完成后缝合过程中对侧向PF和髌胫韧带进行精细调节。

建议仔细检查整个关节，以便在术中确认是否适应PFA或转向其他手术方案。膝关节弯曲90°时滑车是第一个要进行切除的骨骼。如上所述，我们建议使用覆盖式PFA，因此需要完全切除并更换滑车。

对于没有滑车发育不良的原发性PFOA患者，滑车线（TL）是指连接小关节内侧和外侧小关节的线，其相对于后髁线在内部旋转，因为外侧小关节更突出，外侧小关节比内侧小关节外侧倾角（LTI）明显，PF韧带平衡[17]。PFJ具有适当的生物力学，因此PFA不需要修改天然解剖结构，相应地，需使用运动学或解剖学对齐方式植入假体。股骨前切口应垂直于关节的矢状轴。如果仍然可以检测到滑车沟，则画出Whiteside线以助于识别矢状轴。前切口应垂直于Whiteside线并平行于股骨上髁轴（图20.4），其深度应考虑到替代去除的骨量和软骨的股骨植入物厚度。

在继发于滑车不典型增生的PFOA患者中，PFJ的生物力学完全扭曲了。TL是中立或外旋的；外侧滑车关节发育不良；LTI不够；髌骨外侧骨赘突出；侧方髌股韧带紧张；髌骨向侧面移位引起负荷集中在侧面，PFA应该纠正上述所有这些异常，并且只能使用覆盖式PFA来解决。PFA植入物的目的是在不给软组织结构施加压力的情况下纠正软骨损失和畸形，因为PFOA与软组织不平衡密切相关。由于这些原因，PFA应在前切口处进行，以便对畸形进行矫正，并保持患者的形态。必须重新建立侧面小平面的高度，使之与滑车的侧面咬合。无论如何，如果是高度的滑车不典型增生，前切口应保持轻微的外旋，以适应异常紧绷的外侧髌支撑带和异常松弛的内侧髌支撑带。这种调整将获得重新运动力学对准，减少侧向释放，将过度填充的风险降

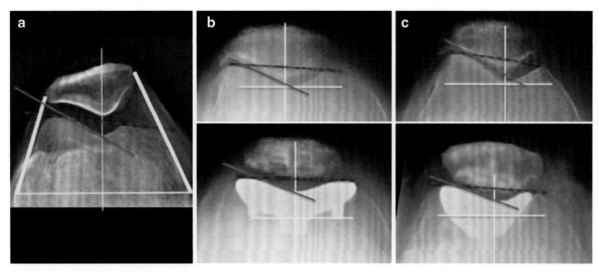

图20.4　（a）正常 PFJ 的解剖。外侧脊比内侧脊更突出，因此滑车线（TL，红线）在内部旋转，并且滑车外侧倾角（LTI，绿线）明显。在这种情况下，PF 韧带处于平衡状态（黄线）。（b）无滑车发育不良的原发性 PFOA。髌骨居中。PFJ 被替换为覆盖式 PFA。（c）无滑车发育不良的原发性 PFOA。在这种情况下，将使用嵌体式 PFA。在这两种情况下，关节的形状和方向均保持不变，并且 PFA 具有解剖上的对齐方式

至最低。运动学对线方式不足以纠正 TL 的外旋，但可以改善滑车沟角（SA）和 LTI。SA 取决于假体的形状；LTI 取决于植入物的形状和旋转（图20.5）。无论如何，应当避免滑车组件相对于股骨后髁轴线的内部旋转。

进行前切后，专门为 PFA 设计的削磨导轨为假体滑车创建了安放位置。应选择正确的试验组件尺寸和位置：植入物的远端应与关节软骨的内侧和外侧齐平，并且其中外侧宽度应覆盖整个滑车，且不要过度填充。高速摆锯可去除少量的骨，为假体制造骨床。正确准备骨床的宽度和深度对于避免软骨-假体过渡区中的任何台阶至关重要，因为这可能会导致髌骨撞击或塌陷。在膝关节完全伸展的情况下，髌骨得以重铺于关节面上。由于 PFOA 应该被视为整个 PFJ 的病理，因此我们建议重铺髌骨表面以重建天然髌骨厚度。

将试验组件放在原位，用 2～3 针或

Backhaus 夹子临时闭合筋膜后，应检查髌骨轨迹。在整个活动期间，髌骨应居于滑车的中心，没有任何撞击、塌陷或半脱位。此外，滑车和髌骨植入物不应悬空，以防止任何软组织嵌顿和疼痛。当可匹配的任何组件的尺寸介于两个不同的尺寸之间时，建议选择较小的尺寸。胶合过程从滑车开始，然后到髌骨，随后应再次检查 PF 轨迹。在 PFA 中，筋膜缝合至关重要，尤其是在进行侧入路时，可以对髌骨轨迹中任何小缺陷进行调节。

渐进式负重从手术日开始，逐渐进行主被动负重锻炼。在患者能够用两个拐杖完全承重且能使膝盖弯曲达90°后，术后第二天可予出院。在某些病例中，需要进行严格的门诊随访。介绍一例高位髌骨半脱位患者行双侧 PFA。

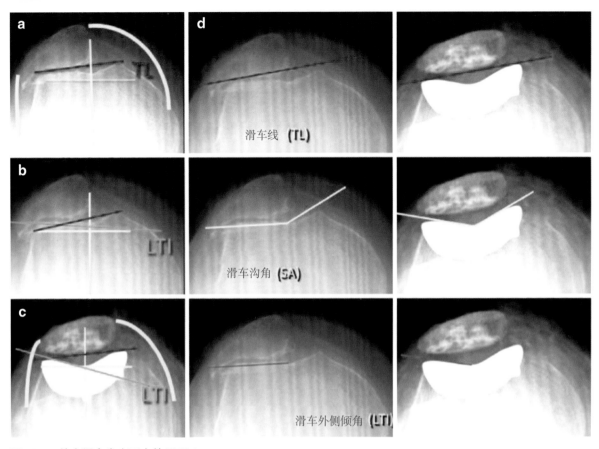

图 20.5 伴有滑车发育不良的 PFOA。

（a）滑车的外侧发育不良，因此滑车线（TL，红线）是外转的。PF 内侧韧带松弛，外侧韧带紧实（黄线）。（b）滑车外侧倾角（LTI，绿线）最小。（c，d）采用覆盖式假体的 PFA。修复了部分 TL，但仍保持旋转，通过假体设计改善了滑车沟角，并充分恢复了 LTI。PF 韧带仅做了少量改变。PFA 采用动力对线方式

## 20.6 PF 置换的临床证据

与第一代嵌体式设计假体相比，第二代 PFA 具有较低的翻修率和更好的功能[1、14-16,18,19]。最近的研究报告显示，第二代 PFA 5 年生存率为 91.7%，10 年生存率为 83.3%，15 年生存率为 74.9%，20 年生存率为 66.6%[1]。然而，第一代假体的效果有限，影响其更长时间的随访。将最新的研究与 2010 年之前发表的研究进行比较时，发现最新的研究年度翻修率较低（1.93 vs.2.33）。同一项研究报告，在随访的 5 年中，报告膝关节功能良好或优异的患者百分比在 86.8% ~ 92.5%。此外，与注册的实验数据相比，来自高体量中心的报告显示出更好的结果和更高的生存率[1]。

我们发表了 105 例关于性别不同的 PFA 经验，平均随访时间为 5.5 年[12]。行单独 PFA 的病例为 64 例，行 UKA + PFA 为 41 例。与术前相比，两组患者的 ROM、疼痛、膝关节评分和 UCLA 活动评分均明显改善。这 105 个植入物的存活率为 95.2%。因此，无论是单独的 PFA，还是与 UKA 联合，手术都能获得较好的功能和假体生存率。

胫股骨组件中 OA 的进展是 PFA 长期随访后失败的原因[1]。Dahm 等报道，在平均 4 年随

访时间中，继发于滑车不典型增生的PFOA患者对比于不伴滑车不典型增生的PFOA患者，影像学结果显示胫股骨关节骨关节炎明显进展[19]。

## 20.7　临床案例

55岁的女性患者，患有双侧PFOA。术前负重X线检查显示原发的胫股骨骨关节炎和继发于滑车不典型增生及高位髌骨的末期PFOA。

对此患者运用改良的运动学对线技术进行双侧PFA。假体滑车补偿了外侧髁的发育不全，并形成了一个合适的滑车沟角；滑车线已得到纠正，但仍向外旋转。高位髌骨面对任意面的假体滑车，因此无需进一步手术。

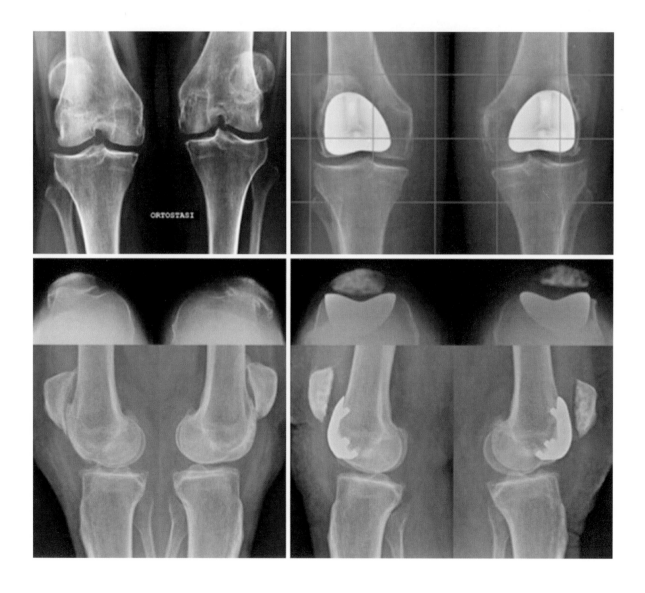

# 参考文献

1. van der List JP, Chawla H, Zuiderbaan HA, Pearle AD. Survivorship and functional outcomes of patello-femoral arthroplasty: a systematic review. Knee Surg Sports Traumatol Arthrosc. 2017;25(8):2622–31. https://doi.org/10.1007/s00167-015-3878-z.
2. Scindler O, Scott N. Basic kinematics and biomechanics of the PFJ. Acta Orthop Belg. 2011;77:421–31.
3. Bandi W. Chondromalacia patellae and arthritis of the patellofemoral joint. Helv Chir Acta. 1972;11:1–70.
4. Walker PS. Contact areas and load transmission in the knee. In: American Academy of Orthopedic Surgeons: symposium on reconstructive surgery of the knee. Saint Louis: Mosby Company; 1978. p. 26–36.
5. Romagnoli S, Verde F, Zacchetti S. Bicompartmental prosthesis. In: Confalonieri N, Romagnoli S, editors. Small implants in knee reconstructions. Milan: Springer; 2013. p. 105–16.
6. Csintalan RP, Schulz MM, Woo J, McMahon PJ, Lee TQ. Gender differences in patellofemoral joint biomechanics. Clin Orthop. 2002;402:260–9.
7. Mahfouz M, Booth R Jr, Argenson J, Merkl BC, Abdel Fatah EE, Kuhn MJ. Analysis of variation of adult femora using sex -specific statistical atlases. Presented at Computer Methods in Biomechanics and Biomedical Engineering Conference; 2006.
8. Varadarajan KM, Gill TJ, Freiberg AA, Rubash HE, Li G. Gender differences in trochlear groove orientation and rotational kinematics of human knees. J Orthop Res. 2009;27:871e8. https://doi.org/10.1002/jor.20844.
9. McAlindon TE, Snow S, Cooper C, Dieppe PA. Radiographic patterns of osteoarthritis of the knee joint in the community. Ann Rheum Dis. 1992;51:844–9.
10. Dejour D, Allain J. Histoire naturelle de l'arthrose fémoro-patellaire isolée. Rev Chir Orthop. 2004;90:1S69–1S129.
11. Guilbert S, Gougeon F, Migaud H. Evolution de l'arthrose fémoro-patellaire isolée: devenir à 9 ans de recul moyen de 80 genoux non opérés. Rev Chir Orthop. 2004;90:1S69–86.
12. Romagnoli S, Marullo M. Mid-term clinical, functional, and radiographic outcomes of 105 gender-specific patellofemoral arthroplasties, with or without the Association of Medial Unicompartmental Knee Arthroplasty. J Arthroplast. 2018;33:688–95.
13. Romagnoli S, Marullo M. What are the limits for unicompartmental knee arthroplasty? In: The young arthritic knee. Abstract book of 16èmes Journées Lyonnaises de Chirurgie du Genou 2014 Bonnin et al Editors Sauramps Medical; 2014.
14. Leadbetter WB, Ragland PS, Mont MA. The appropriate use of patellofemoral arthroplasty: an analysis of reported indications, contraindications, and failures. Clin Orthop Relat Res. 2005;436:91e9.
15. Lonner JH. Patellofemoral arthroplasty: the impact of design on outcomes. Orthop Clin North Am. 2008;39:347e54. https://doi.org/10.1016/j.ocl.2008.02.002.
16. Lonner JH, Bloomfield MR. The clinical outcome of patellofemoral arthroplasty. Orthop Clin North Am. 2013;44:271e80. https://doi.org/10.1016/j.ocl.2013.03.002.
17. Carrillon Y, Abidi H, Dejour D, et al. Patellar instability: assessment on MR images by measuring the lateral trochlear inclination-initial experience. Radiology. 2000;216:582–5.
18. Lustig S, Magnussen RA, Dahm DL, Parker D. Patellofemoral arthroplasty, where are we today? Knee Surg Sports Traumatol Arthrosc. 2012;20:1216e26. https://doi.org/10.1007/s00167-012-1948-z.
19. Dahm DL, Kalisvaart MM, Stuart MJ, Slettedahl SW. Patellofemoral arthroplasty: outcomes and factors associated with early progression of tibiofemoral arthritis. Knee Surg Sports Traumatol Arthrosc. 2014;22(10):2554–9. https://doi.org/10.1007/s00167-014-3202-3.

# 第21章

# 联合局部膝关节置换术

Amy Garner and Justin Cobb

---

**关键点：**

- 保留骨骼和交叉韧带的局部膝关节置换术可替代全膝关节置换术。
- 前交叉韧带完好无损时可进行高功能性关节置换术。
- 未连接的组件可使用常规植入物进行针对性的手术。
- 适用于年轻、活跃、活动量大的患者。

- 在现有的部分膝关节置换术中增加组件可提供更安全，侵入性更小的替代方案。

---

## 21.1　引言

关节炎通常会累及膝关节的单个间室，也可能会影响两个或以上间室。内侧胫股骨间室的磨损是外侧的10倍。原发性髌股（PFJ）关节病是最不常见的[1,2]。淋病患者中有59%累及双侧间室[3]。在一项研究中，50岁以上膝关节疼痛患者中有40%患者的影像学数据表明有内侧间室和PFJ磨损，有24%的患者有单侧PFJ关节炎，仅有4%的患者有单侧胫股关节炎[4]。同时发生三个间室的退化是罕见的[2]。在全膝关节置换术（TKA）中去除健康组织是很普遍的。在初次膝关节置换患者中，有78%的

A. Garner (⊠)
MSk Lab, Imperial College London, London, UK
Health Education, Kent, Surrey and Sussex,
London, UK

Royal College of Surgeons of England and Dunhill
Medical Trust, London, UK
e-mail: a.garner@imperial.ac.uk

J. Cobb
MSk Lab, Imperial College London, London, UK
e-mail: j.cobb@imperial.ac.uk

患者存在完好的前交叉韧带（ACL）[5]。ACL在膝关节稳定和功能步态中的作用已得到很好的证实[6]。但是，无论其功能完整性如何，几乎所有的TKA都将其切除。

当TKA切除ACL时，有20%患者表达了不满意[7]，同时围手术期风险明显增加[8]且功能受限。但是，在没有有效的替代方案情况下，TKA仍然是多间室关节炎的标准治疗方法[9]。联合局部膝关节置换术（CPKA）是在同一膝关节内一起使用多个部分膝关节置换术（PKA）的统称，可保留健康的间室和功能性交叉韧带，以替代TKA[10]。现存在4种CPKA组合（图21.1）：双间室膝关节置换术（BCA）是指髌股关节置换术（PFA）与内侧（BCA-M）或外侧（BCA-L）单间室膝关节置换术（UKA）组合，双侧单髁膝关节置换术（Bi-UKA）描述了同侧、内侧和外侧UKA[10]。所有三种组合使用被称为三间室膝关节置换术（TCA）。CPKA并不是一个新概念，比如最初的Gunston膝关节，Charnley的"载荷角度嵌体"膝关节，Marmor模块化膝关节，Cartier膝关节和Oxford单间室膝关节系统都遵循双侧单髁构造。

在有功能性ACL的情况下，可以通过单阶段CPKA解决多间室关节炎。此外，在随后的其他自然间室继续退变时，即使患者先前已经历单个PKA手术，将来同样可以继续CPKA手术。后者的"分阶段"手术优势在于，第二次手术可被认为是主要的PKA，其优点是住院时间缩短，围手术期风险降低[8]。CPKA的拥护者认为，根据患者的确切疾病模式定制手术方案后，可能不需要再经历第二次手术，并且可以保留健康的骨骼和软组织，最大程度地降低风险并提高功能和患者满意度。如果PKA的第二次手术涉及转换为标准TKA，则是一个相对直接的过程，尤其是采用运动学的技术[11]，这有可能推迟或避免TKA翻修的需要。但是，反对者认为，如果首先进行全膝关节置换术，患者则可以完全避免进行第二次手术。结合使用两个植入物，以及考虑到可能需要的再次入院，这对经济产生一定的影响，虽然这笔额外费用可能会因初次手术和翻修手术后住院时间的缩短以及围手术期并发症的减少而被抵消。

## 21.2　病例 1

一名64岁男性患者出现右膝前内侧疼

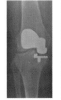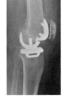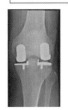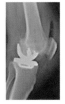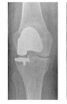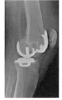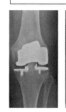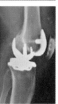

内侧双间室关节置换术 BCA-M　双–单髁关节置换术 Bi-UKA　外侧双间室关节置换术 BCA-L　三间室关节置换术 TCA

图 21.1　局部膝关节置换术（CPKA）的分类

痛，难以从椅子上站起来及上楼梯。他陈述有夜间疼痛，偶尔打软腿，现在拄拐行走，难以开展他喜爱的运动——打网球。经检查，他有中度积液和可矫正的内翻畸形，膝关节运动范围是5°～130°。Lachman和前抽屉试验均为阴性，内侧半月板受到挤压，但外侧半月板并未因外翻应力而挤压。术前X线片（图21.2）显示内翻畸形，内侧关节间隙明显狭窄，内侧间室骨赘形成和软骨下硬

化。胫骨相对于股骨稍微发生了内侧移位。髌股关节侧方小关节有明显的关节炎，外侧间室较好，无关节炎的迹象。从侧面看，ACL似乎功能正常，没有迹象表明胫骨相对于股骨发生前移。

为患者提供了手术治疗的选择（表21.1），但优先考虑患者较高的运动功能，选择了BCA-M。患者仰卧在手术台上，并带有侧方支撑和脚支撑，使膝关节保持90°

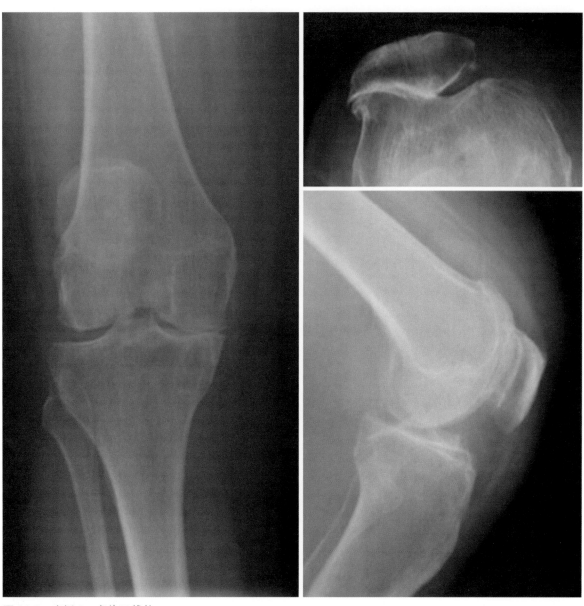

**图21.2 病例1，术前X线片**

表21.1 内侧间室伴髌股外侧关节炎的外科手术治疗选择

| 方案选择 | 优势 | 劣势 |
|---|---|---|
| TKA | 技术上简单明了<br>广泛应用<br>降低翻修风险<br>无其他间室的退化风险 | ACL 切除——功能受损<br>不满意率高达 20%<br>围手术期较高的风险<br>住院时间更长<br>需要去除健康的骨骼（外侧间室） |
| UKA-M | 保留骨量<br>短期住院<br>降低围手术期风险<br>创伤最小<br>保留 ACL——适应更高功能 | 不能解决髌股关节炎<br>翻修风险较高<br>有进一步退化需要翻修的风险 |
| PFA | 保留骨量<br>短期住院<br>保留 ACL——适应更高功能 | 不能解决内侧胫股关节炎<br>力线未能校正对齐<br>有进一步退化需要翻修的风险<br>翻修风险高<br>（不建议用于单独的双间室关节炎） |
| BCA-M | 可用于所有受影响的间室<br>保留骨量<br>力线校正对齐<br>保留 ACL——适应最高功能 | 如果外侧室置换失败，有翻修的风险<br>翻修率未知（可能高于 TKA）<br>围手术期风险未知（可能低于 TKA）<br>在技术上具有挑战性——极少外科医生能完成<br>更高的内植物成本 |

屈曲。使用中线切口和内侧髌旁入路进入关节。检查外侧间室，发现无问题。ACL完好无损。首先进行UKA-M来校正力线，在准备滑车的同时进行植入物测试。对髌骨扣进行了试验，以确保其在滑车上顺利滑行，并且不会卡在内侧UKA的股骨上。最后检查确保滑车的位置正确，并与邻近的软骨齐平，以确保髌骨扣在植入物之间平稳过渡。在骨准备过程中，要注意不要损坏植入物之间的软骨。平衡UKA仰卧姿势比"悬空"支撑更加困难，但它可以提高PFA的技术易用性，因此对于同时BCA-M而言，它是首选。在完成所有骨切开术后，植入所有组件。止血带时间为64分钟（UKA的外科医生平均为45分钟）。该患者康复过程中没有出现围手术期并发症，并在手术后48小时内出院。在术后4个月内，患者恢复了全部功能，包括每周打两次网球。患者Oxford膝关节评分在6个月时为44，在12个月时上升至47，并在手术后6年保持在47。术后X线片（图21.3）显示了可移动的UKA-M和原位覆盖式PFA，并矫正了内翻畸形和胫骨平移，保留了外侧间室，ACL起了相应作用，并且髌骨扣轨迹在滑车表面上充分活动。

## 21.3 CPKA 术后的功能

与TKA相比，许多研究和专家意见都强调了BCA的益处[12]，包括在剧烈活动中（如爬楼梯和慢跑）的优异性能，其效

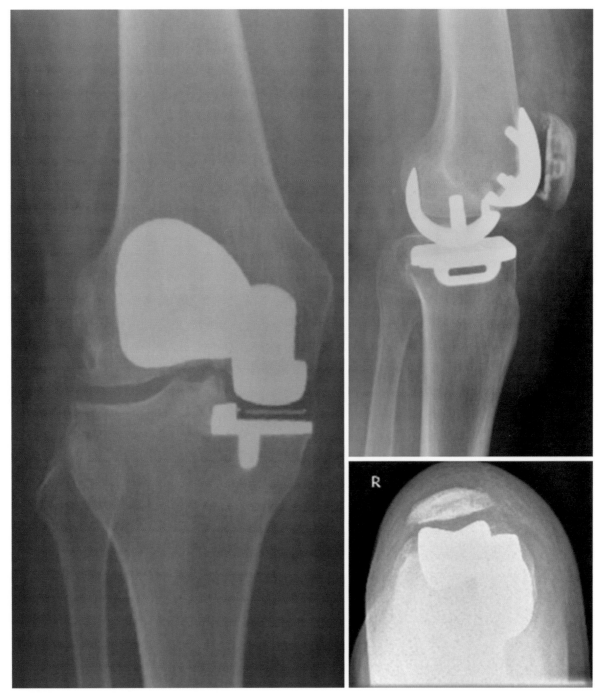

图 21.3　病例 1 的术后 X 线片（BCA-M 在原位）

果优于 TKA，部分原因是恢复了等速四头肌功能[13]。患者在经历 BCA 后功能恢复良好，能独立从椅子上站立起来和爬楼梯[14,15]。经历 BCA 的患者术后相关运动学和步态模式与健康对照者相似[14,16]。与 TKA 相比，部分研究报告 BCA 患者术后具有更高的满意度和舒适度[17,18]，术后 12 年内 85% 患者疼痛恢复良好，其中 92% 报告了令人满意的止痛效果[19]。与 TKA 组相比，BCA 患者术中失血更少[20]，术后活动范围更大[21]。

在案例1中，通过两个独立的组件处理了股骨。多个独立CPKA的显著优点是，可以根据间室的特定解剖结构对每个组件进行定向放置，从而有效地允许外科医生使用"现成的"植入物来创建合适的贴合体[22]。一种替代方法是使用单体式股骨组件，该组件同时覆盖在髁部和滑车表面。从理论上讲，虽然整体式股骨组件更容易植入，但早期的例子包括Journey Deuce（美国密西根州孟菲斯市的Smith and Nephew Inc.），显示早期翻修率高（图21.4）。错位、尺存问题、耐用性差、膝前疼痛、活动范围有限和胫骨组件骨折均被认为是早期内固定失败的原因[13]。在一项短期研究中，据报道其翻修率为12%，其中25%患者出现膝前疼痛[23]。另一项关于"Journey Deuce"假体的研究报道，有3例进行了翻修，其中2例是因为胫骨托骨折，另1例是因为髌骨不稳[24]。这些报告，加上胫骨下陷的证据，为美国食品和药物管理局决定在2010年召回Journey Deuce假体做出了贡献。

现代的整体设计正在利用辅助技术，包括特定于患者的3D打印仪器、机器人技术和导航，以帮助提高精准度并降低此过程的技术要求[26]，这可能导致人们对连接组件的兴趣再次兴起。模块化CPKA允许外科医生根据股骨远端几何形状进行更多微调，从而获得可喜的结果，但学习曲线较陡[21,23,27-29]。一些早期模块化BCA-M手术，在术后17年46%患者出现了疾病进展或影像学表现上的内固定松动，这可能是由于质量差的聚乙烯和粗制器械需要"徒手"的技术引起[30]。BCA-M翻修术中，PFA植入物的无菌松动是失败（27例中有20例翻修）的主要原因[30]。但是，在BCA失败的经验提供了很多证据，表明使用原发性TKA植入物通常很容易转化为TKA[29,31-33]。第二代前切（覆盖式设计）髌股骨组件的胶合与临床及生化结果改善相关[34-36]。独立的组件可实现更准确的对齐[34]。

## 21.4 病例 2

一名54岁男性患者表现出膝关节外侧疼痛和上坡行走困难。多年来，他一直是徒步旅行爱好者。他描述膝关节肿胀，每天需要口服消炎药才能短距离行走。经检查，膝关节活动范围广，但外侧半月板受压。Lachman试验阴性，膝关节尚稳定，在内翻应力作用下没有内侧半月板受压。

负重X线（图21.5）显示右膝外翻，外侧间室有Ahlback Ⅳ级磨损，内侧开口。PFJ的

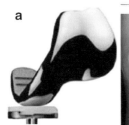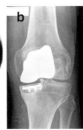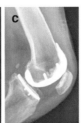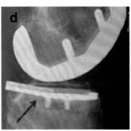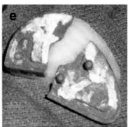

图21.4 整体式Journey Deuce（Smith and Nephew Inc.，美国田纳西州孟菲斯）（a）胫骨组件下陷（b，c）和胫骨底板骨折（d，e）[24,25]

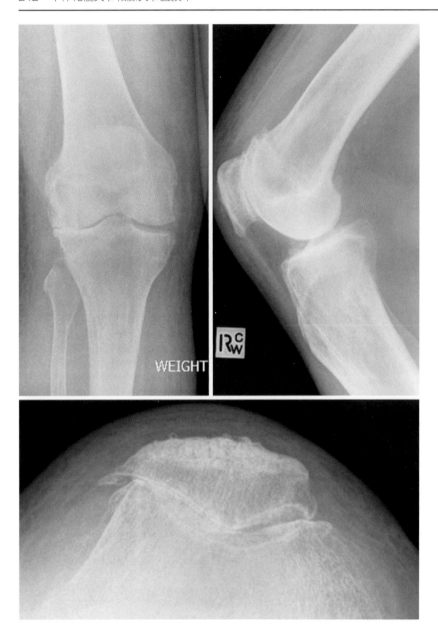

图 21.5 案例 2 术前 X 线片

侧面严重退化。ACL在侧位X线片显示作用尚可，没有证据表明胫骨相对于股骨发生前移。

这位年轻患者功能要求较高，选择了单阶段BCA-L。行中线切口，然后进行髌骨外侧关节切开术。采取措施使髌骨向内半脱位，以确保充分暴露。有时需要将股四头肌肌腱部分打开以改善视野，但可能会增加手术相关并发症。关节打开后发现内侧间室保存完好，并且ACL功能完整。在外侧，确保髌骨在UKA和PFA组件与股骨髁软骨之间平滑过渡尤其重要。

如果需要，应注意不要从股骨远端过度切除骨骼，以免影响UKA轴承完全伸展。该患者未发生围手术期并发症，并在6个月内出院并进行登山运动。手术后12个月，Oxford

膝关节评分为44，EQ-5D为0.95/1。术后X线（图21.6）显示了BCA-L在原位，内侧间室保留且对齐。髌骨轨迹在滑车表面居中活动。在这种情况下，使用可移动轴承侧边UKA手术能达到较高的运动功能，但是如果考虑到轴承错位的风险，则固定式轴承装置可能会更合适。

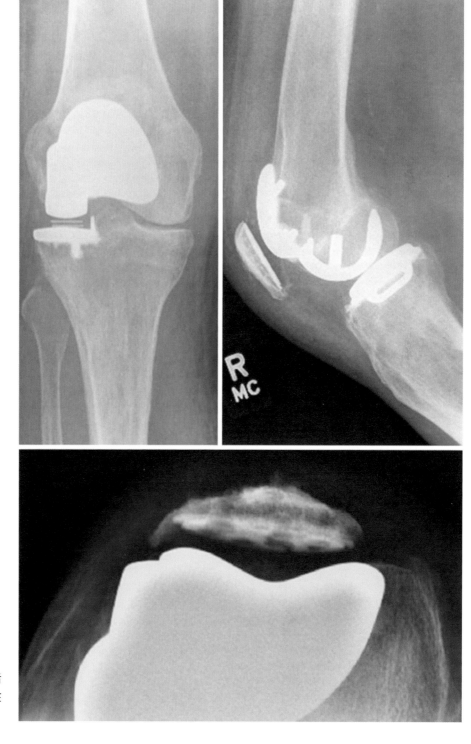

图21.6　病例2的术后X线片，显示BCA-L在原位

## 21.5　病例 3

一名内侧UKA患者在术后14年出现膝关节疼痛，现年82岁。她现在需要拄拐行走，但可以从椅子上站起来且上楼梯，没有特别的困难。她患有2型糖尿病，胰岛素注射控制血糖，同时有心脏支架及高血压，并在5年前患有短暂性脑缺血发作。经检查，她有中等程度的关节积液，可纠正的外翻畸形<10°，运动范围0°～120°，关节韧带有一些前后松弛。但内侧UKA看起来稳定且功能正常。术前X线片（图21.7）显示内侧UKA固定良好，但外

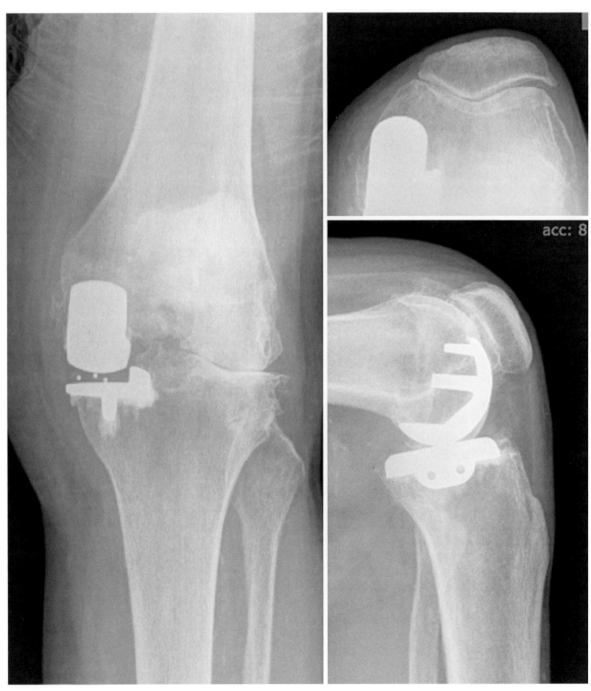

图 21.7　病例 3 的术前 X 线片，显示 UKA-M 在原位

侧间室破裂。髌股间室保存相对较好，并且ACL功能尚可。

在没有外科手术干预的情况下，内侧关节炎患者外侧间室OA出现进展非常罕见[37,38]。在内侧间室经历UKA后，通常将外侧关节炎作为失败原因且需要进行TKA翻修[22]。但是，来自牛津集团和国家联合注册机构的多项研究，15～20年随访研究数据将翻修率定为2.3%～2.6%[39-41]，而我们自己的小组报告了64例膝关节无聚乙烯脱位[42]。

处理病例3中新近变性间室的手术选择是去除固定良好且功能齐全的内侧UKA，切除ACL和髌股间室，转换为TKA手术或保持内侧UKA不变，并通过增加外侧UKA[43]将其"转换"为Bi-UKA手术。对TKA的翻修在全球范围内普遍进行，但是其围手术期风险较大，需要较大的手术视野暴露，在植入物去除过程中伴随着骨丢失的风险以及围手术期心肌梗死或死亡等重大风险[8]。尽管联合注册管理机构将Bi-UKA视为对内侧UKA的翻修，且执行该操作切口很小。由于侧向间室的处理就像是主要的UKA，因此该方案得益于较短的止血带时间和较早的出院时间。该患者进行大手术的风险很高，因此选择了更小巧、更安全的方案来避免转换为TKA相关的风险。

在患者签署同意书之前，告知患者如果PFJ磨损或ACL完全失灵，则外科医生需要转换为TKA手术。先前的UKA切口位于中线内侧，因此进行了平行的外侧切口，在伤口之间留有6cm皮肤桥。如果先前的切口位于中线以上，则可以重新使用，但是需要进行新的髌骨外侧关节切开术，以进入外侧间室。发现ACL退化但功能尚正常时，这在老年低需求患者中不被认为是UKA的禁忌证。内侧UKA固定牢固，聚乙烯磨损极少，因此可以保留，即便在高功能要求的患者中，如果出现明显的磨损迹象，则通常只会更换聚乙烯。术中止血带时间为48分钟，患者于第二天出院。术后X线（图21.8）显示了Bi-UKA在原位。在这种情况下，使用了移动轴承，由于脱位率增加，在老年低需求患者中固定轴承可能是更好的选择。

Biazzo等将19例单阶段Bi-UKA患者与计算机辅助TKA的匹配队列进行比较，在功能和僵硬度方面，单阶段Bi-UKA患者WOMAC指数、等效KSS和WOMAC关节炎指数（疼痛评分）显示出更好的预后[20]。单阶段Bi-UKA的住院时间比TKA组短[32]。

## 21.6 小结

从理论上讲，CPKA比TKA在技术上要求更高，但也易获得良好的术后预后和优越的功能[18]。它既适用于希望获得出色运动功能的年轻及高需求患者，也适用于较高风险的患者，特别是在翻修方面，它是TKA更安全、更保守的替代方案。

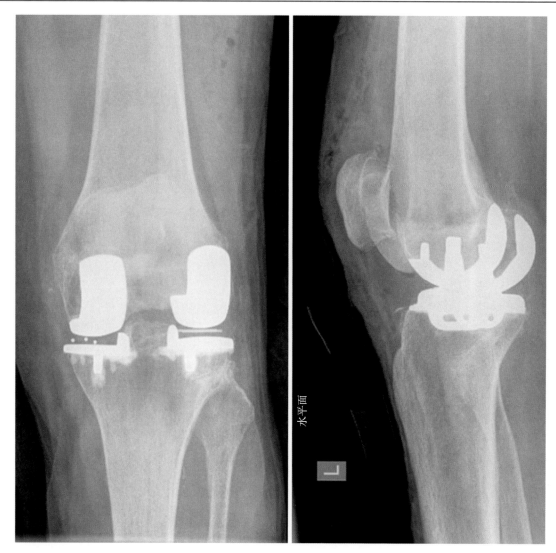

水平面

图 21.8　术后 X 线片显示通过增加外侧 UKA 转变为 Bi-UKA

# 参考文献

1. McAlindon TE, Snow S, Cooper C, Dieppe PA. Radiographic patterns of osteoarthritis of the knee joint in the community: the importance of the patellofemoral joint. Ann Rheum Dis. 1992;51(7): 844–9.

2. Ahlbäck S. Osteoarthrosis of the knee. A radiographic investigation. Acta Radiol Diagn (Stockh). 1968;(Suppl 277):7–72.

3. Ledingham J, Regan M, Jones A, Doherty M. Radiographic patterns and associations of osteoarthritis of the knee in patients referred to hospital. Ann Rheum Dis. 1993;52(7):520–6.

4. Duncan RC, Hay EM, Saklatvala J, Croft PR. Prevalence of radiographic osteoarthritis—it all depends on your point of view. Rheumatology (Oxford). 2006;45(6):757–60.

5. Johnson AJ, Howell SM, Costa CR, Mont MA. The ACL in the arthritic knee: how often is it present and can preoperative tests predict its presence? Clin Orthop Relat Res. 2013;471(1):181–8.

6. Duthon VB, Barea C, Abrassart S, Fasel JH, Fritschy D, Menetrey J. Anatomy of the anterior cruciate ligament. Knee Surg Sports Traumatol Arthrosc. 2006;14(3):204–13.

7. Bourne RB, Chesworth BM, Davis AM, Mahomed NN, Charron KD. Patient satisfaction after total knee arthroplasty: who is satisfied and who is not? Clin Orthop Relat Res. 2010;468(1):57–63.

8. Liddle AD, Judge A, Pandit H, Murray DW. Adverse outcomes after total and unicompartmental knee replacement in 101,330 matched patients: a

study of data from the National Joint Registry for England and Wales. Lancet (London, England). 2014;384(9952):1437–45.

9. Cobb J. Osteoarthritis of the knee. Precise diagnosis and treatment. BMJ. 2009;339:b3747.

10. Garner A. van Arkel RJ, Cobb J. Classification of combined partial knee arthroplasty, Bone Joint J. 2019;101-B(8):922–28.

11. Toliopoulos P, LeBlanc MA, Hutt J, Lavigne M, Desmeules F, Vendittoli PA. Anatomic versus mechanically aligned total knee arthroplasty for unicompartmental knee arthroplasty revision. Open Orthop J. 2016;10:357–63.

27. Argenson JN, Chevrol-Benkeddache Y, Aubaniac JM. Modern unicompartmental knee arthroplasty with cement: a three to ten-year follow-up study. J Bone Joint Surg Am. 2002;84(12):2235–9.

28. Wunschel M, Lo J, Dilger T, Wulker N, Muller O. Influence of bi- and tri-compartmental knee arthroplasty on the kinematics of the knee joint. BMC Musculoskelet Disord. 2011;12:29.

29. Zanasi S. Innovations in total knee replacement: new trends in operative treatment and changes in peri-operative management. Eur Orthop Traumatol. 2011;2(1–2):21–31.

30. Parratte S, Pauly V, Aubaniac JM, Argenson JN. Survival of bicompartmental knee arthroplasty at 5 to 23 years. Clin Orthop Relat Res. 2010;468(1):64–72.

31. Lonner JH. Modular bicompartmental knee arthroplasty with robotic arm assistance. Am J Orthop (Belle Mead, NJ). 2009;38(2 Suppl):28–31.

32. Confalonieri N, Manzotti A, Cerveri P, De Momi E. Bi-unicompartmental versus total knee arthroplasty: a matched paired study with early clinical results. Arch Orthop Trauma Surg. 2009;129(9):1157–63.

33. Pradhan NR, Gambhir A, Porter ML. Survivorship analysis of 3234 primary knee arthroplasties implanted over a 26-year period: a study of eight different implant designs. Knee. 2006;13(1):7–11.

34. Shah SM, Dutton AQ, Liang S, Dasde S. Bicompartmental versus total knee arthroplasty for medio-patellofemoral osteoarthritis: a comparison of early clinical and functional outcomes. J Knee Surg. 2013;26(6):411–6.

35. Pritchett JW. Anterior cruciate-retaining total knee arthroplasty. J Arthroplast. 1996;11(2):194–7.

36. Andriacchi TP, Galante JO, Fermier RW. The influence of total knee-replacement design on walking and stair-climbing. J Bone Joint Surg Am. 1982;64(9):1328–35.

37. Neogi T, Felson D, Niu J, Nevitt M, Lewis CE, Aliabadi P, et al. Association between radiographic features of knee osteoarthritis and pain: results from two cohort studies. BMJ. 2009;339:b2844.

38. Felson DT, Nevitt MC, Yang M, Clancy M, Niu J, Torner JC, et al. A new approach yields high rates of radiographic progression in knee osteoarthritis. J Rheumatol. 2008;35(10):2047–54.

39. Pandit H, Jenkins C, Gill HS, Barker K, Dodd CA, Murray DW. Minimally invasive Oxford phase 3 unicompartmental knee replacement: results of 1000 cases. J Bone Joint Surg. 2011;93(2):198–204.

40. Goodfellow J, O'Connor J, Pandit H, Dodd CA, Murray D. Unicompartmental arthroplasty with the Oxford knee. 2nd ed. Oxford: Goodfellow; 2016. p. 288.

41. Price AJ, Svard U. A second decade lifetable survival analysis of the Oxford unicompartmental knee arthroplasty. Clin Orthop Relat Res. 2011;469(1):174–9.

42. Altuntas AO, Alsop H, Cobb JP. Early results of a domed tibia, mobile bearing lateral unicompartmental knee arthroplasty from an independent centre. Knee. 2013;20(6):466–70.

43. Pandit H, Mancuso F, Jenkins C, Jackson WFM, Price AJ, Dodd CAF, et al. Lateral unicompartmental knee replacement for the treatment of arthritis progression after medial unicompartmental replacement. Knee Surg Sports Traumatol Arthrosc. 2017;25(3):669–74.

# 第22章

# 个体化定制全膝关节置换术

Elliot Sappey-Marinier, Carsten Tibesku, Tarik Ait Si Selmi
and Michel Bonnin

**关键点：**

- 通过最佳的骨植入物恢复膝关节原始形状。
- 以个体化的方式恢复原始前关节线。
- 使用定制的一次性工具建立新的体系。

在我们迎来"现代TKA"50周年之际，新技术和新工业流程使个体化定制植入物变得可能。尽管这可以看作是一项技术突破，解决了TKA的一些局限性，但我们可能会质疑这种昂贵的技术是否值得并且对患者有利。考虑到现在可用的TKA尺寸范围很广（有时会有毫米级的增量），我们真的需要定制的植入物来恢复膝关节生理解剖结构吗？

## 22.1 为什么需要个体化定制膝关节置换术？

### 22.1.1 TKA 简史

在20世纪上半叶，关节成形术的先驱者对关节炎性膝关节的外科手术方案进行测试，可以将其视为使用软组织或铬钴复合物的"表面重覆盖方案" [1]。受Smith-Petersen [2] 成功进行髋关节置换术的启发，Campbell和Boyd进行了第一例膝关节置换术 [3]。1970年代初"现代TKA"的问世使得手术技术和制造工艺标准化，精度和可重复性提高，但放弃了个体化表面覆盖的概念。由于可用尺寸的数量有

E. Sappey-Marinier · T. A. S. Selmi · M. Bonnin (⊠)
Centre Orthopédique Santy, Jean Mermoz Private
Hospital, Lyon, France

C. Tibesku
KniePraxis, Straubing, Germany
e-mail: carsten@tibesku.de

限（在全膝关节置换术的头十年中仅有一个股骨尺寸）[4]，使得在优化骨植入物的适配性方面面临挑战。在1980年代和1990年代期间，假设所有的人类膝关节都具有相同的形状，只是尺寸范围有所增加，这样所有的膝关节植入物设计时按原始设计成比例增大或缩小即可。直到2000年代初，通过长宽比[5]来研究形态变异性，制造商在其股骨范围内开发出狭窄的版本，称为"性别膝盖"。

### 22.1.2 当代 TKA 的局限性

如今，外科医生可以从各种尺寸的组件中进行选择，包括标准的和狭窄的，有时甚至是不对称的胫骨。但是，解剖学变化不仅限于大或窄，还包括其他一些特征，例如股骨远端的梯形[6]，踝半径曲率[7]，关节线倾斜度[8]和滑车和胫骨平台形态[9]。观察到的形态变异性与约翰·英萨尔（John Insall）的话相呼应，约翰·因索尔（John Insall）警告说"由于个体差异很大，在描述什么是'正常的'时必须格外小心"；沃纳·穆勒（Werner Müller）则指出，"没有任何事物能像人类解剖变异性一样恒定"。因此，标准TKA中使用的尺寸和形状范围几乎不能全覆盖人膝关节的可变性，并且据报道，在TKA之后股骨及胫骨尺寸过大达到90%。同样有报道称植入物过大引起的任何突出都会增加残留疼痛和僵硬的风险，并损害膝关节功能结果[10-12]。

此外，由于软组织包膜是不可伸展的，因此机械校正假体的植入会引起韧带不平衡、髌骨错位和僵硬。这些都是通过使用技术技巧来解决的，例如韧带释放[13]、股骨组件的外部旋转[14]和运动学对准

[15]，所有这些都是"姑息解决方案"，可以补偿股骨的非解剖形状。因此，重要的是要了解TKA对准和植入物设计是相互关联的，不能分开考虑。

### 22.1.3 TKA 中力线对齐

在TKA的早期，人们倾向于使用所谓的机械对准（MA），旨在通过正交切割获得的180° 直腿轴线（中性对准）。一条完美的笔直的180° 支脚不能反映出平均的对齐方式，但出于可重复性和负载分配的原因而选择该支脚，以最大程度地减少聚乙烯的磨损和植入物的松动[16]。平均自然关节线倾斜度（JLO）为3°，个体间差异较大，包括机械外侧股骨远端角（mLDFA），机械内侧胫骨近端角（mMPTA）和关节线会聚。原生的JLO很少通过经典的正交切口进行复制，从而导致不对称的骨切除，引起"医源性松弛"。TKA的解剖学对齐（AA）技术仍以中性（180°）对齐为目标，但要通过略微倾斜的切口（3°）进行，从而重现平均JLO值。稍后介绍的TKA运动学对准（KA）技术旨在使植入物的位置适应软组织包膜，从而恢复下肢的自然三维对准。无论选择哪种对齐技术，一种几何形状的植入物设计都可能在广泛的人膝解剖结构中使用时导致骨骼植入物不匹配。因此，使用KA进行个体化移植体定位可能会有利于与移植体定制相关联。

### 22.1.4 患者对标准 TKA 是否完全满意

尽管TKA的存活率不断提高，但由于生物材料、设计和手术技术的创新，文献中报道的TKA术后的满意率为75%～89%，主要影响因素有三个：残余疼痛，功能结局和术前期望[17-20]。在347个非选择性使用各种植入

物的TKA患者的多中心研究中[17]，我们观察到只有62%的患者步行完全无痛，其中35%的患者爬楼梯或下楼梯时完全无痛，而40%的患者在跑步时抱怨疼痛。只有48%的患者对手术过程表示"非常满意"，而68%的患者认为其膝关节手术符合当前年龄需要。

## 22.2　定制 TKA 的需求

Origin®定制TKA（Symbios，Yverdon-les-Bains，Switzerland）于2012年至2017年开发，自2018年起获得CE标志。

该系统的构思和设计是使用一次性定制仪器来重现膝关节的自然（关节炎前）解剖结构。

主要目的是：

1.为了优化骨植入物的贴合度，并避免假体悬垂或覆盖不足。

2.通过避免因不对称的骨切口而造成的切除松弛来改善韧带平衡。

3.通过恢复自然曲率半径来改善中度屈曲稳定性和运动学。

4.通过恢复股骨的原始扭力和定制的滑车来改善髌股轨迹。

5.促进恢复关节炎前肢体的自然状态。

它的生产基于经典工艺，铬钴钴合金股骨植入物通过标准铸造制成，然后进行机械加工和抛光。胫骨底板由钛制成。

## 22.3　Origin® 植入物的设计原理

Origin®假体具有后固定功能，并具有比例后置凸轮系统，可接合超过60°的膝关节屈曲度。髁间盒成比例，以最大程度地减少骨量损失。在0°~60°的膝关节屈曲之间，前后稳定性取决于具有特定前超融合性的聚乙烯的形状。保留或切除PCL的大多数假体设计在屈曲过程中无法充分稳定股骨，并导致股骨前部自相矛盾，这限制了髌骨并减少了股四头肌杠杆臂。股骨组件在轮廓、曲率半径和关节线倾斜度方面再现了天然股骨的形状。因为植入物和仪器专为再现股骨远端的天然形状，在植入过程中不需要额外的旋转，并且设计与对齐方式相关。因此，无需考虑术中股骨切开或股骨旋转的改变。假体滑车被设计成与天然骨的形状相匹配并保持其天然对齐，并具有柔软的边缘以避免髌股关节过度摩擦。如果发生滑车或髌骨发育不良，则将股骨滑车植入物设计为标准滑车。

胫骨底板是不对称的，可再现天然胫骨的轮廓，从而有利于骨切除后植入物的旋转定位。胫骨的旋转与胫骨的横轴匹配，横轴由连接每个平台中心的线定义。胫骨斜度保持在2°~5°范围内，以避免前后不稳定。胫骨中轴与胫骨干骺端的轴在中外侧对齐，该轴非系统地对应于底板中心。胫骨切口的冠状对齐保持在90°±3°的范围内。

## 22.4　Origin® 定制过程

Origin®定制TKA的设计和制造过程需要6周的时间，并且需要外科医生和工程师之间的合作。该设计基于术前CT扫描，使用特殊的影像学方案，包括膝、髋和踝关节，对关节炎畸形和四肢对齐的骨解剖结构进行三维分析。收集DICOM文件，然后通过安全的

"Symbios盒子"将其电子发送给工程团队。3D分析使用Knee-Plan®软件（瑞士伊夫尔登莱班的Symbios）进行（图22.1）。其他临床（膝关节的活动范围，畸形的可还原性）和

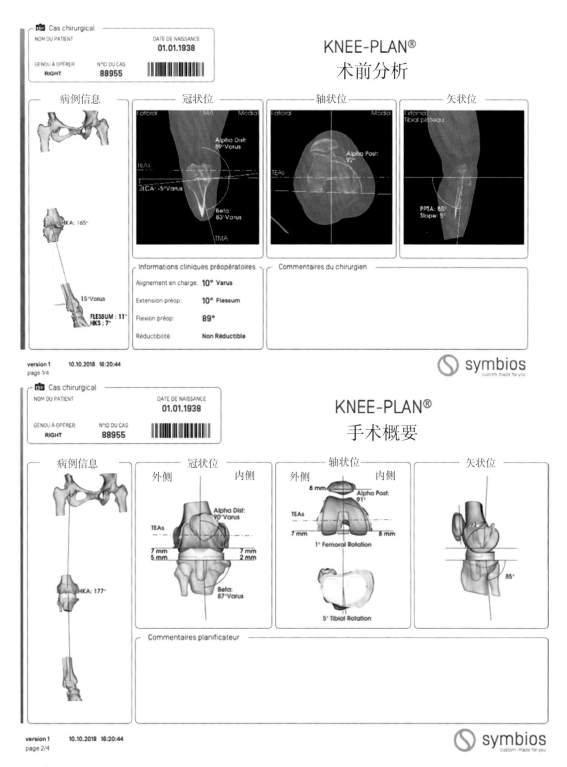

图 22.1　膝关节术前计划的分析

影像学信息（动态内外翻XR和长腿站立XR）也可能有用。工程过程需要几个步骤：

1.股骨远端、胫骨近端和髌骨的半自动3D重建和分割。

2.使用Knee-Plan®软件进行规划。从原始图像中分析对齐方式和骨骼磨损，并推导出原始（关节炎前）对齐方式。然后建立重新调整策略，包括切骨的水平和方向。目的是根据Vendittoli（第17章）限制性运动学对线方式，在180°±3°范围内重现被称为Origin Alignment©的自然对齐，并在±5°范围内重现关节线倾斜度。

3.使用SolidWorks®软件（法国Vélizy-Villacoublay的DassaultSystèmes）完成最终植入物、试验植入物和定制器械的设计。

4.由外科医生在线验证手术计划和植入物设计。

5.使用以前使用经典铬钴铸造技术制造的股骨和钛（Ta6V）制造的胫骨底板的"预成型件"，最终确定植入物的制造。从各种各样的"预成型件"中，选择尺寸最大的预成型件，并使用自动快速铣削技术完成最终定制，以重现发生关节炎前的骨的形状。

6.定制指南是使用聚酰胺（PA2200）采用增材制造技术制成的。

7.然后将植入物和器械组装到一个盒子中，然后直接送到医院。

## 22.5　哪种调整方案？

1.Origin®对准的目的是基于术前CT扫描以及髋部、膝关节和踝部的3D重建，以重现自然（运动前）对线和关节线倾斜度。在

3D重建过程中评估并纠正骨磨损和关节炎畸形。通过重建天然股骨表面可重建mLDFA。mMPTA是通过结合骨切割调整（最大3°）和不对称聚乙烯嵌体（最大2°）来测量和重建的，类似于Vendittoli的严格运动学对线方案（第17章）。

天然对线方式（也称为构造对线方式）是由以下各项的组合确定的：（1）从CT扫描获得的膝关节形态；（2）临床数据，尤其是轴偏移的可减少性；（3）从全腿站立X线照片得出的负重轴。该原点对准不会试图将轴更改为180°，而是恢复原始对线。在此阶段，原生对齐和关节斜度的重建都存在一定的局限性。虽然已经证明，体质性内翻患者恢复天然JLO可减少膝关节内收峰[21]，但Origin Alignment©在摩擦学，JLO范围为±5°固定和术后对准方面仍处于安全范围内±3°的范围。考虑到这些限制，大约75%膝关节OA患者适合进行Origin Alignment©[22]。其他情况则根据外科医生的喜好进行单独处理。

## 22.6　手术技术

所有仪器均为一次性定制工具，工具全部装入一个重3kg的箱子里。

### 22.6.1　股骨准备

在这种技术中，首先进行股骨准备工作（图22.2），因为股骨是膝关节运动学的驱动力。外科手术的第一步是在切块的接触区域内使用电灼、刮匙或手术刀刀片清除残留的软骨。一旦找到唯一稳定的位置，就用销钉将第一个股骨夹具固定到骨头上，并用摆动

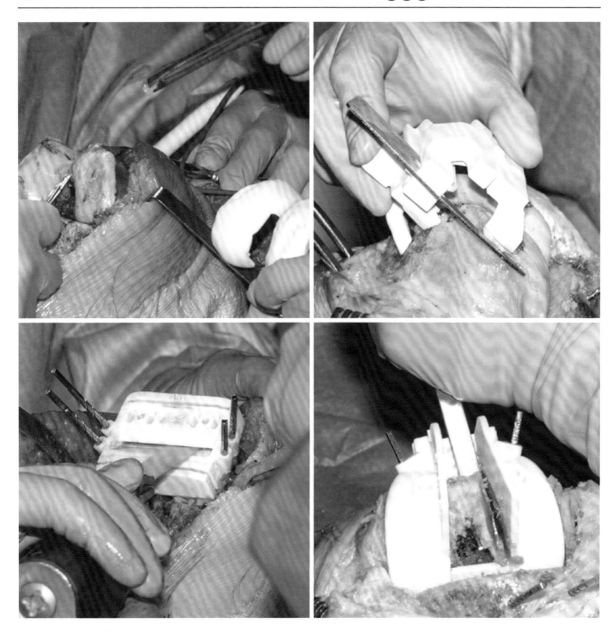

图 22.2 股骨准备的不同步骤

锯进行切割。不需要进行股骨切除,因为该手术的目的是精确复制远端髁的形状。"四合一"股骨切割导向器(第二股骨夹具)位于远端切除的股骨上,尺寸或旋转均无任何调整。股骨旋转的概念在这里没有意义,因为股骨植入物复制了股骨远端的形状,而聚乙烯的厚度复制了天然的关节线倾斜度。髁间股骨槽的切除由第三股骨夹具引导。患者特定的整体中外

侧轮廓与股骨的骨轮廓匹配。

将试验股骨部件放置在股骨远端,并进行屈伸运动和外翻/内翻应力以评估骨磨损量和胫骨切开水平。

### 22.6.2 胫骨准备

去除软骨残留物和骨赘后,将胫骨夹具放置在平台上,并在位置稳定后用别针固定(图22.3)。为了符合计划的切口方向,

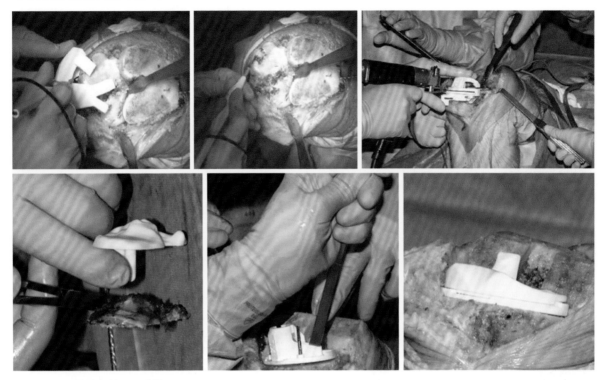

图 22.3　胫骨准备的不同步骤

髓外对准控制杆必须在中上侧居中于踝关节的中心。相对于平面图，胫骨引导器提供的切除是–2 mm的预切割。在大多数情况下，必须在通过"骨平衡器"（具有浮动胫骨组件的股骨植入物）检查稳定性之后，再进行+2 mm的第二步切除（与计划的切除相对应）。此重新切除以"重新切除指南"为指导。对于有些松弛的膝关节，如果在第一次胫骨切开（预切开）后韧带平衡正确，则可以跳过额外的+2mm切开。相反，在一些僵硬的膝盖上，可能需要使用相同的"重新切除指南"进行额外的重新切割（距第一次切割+4 mm）。

在通过"骨骼平衡器"（具有轻微残余内翻-外翻松弛度的中外侧稳定性）控制的，达到平衡膝关节的良好运动范围之后，进行明确的胫骨准备。然后将定制的胫骨底板（龙骨位置和轮廓特定于患者）固定在切除的胫骨表面上，并准备中心钉。

### 22.6.3　最终植入

Origin®假体的滑车经设计以匹配天然骨（解剖型滑车）的形状，因此不需要髌骨重铺，但在严重的髌骨关节炎的情况下建议使用。

准备好所有骨骼表面后，首先将胫骨固定，最后将股骨组件固定（图22.4）。然后进行标准的封闭和包扎。

### 22.6.4　术后护理

理疗开始于手术后数小时，立即开始负重，仅出于安全考虑使用拐杖，没有任何屈伸限制。康复主要基于在理疗师的监督下进行的自我康复，避免在术后4个月之内使任何肌肉力量增强。

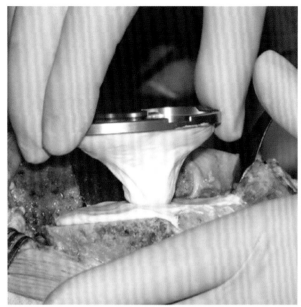
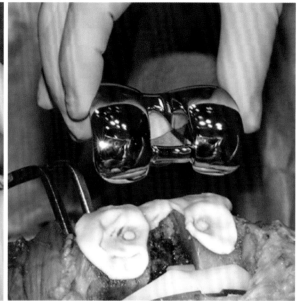
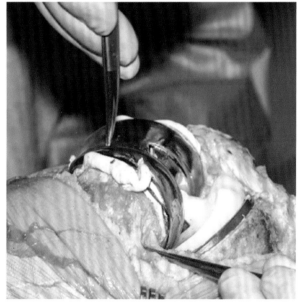

图 22.4　骨水泥的最终植入

## 22.7　定制 TKA 的潜在益处

### 22.7.1　患者获益

定制TKA技术是基于这样的理论，即TKA术后许多不满意的结果和/或残留的疼痛可归因于缺乏解剖修复，而医学检查难以识别。残留的疼痛、僵硬和松弛通常是尺寸不合适[11,12]或旋转不良[14]的继发影响。此外，由于对齐方式和植入物的非解剖形状而造成的不对称切除会导致"医源性"松弛或僵硬。因此，我们认为最佳的天然解剖结构修复（包括四肢对齐）可能有助于改善TKA的功能结局。而且，定制骨切口和植入物使工程师能够尽可能减少植入物的厚度和重量以及所需的骨切除数量。

值得注意的是，通常用于标准植入物的

定制切割指南或导航系统未能在预后和患者满意度方面显示出明显的益处。同样，机器人手术在将来可能会更可靠，更精确，但由于植入物本身的非解剖设计而无法解决主要难题。我们坚信，TKA需要改进其三个主要支柱：（1）设计个体化对齐方案；（2）使用新技术（例如机器人技术）提高手术精度；（3）使用定制植入物恢复膝关节自然解剖结构。

### 22.7.2 外科医生的获益

定制TKA技术也让外科医生有许多获益。首先，由于自然解剖结构的保存或修复自动解决了许多外科手术难题，因此手术过程更加容易：（1）在设计阶段就调整了股骨和胫骨的旋转度，并且需要对部件的位置进行调整；（2）由于髁曲率半径和JLO的保持，平衡更容易，尤其是在中度屈曲时；（3）由于优化了骨植入物的配合，因此无需调整尺寸。其次，在手术前要根据对准和植入物的位置确定计划，以保护外科医生。第三，这项技术可以在某些困难的情况下提供帮助，例如：（1）创伤后关节外畸形的患者，畸形的矫正更容易；（2）在关节表面附近有难以解开的硬件的患者，其器械和植入物的设计应避免撞击；（3）具有多关节手术或先前骨感染的患者，因为不需要骨导管插入术；（4）极端解剖变异的患者，标准TKA的植入可能具有挑战性。

### 22.7.3 医院获益

这项技术对于医院管理来说非常有价值，它可以通过为患者量身定制一个手术盒子，其中包括植入物和器械，从而简化流程。它消除了对大量植入物和器械设备的需求。最后，这项技术大大减少了灭菌的需求，不仅可减少经济支出，并且具有生态价值（无需灭菌）。

## 参考文献

1. Campbell W. Interposition of vitallium plates in arthroplasties of the knee. Am J Surg. 1940;47(3):639–41.
2. Smith-Petersen MN. Evolution of mould arthroplasty of the hip joint. J Bone Joint Surg Br. 1948;30B(1):59–75.
3. Jones WN. Mold arthroplasty of the knee joint. Clin Orthop Relat Res. 1969;66:82–9.
4. Insall JN, Hood RW, Flawn LB, Sullivan DJ. The total condylar knee prosthesis in gonarthrosis. A five to nine-year follow-up of the first one hundred consecutive replacements. J Bone Joint Surg Am. 1983;65(5):619–28.
5. Hitt K, Shurman JR 2nd, Greene K, McCarthy J, Moskal J, Hoeman T, Mont MA. Anthropometric measurements of the human knee: correlation to the sizing of current knee arthroplasty systems. J Bone Joint Surg Am. 2003;85-A(Suppl 4):115–22.
6. Bonnin MP, Saffarini M, Bossard N, Dantony E, Victor J. Morphometric analysis of the distal femur in total knee arthroplasty and native knees. Bone Joint J. 2016;98-B(1):49–57.
7. Howell SM, Howell SJ, Hull ML. Assessment of the radii of the medial and lateral femoral condyles in varus and valgus knees with osteoarthritis. J Bone Joint Surg Am. 2010;92(1):98–104.
8. Bellemans J, Colyn W, Vandenneucker H, Victor J. The Chitranjan Ranawat award: is neutral mechanical alignment normal for all patients? The concept of constitutional varus. Clin Orthop Relat Res. 2012;470(1):45–53.
9. Bonnin MP, Saffarini M, Mercier PE, Laurent JR, Carrillon Y. Is the anterior tibial tuberosity a reliable rotational landmark for the tibial component in total knee arthroplasty? J Arthroplasty. 2011;26(2):260.e1–7.e2.
10. Bonnin MP, Saffarini M, Shepherd D, Bossard N, Dantony E. Oversizing the tibial component in TKAs: incidence, consequences and risk factors. Knee Surg Sports Traumatol Arthrosc. 2016;24(8):2532–40.
11. Bonnin MP, Schmidt A, Basiglini L, Bossard N, Dantony E. Mediolateral oversizing influences pain, function, and flexion after TKA. Knee Surg Sports Traumatol Arthrosc. 2013;21(10):2314–24.
12. Mahoney OM, Kinsey T. Overhang of the femoral component in total knee arthroplasty: risk factors

and clinical consequences. J Bone Joint Surg Am. 2010;92(5):1115–21.

13. Insall J. Total knee replacement. In: Surgery of the knee. New York: Churchill Livingstone; 1984. p. 587–695.

14. Berger RA, Crossett LS, Jacobs JJ, Rubash HE. Malrotation causing patellofemoral complications after total knee arthroplasty. Clin Orthop Relat Res. 1998;356:144–53.

15. Howell SM, Howell SJ, Kuznik KT, Cohen J, Hull ML. Does a kinematically aligned total knee arthroplasty restore function without failure regardless of alignment category? Clin Orthop Relat Res. 2013;471(3):1000–7.

16. Parratte S, Pagnano MW, Trousdale RT, Berry DJ. Effect of postoperative mechanical axis alignment on the fifteen-year survival of modern, cemented total knee replacements. J Bone Joint Surg Am. 2010;92(12):2143–9.

17. Bonnin M, Laurent JR, Parratte S, Zadegan F, Badet R, Bissery A. Can patients really do sport after TKA? Knee Surg Sports Traumatol Arthrosc. 2010;18(7):853–62.

18. Bonnin MP, Basiglini L, Archbold HA. What are the factors of residual pain after uncomplicated TKA? Knee Surg Sports Traumatol Arthrosc. 2011;19(9):1411–7.

19. Bourne RB, Chesworth BM, Davis AM, Mahomed NN, Charron KD. Patient satisfaction after total knee arthroplasty: who is satisfied and who is not? Clin Orthop Relat Res. 2010;468(1):57–63.

20. Noble PC, Conditt MA, Cook KF, Mathis KB. The John Insall award: patient expectations affect satisfaction with total knee arthroplasty. Clin Orthop Relat Res. 2006;452:35–43.

21. Niki Y, Nagura T, Nagai K, Kobayashi S, Harato K. Kinematically aligned total knee arthroplasty reduces knee adduction moment more than mechanically aligned total knee arthroplasty. Knee Surg Sports Traumatol Arthrosc. 2018;26(6):1629–35.

22. Almaawi AM, Hutt JRB, Masse V, Lavigne M, Vendittoli P-A. The impact of mechanical and restricted kinematic alignment on knee anatomy in total knee arthroplasty. J Arthroplast. 2017;32:2133–40.

# 第23章

# 保留双十字韧带的全膝关节置换术

James W. Pritchett

**关键点:**

　　保留双十字韧带全膝关节置换术是一个很有吸引力的概念，因为它保留了而不是去除前交叉韧带和胫骨隆突。这并不是一种新的手术方式，但是目前有新的保留双十字韧带全膝关节假体供临床使用。在决定进行保留双十字韧带全膝关节置换术之前，需要考虑五个关键点:

- 在全膝关节置换术中保留两个交叉韧带是具有挑战性的，但会有良好的功能和假体长期存活。

- 与仅切除一条或两条韧带的膝关节置换术相比，双交叉韧带完整的全膝关节置换术的运动学和临床功能更为正常。

- 保留双十字韧带全膝关节置换术只需要较少的骨和软组织切除。与其他膝关节置换手术方式相比，它可提供更加接近正常的负重应力传递。

- 保留两个交叉韧带要求所有韧带都有正确的张力，关节线、膝关节对齐和表面轮廓的恢复与患者的正常（健康状态或关节炎前）膝关节完全匹配。

- 对照研究表明，与其他全膝关节置换术相比，患者更喜欢保留双十字韧带全膝关节置换术。患者自诉术后感觉更正常，与异响相关的投诉更少，在楼梯上的强度和稳定性更好，在单腿承重活动中表现更好。

J. W. Pritchett (✉)

Department of Orthopedic Surgery, University of
Washington, Seattle, WA, USA

258

## 23.1 引言

与其他类型的膝关节置换术相比，保留双十字韧带全膝关节置换术提供了一些功能上的获益。在负重屈曲的过程中，它会让人感觉更自然，更有安全感，替换后的关节保持了更正常的生物力学功能，膝关节更加稳定，有良好的活动范围。

保留双十字韧带全膝关节置换术还体现了另外一些优点：它保留了更多的骨组织和软组织，并且它不会通过骨干将负重的压力转移到胫骨中心，而是以更生理的方式负载胫骨。尽管这种手术方式对医生假体置入的技术要求更高，但是因为在手术过程中没有将胫骨前半脱位，从而可以减少损伤。大多数外科医生倾向于切除一个或两个交叉韧带，从而利用植入物的形状来保证膝关节的稳定性和活动度。此外，胫骨前半脱位是一种简单有效的显示胫骨的方法。然而，有了更好的技术和人工假体，为了操作方便而切除交叉韧带将是不必要的选择。一些外科医生认为，保留前交叉韧带（ACL）并不总是有意义，或其运动学功能不能完全恢复。不过，对于一些患者来说，保留前交叉韧带是保护膝关节功能的唯一方法。有越来越多的更年轻、更活跃的患者正在接受膝关节置换手术。在所有进行全膝关节置换术（TKA）的患者中，无论年龄和疾病阶段，60%以上患者的ACL是完整的[1]。

## 23.2 双膝关节置换术的发展史

第一例全髁膝关节置换术为双交叉假体。Charles O.Townley在福特医院担任住院医生时设计了一个全膝关节假体[2]。然而1948年在福特医院担任客座教授的Sir John Charnley对他的设计并不看好，他认为这样会植入太多金属。Townley从1951年开始只使用保留双交叉韧带的胫骨假体（图23.1）[2]。20世纪50年代和60年代的其他膝关节假体是铰链式或成对的金属假体[3]。

在使用Townley发明的胫骨平台假体的患者中，75%患者收到了良好的治疗效果。1959年，Townley添加使用了McKeever髌骨假体，并使用聚氨酯泡沫（Ostamer）对股骨髁和滑车重新进行了表面修复，这种聚氨酯泡沫曾被用作骨折不愈合的骨胶[4]。这是第一个全髁膝关节假体（图23.2）。它的外观和功能与20世纪70年代引进的全髁假体相似。

聚氨酯材料是亲水性的。Townley使用的聚氨酯最终软化、被吸收并通过肾脏排出体外。在出现了一些用于骨折和关节融合术失败的报告后，制造商撤回了聚氨酯。然而，尽管使用了热固性丙烯酸，但没有一例膝关节手术在临床上失败。骨组织对化学和热暴

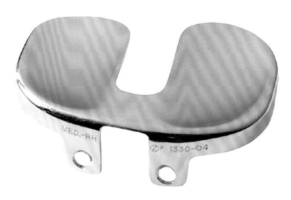

图 23.1 1951 至 1971 年使用的 Townley 胫骨平台假体

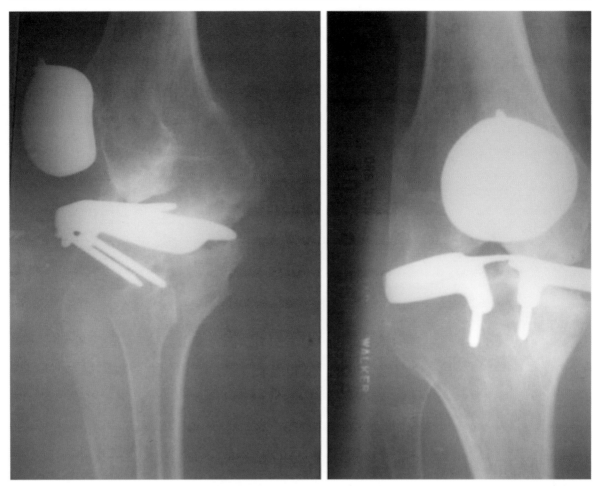

图 23.2    这是一张使用 Townley 胫骨平台假体和 McKeever 髌骨假体的患者术后 33 年的复查 X 线片，尽管用于股骨表面重建的聚氨酯部分发生了移位，仍保持了良好的临床功能

露有复原能力。在聚氨酯被吸收后，膝关节起到了半关节成形术的作用。无一例患者需要翻修，少数患者接受了长期随访显示术后良好的膝关节功能可以维持30年以上[2]。

当聚乙烯材料可供临床使用后，Townley 将金属部件假体用于股骨，在胫骨和髌骨假体则使用聚乙烯材料[7]。Cloutier和其他人后来也发明其他十字形膝关节假体的设计，并普遍取得了成功[8]。Townley改进了他的十字形假体，并在接下来的40年里成功地使用了它。

## 23.3    保留双十字韧带全膝关节置换术的原理

正常的膝关节功能依赖于稳定、润滑、低摩擦的关节表面所提供的平滑、不间断的运动。膝关节置换术需要在稳定性和灵活性之间做出妥协。对于大多数外科医生来说，这包括切除一条或两条交叉韧带[5]。作为一种替代理念，保留双十字韧带膝关节置换术强调最小的骨切除和有限的功能约束，与其他假体相比，其目标是允许膝关节更自然的运动[9-11]。一个良好的保留双十字韧带全膝关节置换术更接近正常膝关节的功能。没有必要对切除十字韧带的习惯进行让步。

## 23.4　保留双十字韧带全膝关节置换术的一般适应证

使用任何一种现代膝关节假体的全膝关节置换术都希望能改善患者的关节功能，减少疼痛，并提供满意的假体使用时间。大多数研究报告显示，即使没有并发症，20%患者对其治疗效果持保留态度。

保留双十字韧带全膝关节置换术是一个技术要求很高的手术。在一个狭窄的手术空间下精准操作是必要的，同时要求有熟练的手术技术和操作能力。保留双十字韧带膝关节置换术预计前交叉韧带的功能是完整的，

尽管有一些前交叉韧带纤维不可避免地在疾病进程中丢失。前抽屉和拉赫曼（Lachman）动作所显示的稳定性足以证明 ACL 是完整的。静脉曲张、外翻和屈曲挛缩可达15°（图23.3）。年龄不是双膝置换术的障碍。

## 23.5　最佳适应证

在患者单腿站立和负重屈曲时，保留双十字韧带全膝关节置换术的患者可以获得更多的关节稳定。对于重建前交叉韧带并将之保留的患者更能理解其价值（图23.3）。少数患者要求保留十字韧带的全膝关节置换术，以至于他们在关节置换术前将先进行前交叉韧带重建。

血管功能不全的患者也可以行保留双十

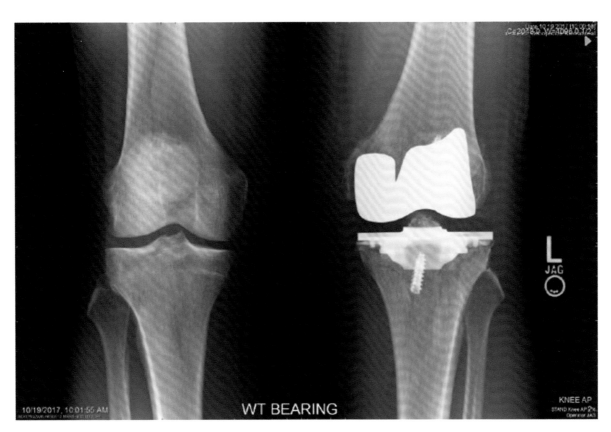

图 23.3　一例前交叉韧带损伤的骨关节炎患者使用双髁假体置换和前交叉韧带重建的术后 X 线片

字韧带的全膝关节置换术，以避免因膝关节前半脱位而增加血管结构的张力。由于在双膝关节置换手术过程保留了双十字韧带，因此血管损伤的风险更低。由于没有髓柄，胫骨髓腔阻塞的患者也可以从中获益。并且，可以避免额外的操作来移除之前的胫骨内固定植入物。

## 23.6　特异性并发症

与手术相关的特殊并发症是胫骨隆突骨折和前交叉韧带断裂。通常，这些发生在术中，当膝关节由屈曲转为伸展时。如果发生这些并发症，可选择转换为其他类型的假体置换或修复/重建ACL或胫骨隆突。可以用螺钉固定隆突骨折。移植物可用于修复ACL断裂，但这增加了TKA的复杂性。最常见的是，如果发生前交叉韧带断裂，建议转换为内侧韧带植入。

当胫骨平台假体底板断裂时，有时候会发现在老的假体中有聚乙烯材料的使用。断裂可以在常规随访X线片上发现。根据患者膝关节的功能状态，它可能需要，也可能不需要进行翻修手术。这种并发症不会发生在钴铬材料制作的胫骨平台假体中。胫骨平台松动发生在一个最近设计发明的假体上，但这是由于植入体设计和植入技术的缺陷所致。这种植入物没过多久就不再被普遍使用[12]。

在假体植入过程中，由于前交叉韧带纤维的张力退化，引起前交叉韧带周围的疤痕增生并使膝关节的活动受限。这些病例的膝关节活动受限，源于胫骨或股骨的切除不足或胫骨聚乙烯平台过厚（即

填塞过度）。保留双十字韧带的膝关节假体韧带张力不应与其他假体设计相同。完整的ACL将提供所有必要的稳定性。运动的恢复是通过前交叉韧带的内收来实现的。

## 23.7　校准技术

校准方式是至关重要的。虽然从运动学角度来看，保留膝关节的解剖结构是合理的，但我个人的经验是使用调整机械学对线技术，我通常计划相对于膝关节的机械轴2°~3°内翻。最常见的是胫骨后倾角为6°。胫骨髓外引导是首选，因为在保留双十字韧带的膝关节置换术中，胫骨的髓腔不被打开。胫骨内侧和外侧平台分别进行矢状和横向的削减。通常使用的是常规仪器；但是，随着技术的发展，这些仪器不再复杂，但是需要一种精细的循序渐进的技术发展。

## 23.8　阶梯式手术技巧

膝关节置换术成功的秘诀在于植入过程中解剖轮廓的接近和重要韧带的保留。保留双十字韧带全膝关节置换术需要手术医生对患者的膝关节有充分的了解。它的创造性来自于掌握概念的简单性。进行了韧带平衡，但没有交叉韧带被切除或内收。最初，通过适当的关节囊和侧副韧带的松解来矫正冠状位畸形，从而达到伸直的对齐和平衡。

首先准备股骨。用垫片来确保股骨远端有足够的切口。股骨假体是一个不受约束的设计，髁的形状模拟一个正常的膝关节。股

骨外旋3°。将前翼缘与滑车平齐时要非常小心。股骨假体直接放置在股骨后髁上，确保所有剩余的软骨或骨赘被移除。在整个胫骨准备过程中，用导针保护胫骨隆起，以确保没有被切除或损伤。胫骨棘和交叉韧带的插入与胫骨的其余部分保持连续性。胫骨假体沿ACL纤维方向轻微外旋放置。再次使用垫片以确保足够的胫骨切除，目的是使用最薄的8mm的胫骨插入物。如果股骨远端或胫骨近端切割不足或韧带不平衡，胫骨隆起可能骨折，和/或ACL可能在膝关节从屈曲向伸展移动时断裂。

在手术结束时保持合适的韧带张力是很重要的。在手术结束时，膝关节应该有一个平滑的、不间断的、完整的活动范围，应该没有过多的挛缩和紧张。

胫骨假体的准备工作首先进行。先放置胫骨假体，然后放置股骨假体。髌骨准备接受一个圆顶状的假体。应当保证髌股关节运动轨迹的正常。由于关节线没有被抬高，膝关节处于良好的平衡状态，外侧支持带松解不是必需的。

## 23.9 临床证据支持保留双十字韧带全膝关节置换术

自1971年开始施行双交叉全膝关节置换术。聚乙烯的质量、胫骨平台假体的金属材料和器械都有了改进。Townley在1973年首次报道了80例双十字韧带保留TKA手术的结果，在2年中84%的结果良好或优

秀[7]。1985年，他报告了532例手术，其中89%在1.5～11年有良好或极好的结果[13]。2%发生胫骨松动。1988年，Townley在美国膝关节协会的主席演讲中展示了他的结果[14]。同时他还介绍了多孔涂层固定。1700例患者TKA手术后16年的假体生存率为92%，其中90%的患者预后良好[2,7,13]。

爱马仕AC全膝关节置换术是由Cloutier在1977年设计的[8]。在22年的随访中，保存率为82%，12%的患者因为聚乙烯假体的磨损进行了翻修，4.3%的患者因为假体无菌性松动进行了翻修。总的来说，87%的患者有良好或优秀的结果。AP松弛度平均为1mm[8]。Buechel和Pappas报道了91%的保留双十字韧带的TKA假体可以使用20年以上[15]。

作者在23年的随访中对537例TKA手术进行了竞争风险生存率分析，发现保留率为94%；5.6%进行了翻修，最常见的原因是聚乙烯磨损[15]。有2例患者发生后期前交叉韧带断裂。术后因AP松弛2mm，有2例患者进行了翻修。

### 23.9.1 患者满意度

植入物的使用寿命并不等同于疗效满意度。大多数的患者随访结果统计可能并不一定准确。因此，对于之前提到的23年回顾，我问了5个问题（表23.1）[16]。结果显示，96%的患者的疼痛缓解预期得到满足，95%的患者恢复正常活动，69%的患者对运动参与的预期得到满足，90%的患者总体满意，75%的患者会向另一个患者推荐手术[16]。

表 23.1　患者满意度问卷结果

| 问题 | 完全满意（%） | 满意（%） | 一般（%） | 可能不满意（%） | 不满意（%） |
|---|---|---|---|---|---|
| 1 您对止痛的期望是否达到了？ | 78 | 18 | 1 | 1 | 2 |
| 2 您对恢复正常活动的期望是否得到了满足？ | 53 | 43 | 2 | 1 | 1 |
| 3 您对恢复运动和娱乐活动的期望是否得到了满足？ | 49 | 20 | 15 | 8 | 8 |
| 4 您对您的膝关节置换手术满意吗？ | 71 | 19 | 8 | 1 | 1 |
| 5 您会向朋友推荐这个手术吗？ | 75 | 21 | 2 | 1 | 1 |

### 23.9.2　患者的偏好

与传统的患者治疗结果报告相比，确定患者的偏好是一种简单的方法。它从患者角度提供了另一种理解关节属性的相对重要性的方法。患者偏好研究关注的是确定患者的价值观。患者的偏好直接来自于患者，无需解释。当没有一种选择明显优于另一种选择，当患者的观点与医疗保健提供者的观点有很大差异或不同时，患者的偏好是确定受益的最佳方式。它是评估膝关节置换手术结果的一个非常有力的工具，因为外科医生对技术和植入物都有强烈的偏好。外科医生的偏好可能不能反映病人的价值观。

无论该研究是如何精心设计和执行的，不同患者和不同手术之间对比都是有一定困难的。研究人员研究了双胞胎，而不是克隆人，以确定某些医疗条件的异同点。在膝关节置换对照研究中，患者就想和自己进行对比，从而消除了人格、年龄、性别、诊断、骨质量和活动水平的影响。如果同一位外科医生使用相同的技术、指征和治疗方法进行治疗，那么数据的可信度就很高[17-19]。

作者从1987年开始进行了一项患者偏好研究。有640名患者（1280个膝关节）前瞻性入组，评估患者对全膝关节假体的偏好。在每只膝关节上使用不同的随机选择的假体进行分期双侧TKA（图23.4）。采用5种不同的假体：保留双十字韧带假体（ACL-PCL）、内轴型全膝关节假体（MP）、后稳定型假体（PS）、保留后十字韧带假体（PCL）和活动平台假体（MB）。每个步骤都使用相同的技术，只有轻微的变化需要适应不同的假体。为了提供有效的比较，排除了一般或较差的结果，并且至少需要4年的随访。551例（1102患者中）符合纳入标准[17-19]。对膝关节置换术后出现异响的患者进行[19]评价。使用温度探头测量50例患者的滑膜液温度，以评估植入物产生的热量[20]。

活动范围、疼痛缓解、对齐和稳定性不因假体类型而变化。该双十字韧带假体产生的热量和噪音最少。PS膝关节假体有最多的异响，产生的热量第二高，是最不受欢迎的假体。MP与ACL-PCL假体是最受欢迎的，并且异响问题很少。患者对其膝关节偏好的原因如下：感觉更接近正常；上楼梯更有力；更强的单腿承重能力；屈曲稳定性好；更少

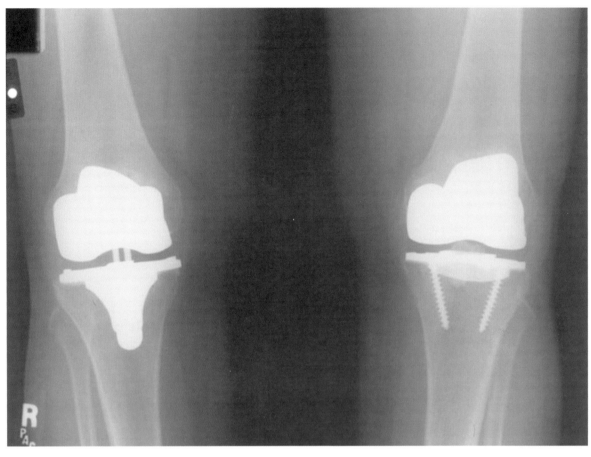

图 23.4　患者一侧使用保留双十字韧带的膝关节假体，对侧是后稳定型假体

的叮当声、砰砰声和咔哒声之类的异响。总体而言，89%的患者更喜欢ACL-PCL膝关节而不是PS假体，76%的患者更喜欢MP而不是PS和PCL，61%的患者更喜欢MP而不是MB假体[17-19,21]。

## 23.10　保留双十字韧带膝关节假体的设计特点

　　成功的保留双十字韧带全膝关节置换术最依赖于胫骨假体的正确设计。最薄的假体比较理想，但强度也是很重要的，早期的胫骨假体设计可能会导致胫骨骨折。一个支撑的假体放置在胫骨组件的下表面。为使胫骨牢固固定，必须有固定钉或螺钉孔。与其他全膝关节设计相比，减少双十字韧带胫骨组件与胫骨近端接触面积要求精确的插入技术。骨水泥和非骨水泥固定均得到了相同的结果。

　　全聚乙烯胫骨植入物在20世纪70年代被使用，它添加了金属衬垫以实现模块化。传统聚乙烯的磨损是一个问题，它是最常见的失效因素。聚乙烯和聚乙烯灭菌方法的改进大大减少了磨损率。胫骨聚乙烯的形状是非常重要的。扁平型胫骨聚乙烯已使用多年，但外侧假体的股骨回退不够，导致屈曲程度低于目前期望的程度（图23.5）。胫骨外侧聚乙烯内嵌体的后斜面可以大大改善回退和更

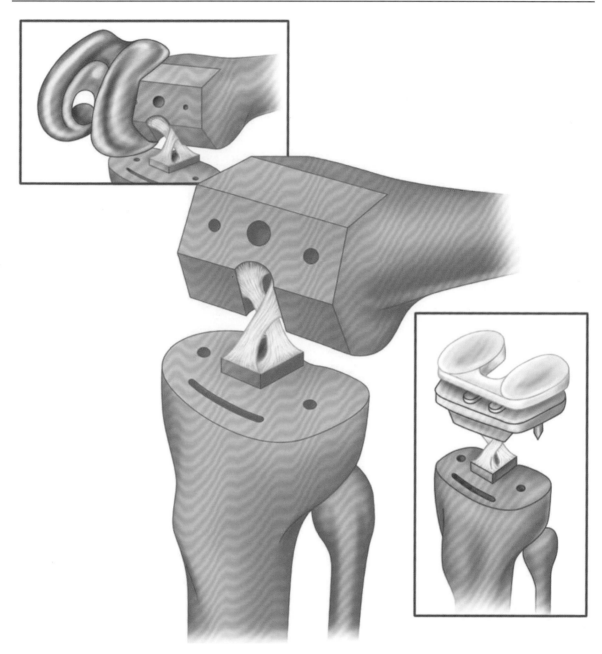

图 23.5　Townley 保留双十字韧带全膝关节置换假体示意图

大的膝关节屈曲[22]。胫骨内侧插入处有轻微凹痕。内侧和外侧插入物的厚度可能是1mm或2mm，并不完全相同。胫骨平台的形状更接近解剖学上的而不是对称的。

保留双十字韧带股骨假体与大多数其他后十字保留全膝关节设计有微妙的不同。股骨内侧髁的曲率半径略大于外侧髁。滑车槽是解剖形状而不是加深的。左、右股骨假体的区分是必要的。股骨假体有钴铬合金和氧化锆合金两种，目前正在研究全陶瓷模型（图23.3）[23]。

保留双十字韧带膝关节置换术存在设计缺陷。BP、Geomedic和Cloutier假体在20世纪70年代和80年代使用较多[3,8,15]，发现股骨髁变异较多，无解剖滑车。胫骨采用对称聚乙烯嵌入件。植入物采用机械学对线方式放置，使得ACL和PCL难以平衡。未来的双膝置换术可能包括患者特异性植入物、运动学对线和精确骨截除以及韧带的平衡。

## 23.11 为什么我推荐保留双十字韧带全膝关节置换术？

我推荐十字韧带完好且需要最高功能效果的患者进行保留双十字韧带全膝关节置换术。保留双十字韧带TKA是一项技术要求很高的手术；但是，我们是可以掌握手术技巧的。一旦获得经验，它和其他方法一样具有可重复性。不使膝关节半脱位可以减少创伤。不抬高关节线和带着合适张力的4条韧带离开手术室是有益的。依靠膝关节的自然运动平衡来保持膝关节的稳定比依靠金属和聚乙烯的形状更可靠。

需要稳定单腿站立的患者可从保留双十字韧带全膝关节置换术中获益。手术后的恢复是迅速的，并且有望恢复到更高的功能水平。该术式几乎不会出现因为胫股关节不稳定而需要翻修。对于髌股关节的轨迹改善也有好处。患者报告膝盖感觉更正常；对异响的抱怨少了，比如叮当、呼呼声和卟哒声；上下楼梯的强度和稳定性更好；在单腿负重活动中表现更好。最重要的是，在成对的双侧对照研究中，患者更喜欢保留双十字韧带全膝关节置换术。与任何TKA一样，选择合适的患者是确保临床治疗成功和患者满意的必要条件。

## 23.12 临床病例

一位49岁的职业高尔夫球手经历了几年的渐进式的膝关节疼痛。他曾接受过非甾体抗炎药（NSAIDs）、膝关节外用支具和类固醇注射治疗。由于膝关节疼痛，他无法继续参加职业高尔夫比赛。

他的体格检查显示膝关节屈曲挛缩，活动范围为10°～110°。运动是稳定的。使用前抽屉或拉赫曼试验均未导致胫骨前半脱位。X线检查显示关节间隙狭窄，同时伴有严重内翻磨损（图23.6）。患者要求行TKA治疗。在高尔夫球运动中，平衡是至关重要的。对于专业运动员在正确击球时的单膝负重屈曲的稳定性来说是必要的。

患者选择接受保留双十字韧带全膝关节置换术，手术后无并发症。术后稳定性好，活动范围提高到0°～140°，并且没有明显疼痛。术后他重返职业比赛，并在52岁时在最高水平的比赛中获胜。他一直到68岁了还在继续打高尔夫球。他的膝关节植入物仍在原位，没有发现磨损或其他并发症的迹象（图23.6b）。

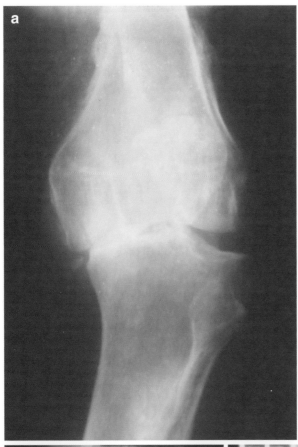

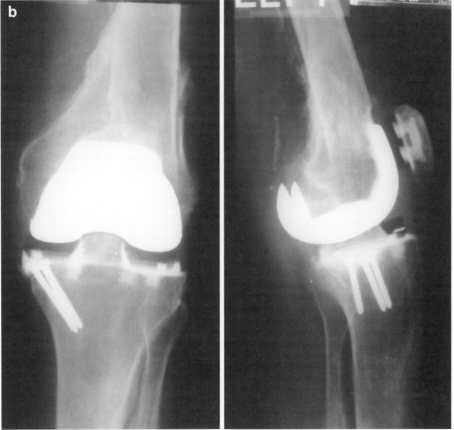

图 23.6 （a）这位 49 岁的职业高尔夫球手在 1976 年因严重的骨关节炎伴内翻畸形而发病。（b）在接受手术 24 年后复查，他的 Townley 人工全膝关节仍保持良好的功能

# 参考文献

1. Cushner FD, La Rosa DF, Vigorita VJ, Scuderi GR, Scott WN, Insall JN. A quantitative histologic comparison: ACL degeneration in the osteoarthritic knee. J Arthroplast. 2003;18:687–92.

2. Townley CO. Articular-plate replacement arthroplasty for the knee joint. 1964. Clin Orthop Relat Res. 1988;236:3–7.

3. Robinson RP. The early innovators of today's resurfacing condylar knees. J Arthroplast. 2005;20(1):2–26.

4. Pritchett JW. Total articular knee replacement using polyurethane. J Knee Surg. 2019;32(3):101–6.

5. Insall JN. Presidential address to the Knee Society. Choices and compromises in total knee arthroplasty. Clin Orthop Relat Res. 1988;226:43–8.

6. Redler I. Polymer osteosynthesis. A clinical trial of Ostamer in forty-two patients. J Bone Joint Surg Am. 1962;44:1621–52.

7. Townley CO. Knee joint arthroplasty: long-term results of the tibial articular replacement plate and its current use in an anatomic total knee arthroplasty. Clin Orthop Relat Res. 1973;94:311–2.

8. Sabouret P, Lavoie F, Cloutier JM. Total knee replacement with retention of both cruciate ligaments: a 22-year follow-up study. Bone Joint J. 2013;95-B:917–22.

9. Fuchs S, Tibescu CO, Genkinger M, Laass H, Rosenbaum D. Proprioception with bicondylar sledge design prostheses retaining cruciate ligaments. Clin Orthop Relat Res. 2003;406:148–54.

10. Komistek RD, Allain J, Anderson DT, Dennis DA, Goutallier D. In vivo kinematics for subjects with and without an anterior cruciate ligament. Clin Orthop Relat Res. 2002;404:315–25.

11. Stiehl JB, Komistek RD, Cloutier JM, Dennis DA. The cruciate ligaments in total knee arthroplasty: a kinematic analysis of 2 total knee arthroplasties. J Arthroplast. 2000;15:545–50.

12. Christensen JC, Brothers J, Stoddard GJ, et al. Higher frequency of reoperation with a new bicruciate-retaining total knee arthroplasty. Clin Orthop Relat Res. 2017;475:62–9.

13. Townley CO. The anatomic total knee resurfacing arthroplasty. Clin Orthop Relat Res. 1985;192:82–96.

14. Townley CO. Total knee arthroplasty. A personal retrospective and prospective review. Clin Orthop Relat Res. 1988;236:8–22.

15. Buechel FF, Pappas MJ. Long-term survivorship analysis of cruciate-sparing versus cruciate-sacrificing knee prostheses using meniscal bearings. Clin Orthop Relat Res. 1990;260:162–9.

16. Pritchett JW. Bicruciate-retaining total knee replacement provides satisfactory function and implant survivorship at 23 years. Clin Orthop Relat Res. 2015;473:2327–33.

17. Pritchett JW. Anterior cruciate-retaining total knee arthroplasty. J Arthroplast. 1996;11:194–7.

18. Pritchett JW. Patient preferences in knee prostheses. J Bone Joint Surg Br. 2004;86:979–82.

19. Pritchett JW. Patients prefer a bicruciate-retaining or the medial pivot total knee prosthesis. J Arthroplast. 2011;26:224–8.

20. Pritchett JW. Heat generated by knee prostheses. Clin Orthop Relat Res. 2006;442:195–8.

21. Pritchett JW. A comparison of the noise generated from different types of knee prostheses. J Knee Surg. 2013;26:101–4.

22. Pinskerova V, Johal P, Nakagawa S, et al. Does the femur roll-back with flexion? J Bone Joint Surg Br. 2004;86:925–31.

23. Tria AJ Jr. A contemporary bicruciate total knee arthroplasty. Semin Arthroplast. 2017;28:65–70.

## 第七部分

通过使用特定工具实现植入物
定位的个体化膝关节置换

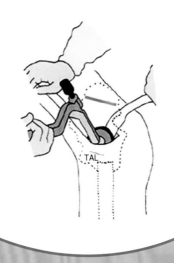

# 第24章

## 使用校准测量、手动仪器和验证检查进行运动学对线的全膝关节置换术

Alexander J.Nedopil, Stephen M.Howell and Maury L.Hull

## 24.1 引言

本章介绍了运动学对线（kinematic alignment，KA）的原理和使用10种校准测量、手动仪器和9种验证检查来设置内固定物位置的外科技术。采用动力对线的方式指导TKA手术正在变得越来越普遍。4项荟萃分析、3项随机试验和一项国家多中心研究表明，接受KA全膝关节置换术（TKA）治疗的患者报道的疼痛缓解、功能和屈曲明显优于接受机械学对线（TKA）治疗的患者[1-8]。两项限制术前膝关节畸形严重程度的随机试验显示了相似的临床结果[9,10]。

A. J. Nedopil · S. M. Howell (✉) · M. L. Hull
Department of Orthopedic Surgery, Orthopedic
Surgeon Adventist Health Lodi Memorial,
Lodi, CA, USA
e-mail: mlhull@ucdavis.edu

KA 将股骨和胫骨组件的轴线与膝关节本身的三个轴线共同对齐，而不受术前畸形程度的限制[11]。恢复每个患者独有的肢体、Q角和关节线的自然对齐的手术目标取决于精确设置与自然关节线重合的组件，这些组件与轴共对齐。手术的目标是将松弛、胫骨间室力、膝关节内收力矩和步态恢复到韧带去除前的膝关节本身水平，以平衡TKA效应并维持植入物的使用时限[12-19]。图24.1展示了用手动器械校准KA的技术说明，包括术中测量的骨位置和切除厚度的顺序。图24.2及24.3展示了使用决策树来平衡TKA与中间枢轴CS和CR插入物的方法。当进行股骨和胫骨骨切除厚度的校准测量时，在补偿软骨和骨磨损以及锯切1mm切口后，在股骨和胫骨组件0.5mm范围内进行调整，可高度再现性地恢复自然关节线[20-22]。校准测量是一项基本的外科技术，其费用不高且可靠度高，因此使用手

# 卡尺运动学对线MEDA CTA GMK SPHERE TKA验证检查记录单

手术医生 _____　　病历号 _____　　日期（年/月/日）_____　　膝　□右　□左

　　　　　　　　　　　　　　　　　　　　　关节畸形　□内翻　□外翻　□PF

---

□完好无损　□撕裂　□移植

**A/P偏位**

显露 ————mm　　校准 ———— mm　　差异 ———— mm

---

**股骨远端切除**

目标厚度：8mm 未磨损，6mm磨损（无软骨）

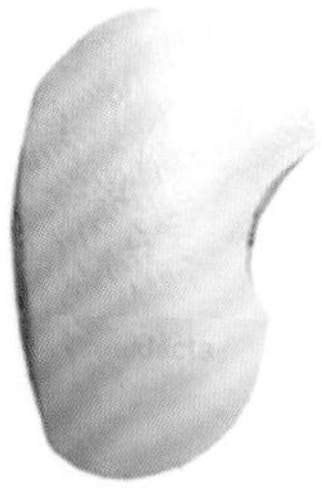

| 内侧髁 | 外侧髁 |
|---|---|
| □未磨损　　□磨损 | □未磨损　　□磨损 |
| 切除 ————mm | 切除 ————mm |
| 截短 ————mm | 截短 ————mm |
| 打磨 ————mm | 打磨 ————mm |

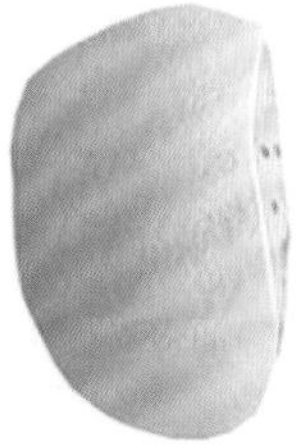

---

**股骨后切除术**

目标厚度：7mm 未磨损，5mm磨损（无软骨）

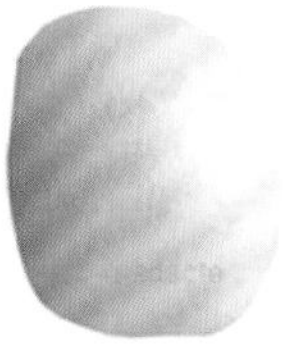

| | |
|---|---|
| □未磨损　　□磨损 | □未磨损　　□磨损 |
| 切除 ————mm | 切除 ————mm |
| 截短 ————mm | 截短 ————mm |

---

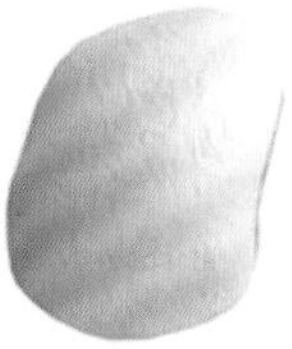

**胫骨切除术**

目标：在胫骨脊柱基部测量等厚度

M　L　　　　　　　　　　M　L

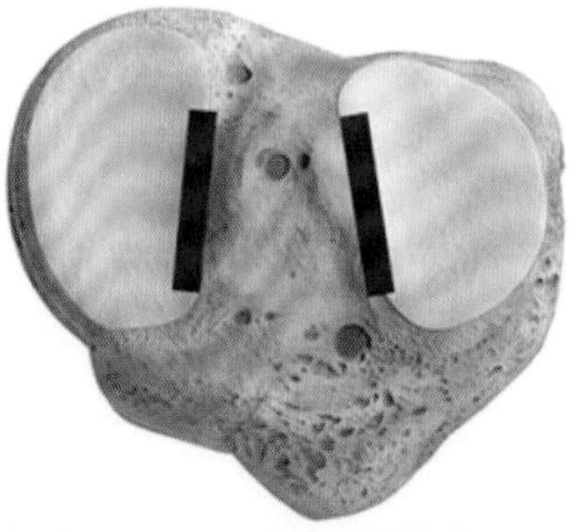

————mm　　　　　　　————mm

**PCL条件**

□完好无损　□撕裂　□切除

□胫骨V-V切除 ————

□胫骨斜坡切除 ————

□在伸展位用间隔块时V-V松弛可以忽略不计

---

股骨尺寸 ☐　胫骨尺寸 ☐　插件厚度 ☐　髌骨尺寸 ☐

□CR

□CS

图 24.1　验证检查包括在手术中在工作表上记录的骨位置和切除厚度在目标 0.5mm 范围内的系列校准测量值。记录这些步骤可验证股骨和胫骨组件在粘固之前在运动学上与天然股骨和胫骨关节线一致

| MEDACTA GMK SPHERE CR TKA 平衡卡尺运动学对线决策树 | | | | | |
| --- | --- | --- | --- | --- | --- |
| 屈曲和伸展位的伸直状况 | 伸展位屈曲和伸直平衡 | 屈曲位伸展和伸直平衡 | 屈曲位伸展和放松平衡 | 伸展位内侧伸直和外侧放松状况 | 伸展位外侧伸直和内侧放松状况 |
| 重新切割胫骨并去除 1 ~ 2mm 以上的骨头 | 确认完全切除 PCL。增加后坡直到自然 A-P 偏移恢复到屈曲位 90°。 | 去除后骨赘。剥离后囊。插入试用组件并轻轻地将膝关节推入伸展状态。 | 添加更厚的插件并重新检查膝关节处于完全伸展位。当膝关节不完全伸展时，检查 PCL 张力。当 PCLI 不合适时，使用 GMK Sphere CS 插入。 | 去除内侧骨赘。重新评估。再外翻胫骨 1° ~ 2°。插入 1 mm 厚的插件。 | 去除外侧骨赘。重新评估。再外翻胫骨 1° ~ 2°。插入 1 mm 厚的插件。 |

图 24.2　决策树列出了六种校正措施，用于平衡后交叉韧带保持球体插件的 KA TKA。平衡步骤调整胫骨切除的近端 - 远端水平和内翻 - 外翻和倾斜方向和植入物厚度，而不需要重新切除股骨或松解侧支、支持带和后交叉韧带

| MEDACTA GMK SPHERE CS TKA 平衡卡尺运动学对线决策树 | | | | | |
| --- | --- | --- | --- | --- | --- |
| 屈曲和伸展位的伸直状况 | 伸展位屈曲和伸直平衡 | 屈曲位伸展和伸直平衡 | 屈曲位伸展和放松平衡 | 伸展位内侧伸直和外侧放松状况 | 伸展位外侧伸直和内侧放松状况 |
| 重新切割胫骨并去除 1 ~ 2mm 以上的骨头 | 确认完全切除 PCL。增加后坡直到自然 A-P 偏移恢复到屈曲位 90°。 | 去除后骨赘。剥离后囊。插入试用组件并轻轻地将膝关节推入伸展状态。 | 添加更厚的插件并重新检查膝关节处于完全伸展位。如果屈曲位时仍然松动，则减小坡度或从股骨远端切除 1 ~ 2 mm 的骨头并添加更厚的 GMK Sphere CS 插件。 | 去除内侧骨赘。重新评估。再外翻胫骨 1° ~ 2°。插入 1 mm 厚的插件。 | 去除外侧骨赘。重新评估。再外翻胫骨 1° ~ 2°。插入 1 mm 厚的插件。 |

图 24.3　决策树列出了六种校正措施，用于平衡后交叉韧带替代（CS）球体插件的 KA TKA。平衡步骤调整胫骨切除的近端 - 远端水平和内翻 - 外翻和倾斜方向，而不松解侧支、支持带和后交叉韧带。当后交叉韧带无意中被锯断或从胫骨分离时，屈曲空间增加，而伸展空间没有增加。骨移植胫骨切除的后 1/3 处，以较小的斜度重新切开胫骨，从股骨远端切除 2mm 的骨，并使用较厚的插入物，这些都是补偿屈曲空间松弛增加的策略

动工具、特定患者指南、导航及机器人技术进行动力对线时应当进行验证检查。Howell和Nedopil AJ等的研究展示了不进行韧带松解的KA TKA技术治疗严重的膝内外翻及屈曲挛缩畸形患者的治疗实例，并最终解释了胫骨组件失败、髌股关节不稳定风险低及TKA术后10年内置物存活率高的原因[11,23,24]。

## 24.2　将股骨和胫骨组件的轴与自然膝关节的三个轴共同对齐是动力对线的原则

术语"动力对线"是指外科医生遵循股骨和胫骨组件的轴与自然膝关节的三个轴共同对齐的原则下，无需进行韧带松解，也不需要限制术前膝内翻、外翻、屈曲和伸展畸形的程度[3, 21,25-27]。如图24.4所示，对股骨和胫骨切除骨的校准测量验证了组件与自然关节线重合的对齐情况，以及组件轴与自然膝关节三个"动力"轴的共对齐情况[22]。第一个轴在原生股骨中，将最合适的圆的中心连接到股骨后髁，从20°到120°，就像一个轴穿过两个轮子。该轴控制胫骨相对于股骨的弯曲和伸展弧度[26,28-31]。第二根轴位于原生股骨中，平行于第一根轴，平均向前10mm，靠近第一根轴12mm。该轴控制髌骨相对于股骨的弯曲和伸展弧度[25,27]。屈曲-伸展平面垂直于伸展膝关节的两个股骨轴[32,33]。第三个轴位于原生胫骨中，垂直于股骨和胫骨的两个股骨轴和原生关节线。该轴控制胫骨相对于股骨的内外旋转[25,26]。因为三个运动轴的方向与自然关节线紧密平行或垂直，在补偿软骨磨损和锯切口后，将股骨和胫骨组件设置为与自然关节线重合，使组件的轴与自然膝关节的轴紧密对齐，这保持了侧副韧带、后交叉韧带和支持韧带的自然静止长度[21,22,34]。

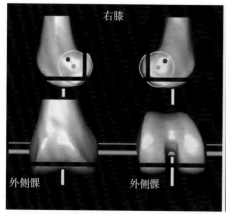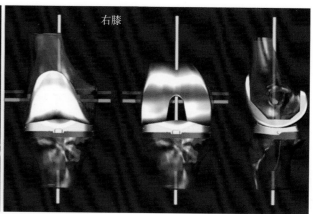

图24.4　右股骨远端（左）和TKA（右）的影像显示了自然膝关节的三个"运动学"轴之间的平行和垂直关系，这是将组件的轴与自然膝关节的轴共同对线的解剖学基础[48]。胫骨的屈伸轴为绿线，髌骨的屈伸轴为洋红色线，胫骨的内外轴为黄线。三个轴都与自然膝关节的关节线紧密平行或垂直。在补偿 2mm 的软骨磨损和 1mm 的锯切口后，从股骨远端和后部骨节切除厚度与股骨部件骨节相等的骨，使股骨部件与自然关节线重合，并使轴线对线

## 24.3 第一个手术目标：恢复每个患者特有的自然关节线、Q角和肢体对齐

恢复每个病人特有的自然关节线、Q角和肢体排列是校准KA TKA的第一个手术目标[3,21,35]。

越来越多的证据表明，在骨关节炎发病之前，相当多的原生肢体没有中立或0°髋-膝-踝（HKA）角[12,31,35-38]。据报道，美国、朝鲜、印度和比利时人的HKA角最大范围为7°～12°的内翻和4°～16°的外翻[31,36-38]。因此，当机械学对线将内翻和外翻对线改变为0° HKA角时，自然关节线和Q角也随之改变。改变自然关节线会过度拉伸或松弛侧副韧带、支持带和后交叉韧带，并经常在一个不能用软组织松解术纠正的区域产生伸展-屈曲失衡[18,19,35,36,39-42]（图24.5和图24.6）。使用10个校准测量值的动力对线校准技术具有高

结构性肢体内翻的动力对线 (KA) 恢复和机械对线 (MA) 改变

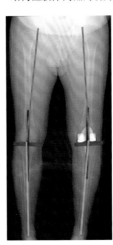
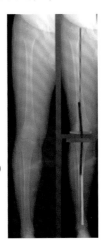

**KA 恢复**
自然的
– 关节线
（浅蓝色线条）
– Q 角
（深蓝色线条）
– 肢体
对线
（粉红线和绿线）

**MA 改变**
自然的
– 关节线
（浅蓝色线条）
– Q 角
（深蓝色线条）
– 肢体
对线
（粉红线和绿线）

图 24.5 一例结构性肢体内翻患者的合成图（左）显示，在没有行韧带松解的 TKA 肢体中，校准的 KA 恢复了自然关节线（浅蓝色线）、Q 角（深蓝色线）、远端外侧股骨角（粉色线）和近端内侧胫骨角（绿色线）（右）

结构性肢体外翻的动力对线 (KA) 恢复和机械对线 (MA) 改变

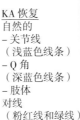
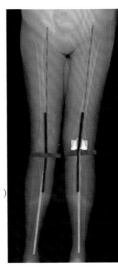
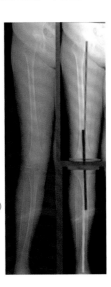

**KA 恢复**
自然的
– 关节线
（浅蓝色线条）
– Q 角
（深蓝色线条）
– 肢体
对线
（粉红线和绿线）

**MA 改变**
自然的
– 关节线
（浅蓝色线条）
– Q 角
（深蓝色线条）
– 肢体
对线
（粉红线和绿线）

图 24.6 一个结构性肢体外翻的患者的合成图（左）显示，在没有行韧带松解的 TKA 肢体中，校准的 KA 恢复了自然关节线（浅蓝色线）、Q 角（深蓝色线）、远端外侧股骨角（粉色线）和近端内侧胫骨角（绿色线）（右）

度的可重复性，因为在＞95％的患者中，股骨远端外侧角（DLFA）、胫骨近端内侧角（PMTA）、Q角和HKA角的左右对称性恢复到自然肢体的对称性，而胫骨组件内翻与胫骨固有关节线对齐的风险可忽略不计[20,21]。

## 24.4 第二个手术目标：在不进行韧带松解术的前提下，恢复膝关节的自然松弛、胫骨间室力和膝关节内收力矩。

KA-TKA的第二个手术目标是恢复自然松弛、胫骨间室力、膝关节内收力矩和步态而不松解韧带[12,13,16-19,43]。在屈曲45°和90°时，正常膝关节的内翻-外翻和内旋-外旋比在0°时更松弛（图24.7）。执行间隙平衡TKA的不利之处在于，韧带过度紧张导致患者可能感觉到疼痛、僵硬及伸展屈曲受限，这是由于韧带在45°和90°时收紧自然松弛，以匹配0°弯曲时的松弛度导致的。

大多数TKA技术均切除前交叉韧带，用不同于自然膝关节的匹配度和硬度的分级尺寸的假体替换关节软骨和半月板。一项尸体膝关节的研究表明，保留后交叉韧带的假体动力对线使40个松弛度测量值中的35个（8个松弛度×5个屈曲角度）恢复到自然膝关节的松弛度。上述结果表明股骨和胫骨组件的动力对线代偿了关节软骨、半月板及前交叉韧带的缺失[16]。

不进行韧带松解的KA技术可以通过恢复正常膝关节的力来限制过高的间室力[17-19,43]。根据MA标准，即使在胫骨关节线和肢体在内翻或外翻异常范围内对齐的亚组

患者中，也没有证据显示内侧或外侧隔室过载[19]。相反，在0°、45°和90°屈曲时，采用测量切除和间隙平衡技术对0°髋-膝-踝角进行机械对准和韧带松解后，胫骨内侧和外侧骨间室力比正常膝关节高3~6倍[17,19,42,44]。因此，不进行韧带松解的KA技术恢复了天然的内侧和外侧胫骨间室力，而进行韧带松解的MA技术则未能达到这一目标[17-19]。

KA恢复了正常的关节倾角[7,12,45]，与MA-TKA相比，它减少了步行时膝关节内收力矩峰值，更好地恢复了正常步态[12,13]。低膝内收力矩是KA TKA术后2~10年胫骨组件内翻失败风险可忽略不计的一种解释[11,23]。因此，KA是一种很有前途的选择，它适用于伴有内翻和胫骨干大冠状弯曲的肢体，因为低膝关节内收力矩和更正常的步态降低了内侧室超负荷的风险[12]。

## 24.5 通过验证检查将股骨组件设置为与天然股骨关节线一致的校准技术

以下手术步骤、校准测量和调整的顺序，以及这些测量在验证工作表上的术中记录具有很高的再现性，如将股骨组件的近端-远端位置和内翻-外翻方向设置为与0°的自然远端关节线一致，股骨组件的前-后位置和内-外方向与天然后关节线呈90°重合（图24.4）[21,24,32]。股骨机械轴、跨上踝轴和前-后轴（Whiteside线）在对股骨组件进行动力对线时并不重要[26,31,39,40,46,47]。

膝关节屈曲90°，经正中入路暴露膝关

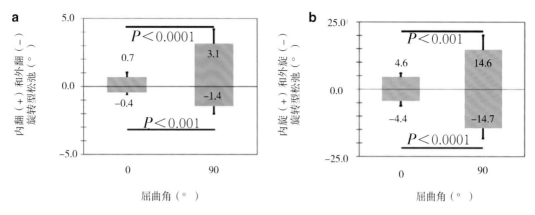

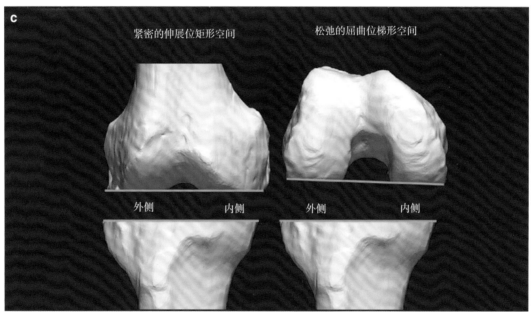

图 24.7 柱形图显示自然膝关节的内翻 - 外翻和内外旋转松弛在 90°时大于屈曲 0°时（a.b）[14,15]。在膝关节镜检查过程中，外科医生注意到松弛度的相对差异，当膝关节处于伸展状态时，松弛度为紧密的矩形空间，当膝关节处于屈曲状态时，松弛度为横向大于中间的梯形空间。示意图显示用校准的 KA 切除股骨和胫骨恢复了原始膝关节的紧密矩形伸展空间和松弛梯形屈曲空间（c）。因此，校准的 KA 恢复了 40 个自然膝关节松弛测量值中的 35 个[16]，而间隙平衡的 MA 概念过度收紧的患者可能感知为疼痛、僵硬和有限的屈曲空间[14]

节。将偏置卡钳的短臂靠在股骨远端内侧髁上，长臂靠在胫骨前部（图24.8）。调整长臂方向使其平行于髌腱。测量偏移量的距离。当软骨磨损到股骨内髁的骨头上时，减去 2mm[48]。

**验证检查1**：将偏移测量记录在电子版或纸质版的验证检查记录单上（图24.1）。在各组件粘接前的最终平衡过程中，对胫骨切除

和插入物厚度的斜率进行调整和匹配，直到偏移度在0.1mm内，这恢复了屈曲间室的自然松弛和胫骨间室力（图24.7）[15,16,48]。

完全显露膝关节，评估股骨远端软骨磨损的位置。用环形刮匙刮除所有磨损部分的软骨。在髁间切迹顶部和前皮质之间，通过定位杆的直径孔设置股骨组件的屈曲-伸展方向（图24.9）。在钻孔的后缘和髁间切迹的顶

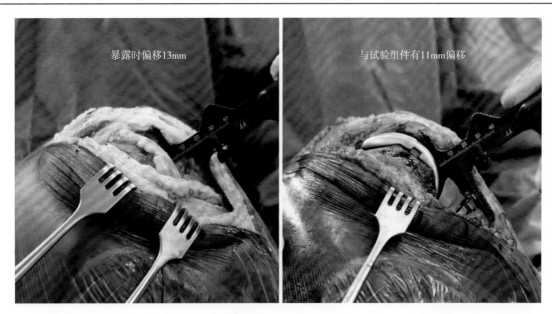

图 24.8　屈曲 90° 的右膝术中照片显示暴露时股骨远端内侧和胫骨前侧之间 13mm "偏移"的卡钳测量结果，卡钳的长臂平行于矢状面（左）中的髌腱。当软骨磨损到骨头时，从测量值中减去 2 mm。在组件粘接前的最终平衡过程中，调整胫骨切除的斜率和插入物厚度，直到试验组件的偏移与暴露时膝关节的校正偏移匹配 11mm，胫骨被动内外旋转约 14°，如自然膝关节（右）（图 24.7）[14]。后倾角增加 2°，插入物厚度减少 2mm，胫骨向后平移约 3mm[17,53]

部之间保持 5 ~ 10mm 的骨桥。将钻头垂直于与股骨远端表面重合的平面，并平行于股骨前侧皮质。钻孔，然后插入一个 8 ~ 10cm 的定位杆。

**验证检查 2：** 在钻孔的后缘和髁间切迹的顶部之间保持 5 ~ 10mm 的骨桥，将股骨组件的弯曲限制在相对于股骨远端解剖轴 1°　±2° 的范围内，导致髌股关节不稳定的风险可忽略不计[49-51]。

通过使用偏置远端参考导向器，设定股骨组件的近端-远端位置和内翻-外翻方向（图 24.10）。选择导向装置的偏移量，以使软骨磨损的股骨远端髁补偿性增加 2 mm。不要校正股骨远端的磨损，因为即使在最严重的膝关节炎中其磨损度也可以忽略不计[34,48]。

将选定的偏置远端参考导向器滑过髓内杆。确认导向装置的偏置表面紧贴两个股骨远端髁。钉上导向装置，切除股骨远端。用卡尺测量远端内侧和外侧骨切除的厚度。在补偿 2mm 的软骨磨损和 1mm 的锯切口后，调整股骨远端的切除部分，直到它们的厚度在 0.5mm 内与股骨组件的远端髁相匹配。

通过使用 1mm 远侧切除导向器从股骨远端去除更多的骨，或通过将股骨远端切除导向器重新定位到近侧 2mm，从而纠正股骨远端髁 1mm 或 2mm 的切除不足。

通过在 4 合 1 模块的相应固定栓上放置 1mm 或 2mm 厚的垫圈，填充间隙，纠正股骨远端髁 1mm 或 2mm 的过度切除部分。

**验证检查 3：** 在验证检查记录单上记录校

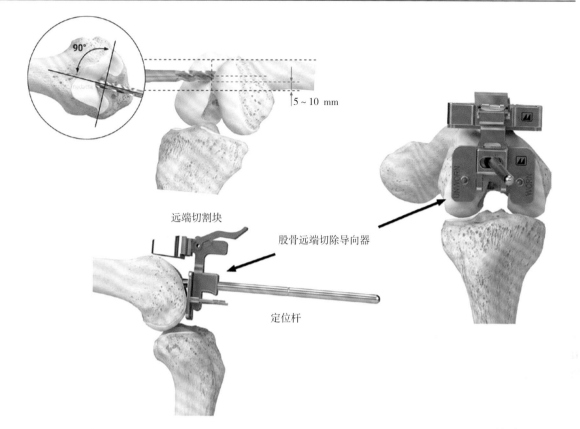

图 24.9　示意图显示了限制股骨组件屈曲的方法，导致髌股关节不稳定的风险可以忽略不计 [49-51]。在切口髌间切迹顶部和股骨前皮质之间的中间位置开始钻孔（蓝色短虚线）。将钻头垂直于与股骨远端表面重合的平面，并平行于股骨前皮质。在钻孔的后边缘和髌间切口的顶部之间保持 5 ~ 10mm 骨桥的起点，将股骨组件的屈曲限制在相对于远端股骨解剖轴 12°以内 [50]

准的测量值（图24.1）。在97%的受试者中，校准测量应将股骨组件的内翻-外翻方向复原到与对侧自然肢体相同 [21]。

选择0°旋转的后部参考导向装置，并使定位导向装置紧贴于股骨髁后部，设定股骨组件的前-后位置和内-外方向（图24.11）。在大多数内翻性骨关节炎膝关节中，使用0°后部参考导向是可行的，因为在股骨后内侧髁的软骨磨损十分罕见。在最严重的外翻性膝关节炎中，使用0°后部参考导向法偶尔需要将导向器的脚从磨损的股骨后外侧髁向后

旋转1 ~ 2mm。无需校正股骨后部的磨损，因为即使在最严重的膝骨关节炎中，其磨损带来的影响也可以忽略不计 [34,48]。

将笔尖置于股骨前部以确定股骨模具组件的尺寸。为4合1倒角块钻孔，插入4合1倒角块，需注意的是应在相应的固定栓上放置1mm或2mm厚的垫圈，以校正股骨远端髁1mm或2mm的过度切除。在进行前切和倒角切割之前，先进行后切。用卡尺测量远端内、外侧切除骨的厚度。在增补2mm软骨磨损（如果存在）和锯切1mm切口后，调整股

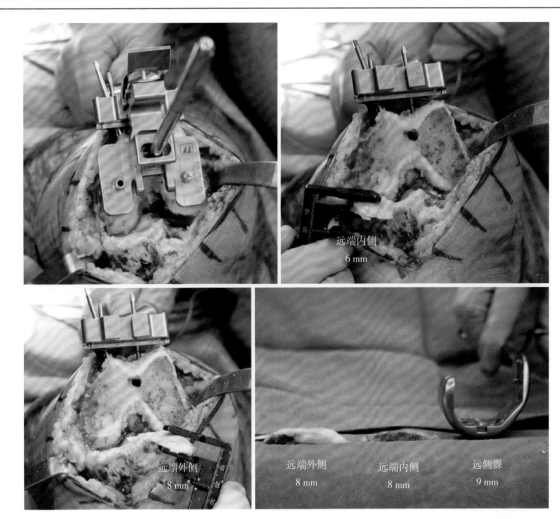

图 24.10　左内翻骨关节炎膝关节的组合图显示了将股骨组件与股骨的远端天然关节线进行动力对线的步骤。用销钉固定偏置的远端股骨切除导向器，使"磨损"标记覆盖在股骨内侧髁上，而"未磨损"标记覆盖在股骨外侧髁上（左上）。用游标卡尺（右上）测量远端内侧切除。用游标卡尺测量远端外侧切除（左下）。股骨组件的远端髁厚 9mm（右下）。因此，股骨远端内侧和外侧切除部分的厚度分别应为 6mm 和 8mm，以补偿锯口 1mm 和股骨远端内侧髁 2mm 的软骨磨损。记录这些校准的测量值证实了97%的受试者股骨组件的内翻 - 外翻方向与自然关节线一致，并与对侧自然肢体相匹配[21]

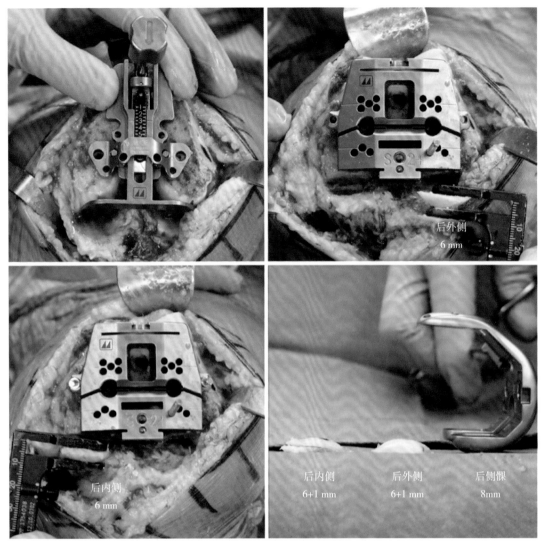

图 24.11 左内翻性骨关节炎膝关节的组合图显示了将股骨组件与股骨的天然后关节线进行运动学对线的步骤。在 0° 旋转处插入后部参考导向装置，并为 4 合 1 倒角块（左上）钻孔。用游标卡尺（右上）测量后侧切除。用游标卡尺（左下）测量后内侧切除。因此，后内侧和外侧切除部分的厚度应为 7mm，以补偿锯的 1mm 切口（右下）。+1 表示额外切除了 1mm 的骨头，以矫正最初后切除时刮伤的锯片。记录这些校准测量值可验证股骨组件的内外方向与自然膝关节的后关节线在 0 ± 1.1° 内重合[32]

骨后侧的切除，直到其厚度在 ± 0.5mm范围内与股骨组件的后髁匹配。当股骨后部切除过厚或过薄1～2mm时，沿矫正方向延伸钉孔，并根据需要平移4合1倒角块。插入斜向压缩螺钉，并固定倒角块的位置。进行股骨前侧切除和倒角切除。

**验证检查4**：在验证检查记录单上记录校准的测量值（图24.1）。校准后的测量值可在后关节线和自然膝关节屈伸平面0 ± 1.1°范围内再现股骨组件的内外侧定向[32]。

## 24.6　通过验证检查将胫骨组件设置为与原生胫骨关节线重合的校准技术

以下一系列手术步骤、校准测量和调整验证了胫骨组件的近端-远端位置和内翻-外翻、屈曲-伸展和内部-外部方向与天然胫骨关节线一致。当使用KA指导胫骨组件放置时，胫骨机械轴、髓内管和胫骨结节并不重要[11,21,40,47,52]。

使用髓外胫骨导向器作为胫骨切除导向器的定位参考，而不是作为踝关节的参

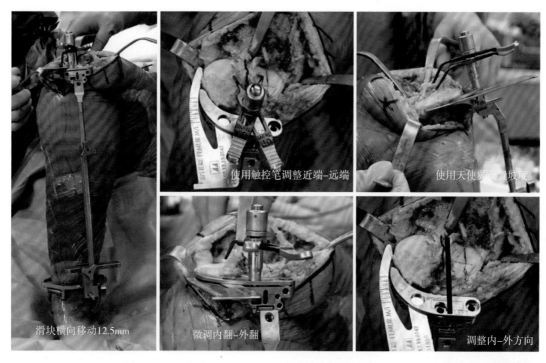

图 24.12　右膝的合成图显示了胫骨组件的 KA 步骤。通过将传统的髓外胫骨切除导向器应用于脚踝，并将滑块从 0mm 位置（左侧）向外侧移动 12.5mm，设定胫骨切除的内翻 - 外翻位置。在软骨完整的区域（中上部），通过对齐每个胫骨棘底部的两个茎突的尖端来设置近端 - 远端位置。通过调整脚踝处的前 - 后滑块来设置坡度，直到补偿软骨和骨骼磨损后，天使翼的平面平行于胫骨内侧关节线（右上）。微调胫骨切除导向装置的内翻 - 外翻和倾斜方向，以补偿软骨和骨骼磨损（中下部）。通过旋转胫骨切割导向器设置内部 - 外部方向，直到导向器顶部的线平行于胫骨棘之间的线（黑线）和代表椭圆形外侧胫骨髁主轴的线（淡蓝色线）（右下）。

考方法（图24.12）。通过将踝关节外侧12.5mm处的内侧-外侧滑块平移，将胫骨切除导板的内翻-外翻方向平行于胫骨关节面，这在大多数患者中实现了胫骨机械轴解剖学重现或2°～3°内翻于胫骨机械轴[3,10]。通过将两个茎突的尖端定位在软骨完整的区域，在胫骨嵴底部偏移8mm处为胫骨切除设置一个保守的近端-远端位置。在胫骨切割导轨的内侧插入一个天使翼。在补偿软骨和骨骼磨损后，通过调整踝关节处的前后滑块来设置胫骨内侧平台切除的坡度，直到天使翼的平面平行于胫骨内侧关节线。通过旋转胫骨切割导向装置设置内部-外部方向，直到顶部的线平行于胫骨嵴之间的线和外侧胫骨髁主轴线[32]。通过目测调整胫骨切除导向装置的内翻-外翻和倾斜方向，以补偿软骨和骨骼磨损。钉上导向装置，切除胫骨近端。检查胫骨切除的内侧边缘，并在补偿磨损后，确认胫骨切除的平面与胫骨关节面平行。用卡尺测量胫骨嵴底部胫骨内侧和外侧髁的厚度，厚度误差应在0±0.5mm范围内（图24.13）。

**验证检查5：** 在验证检查记录单上记录校准的测量值（图24.1）。

膝关节屈曲90°，在股骨和胫骨之间插入最紧的垫块（从10mm、11mm、12mm、13mm和14mm中选择）。当屈曲空间对于10mm的垫片来说太紧时，使用2mm的切割导轨重新进行胫骨截骨。

**验证检查6：** 当膝关节屈曲90°时，内外旋转垫片，并评估内侧和外侧间室之间的相对松紧度。确认垫片在内侧间室中安装得更紧，在外侧间室中安装得更松，并围绕内侧间室枢转，这恢复了像生理膝关节一样的梯形屈曲空间（图24.7）[14]。

将膝关节置于完全伸直位。重新插入垫片。缩回软组织，目测截骨后的股骨和垫块之间以及垫块和截骨后的胫骨之间的内翻-外翻松弛度。确认无内翻-外翻倾向及内外侧之间的间隙差在0±0.5mm范围内，这可以在完全伸展和自然肢体及关节线对齐的情况下恢复自然膝关节的内翻-外翻松弛度，并具有高度再现性[14,21]。值得注意的是，记住要考虑股骨远端髁的过度切除。当内侧室或外侧室的

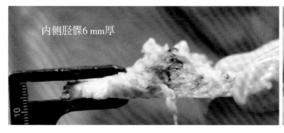
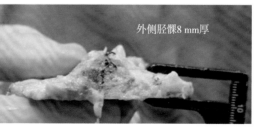

图 24.13　右膝关节的组合图显示了在胫骨棘底部测量 6mm 厚的内侧胫骨髁和 8mm 厚的外侧胫骨髁的卡钳。当目视检查膝关节完全伸展时，股骨切除、间隔块和胫骨切除之间的内翻-外翻松弛时，预计内侧是紧的，外侧是松的。在这种情况下，使用 2° 内翻复位导向器从胫骨内侧髁移除了 2mm 的骨，并恢复了可忽略的内翻-外翻松弛和自然膝关节伸展时的紧密矩形空间（图 24.7）[13,15]。在 97%的受试者中，可忽略的内翻-外翻松弛验证了胫骨组件的方向与对侧自然肢体相匹配

内翻-外翻松弛度较大时，执行决策树中列出的校正步骤之一（图24.2和图24.3）。

当外侧室紧了2mm时，使用2°的外翻复位导向器复位胫骨。

当内侧室紧了2mm时，使用2°的内翻复位导向器复位胫骨。

当需要进行1mm的矫正时，将约1mm厚的角翼放在切割导向器和胫骨截骨面之间，并进行1°重新切割。

验证检查7：在完全伸展几乎无内翻-外翻倾向的情况下恢复自然的矩形空间，平均内翻-外翻松弛小于±1°，胫骨关节线、膝关节和肢体对齐（图24.7）[14,20,21,32,43]。

观察胫骨近端切除的整个表面，以确定胫骨解剖底板（Medacta）的尺寸和放置位置（图24.14）。6块试验胫骨底板的解剖形状与7块动力胫骨模板的解剖形状非常匹配，这7块模板可将胫骨组件的内外旋转设置在自然膝关节屈伸平面的0°±4°范围内[33]，且具有高度再现性。选择最大的试验胫骨底板，使其与胫骨切除的皮质边界相匹配。旋转试验胫骨底板，直到边缘与皮质平行。钉上试验胫骨底板，并开槽。

验证检查8：将解剖型胫骨底板的内外侧面设置在膝关节屈伸平面的0°±4°以内，这样可较高水平的恢复膝关节功能[32,33]。由于胫骨结节的内外侧位置不同，胫骨结节的内侧边缘和内侧1/3对于胫骨侧胫骨组件的旋转设置不是可靠的标志[52]。最后，插入试验组件，评估膝关节完全伸展和15°~20°屈曲时的内翻-外翻松弛度、胫骨在股骨内侧的前偏移度、胫骨的内外旋情况以及膝关节90°屈曲时的胫骨后移和牵引平移情况，同时参考球体CR和球体CS决策树中的校正措施（图24.2和图24.3）。这些决策树的共同原则是微调胫骨截骨的近端-远端位置和内翻-外翻和屈曲-伸展（倾斜）方向，以平衡膝关节。平衡是在韧带没有松解的情况下完成的。

### 24.6.1　使用试验组件检查9进行最终验证

- 膝关节完全伸直位：将软组织回纳，目测检查股骨组件和胫骨垫片间的内外翻松弛度是

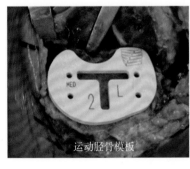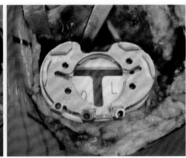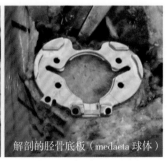

运动胫骨模板　　　　　　　　　　　　　　　解剖的胫骨底板（medacta球体）

**图24.14　右膝的合成图显示了胫骨组件内外旋转的KA步骤**

在胫骨切除的皮质边界内最佳拟合最大的运动胫骨模板，有助于外科医生在进行KA TKA（左）[33]时，将胫骨组件的I-E旋转精确设置为平行于膝关节的F-E平面。试验胫骨底板（Medacta）的解剖形状与运动胫骨模板（中间）相匹配。在胫骨切除的皮质边界内最佳拟合最大的试验胫骨底板，验证胫骨组件的内外旋转在膝关节屈伸平面的0°±4°内，这恢复了高水平的膝关节功能（右）[32,33]

否与正常膝关节一致。

　　——矫正1°内翻或1°外翻不稳定，因为这种松弛程度大于自然膝关节，并与伸展不稳定相关[14]。

- **膝关节弯曲15°～20°**：检查内翻-外翻松弛度。内侧应张开约1mm，外侧应张开约2～3mm，比完全伸直时更松（图24.7）。

　　——当外侧开口大于约3～4mm时，通过在胫骨棘底部重新测量胫骨截骨来验证胫骨切除无过度外翻。

- **膝关节弯曲90°**：

　　——当后交叉韧带完整且使用CR插入物时，调整胫骨截骨的斜率和插入物的厚度，直到胫骨从股骨远端内侧髁的前移度与显露时的膝关节相匹配。后倾角增加2°，插入物厚度减少2mm，胫骨向后平移约3mm[17,53]。确认胫骨内外旋转像自然膝关节一样±14°（图24.2和图24.7）[14,48]。

　　——当后交叉韧带切除并使用用于内侧球窝植入物的球形CS内置物时，牵拉胫骨进行后抽屉试验检测。当插入物骑在股骨组件上太靠后且弯曲空间松弛时，使用较厚的插入物并收紧屈曲空间。当较厚的插入物限制膝关节伸展时，从股骨远端多切1～2mm的骨组织。参考球体CS决策树第4列中的校正步骤（图24.3）。

## 24.7　动力对线在不进行韧带松解的情况下纠正严重的内翻畸形

　　从2006年开始，所有适用于初次全膝关节置换术的患者均按照动力对线原则进行治疗，即在不限制术前畸形和术后矫正以及不松解韧带的情况下，将组件的轴和关节线与关节炎前期或原生膝关节的三个"运动学"轴和关节线共同对齐。在这13年中，有超过5000例KA TKA病例，包括所有继发于创伤后关节炎的严重畸形患者、胫骨高位截骨术后进行性骨关节炎患者和多节段畸形患者。

　　令人惊讶的是，内侧副韧带和后交叉韧带的挛缩和松弛非常罕见。术前，慢性内翻或外翻畸形的X线平片通常显示关节间隙大于典型的内侧或外侧副韧带的固有拉伸或松弛，而术中这些韧带并不松弛。固定屈曲挛缩的膝关节平片解释了这种不一致。膝关节屈曲时内外侧的松弛度比伸直时多几毫米，这就是为什么屈曲位是进行关节镜半月板切除术的首选体位。当治疗继发于外伤的侧副韧带或后交叉韧带外侧松弛的患者时，利用动力对线的原理，组件仍然与自然关节线一致，并且利用植入物增加了约束力，该植入物在股骨组件中提供了一个盒状空间，在胫骨插入物上提供一个柱来补偿外部松弛。使用锥体和短的柄干延长物能够定位与天然关节线一致的组件，同时降低股骨和胫骨皮质的柄干撞击风险。

### 24.7.1　案例病史

　　一名58岁的男性在24岁时因骑摩托车摔伤撕裂了右膝的前交叉韧带和后交叉韧带，并接受了开放性内侧半月板切除术。术前，膝关节有晚期创伤性关节炎，术后出现骨关节炎，伴有20°内翻畸形和15°固定屈曲挛缩畸形，膝关节屈曲范围为15°～90°（图24.15）。内外翻松弛度检测为0°和30°，表明MCL和LCL完好无损，Lachman试验和

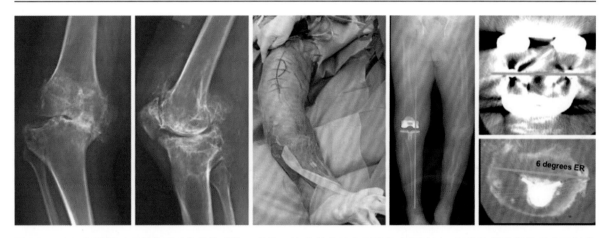

图 24.15　组合图显示了创伤后膝关节的术前 X 线片，该膝关节具有严重的内翻畸形、屈曲挛缩和慢性后交叉韧带功能不全；术中内翻畸形的照片；胫骨部件的肢体和轴向视图的术后计算机断层扫描图。正位片显示外侧关节间隙大于典型的暗示内侧副韧带松弛。术中外侧副韧带没有松弛。有固定屈曲挛缩的膝关节的平片解释了这种不一致。屈曲膝关节的侧向松弛比伸展膝关节多几毫米，这就是为什么屈曲位是进行关节镜下半月板切除术的首选位置。遵循动力对线的原则，TKA 恢复了膝关节的自然对齐和松弛，而没有释放内侧副韧带，并且由于后交叉韧带撕裂，使用后交叉韧带替代植入物进行了手术

后抽屉试验显示慢性 ACL 及 PCL 功能不全。患者 Oxford Knee 评分为 11 分（48 分最佳，0 分最差），Knee Society 评分为 31 分，Knee Society Function 评分为 40 分。

### 24.7.2　术后结果

在 KA 原则指导下，使用后交叉韧带植入物进行治疗，因为撕裂的后交叉韧带矫正了 20° 的严重内翻畸形和 15° 的屈曲挛缩，而韧带没有进行松解。术后，患者髋-膝-踝角为内翻 6°。此角度赋予患者较好的功能，因为组件间横轴角度 <106°。两年后，患者行走无困难或疼痛，活动范围提高到 0°～115°，Oxford Knee 评分从 11 分提高到 45 分，Knee Society 评分从 31 分提高到 98 分，Knee Society Function 评分从 40 分提高到 70 分。

## 24.8　动力对线在不进行韧带松解的情况下纠正严重的外翻畸形

### 24.8.1　案例病史

一名 68 岁女性患者，既往接受过关节镜下半月板切除术，出现膝骨关节炎，伴有 25° 外翻畸形，17° 固定屈曲挛缩，屈曲活动范围为 20°～105°（图 24.16）。0° 和 30° 时的外翻松弛测试表明 MCL 和 LCL 完好无损。Lachman 试验和后抽屉试验表明前交叉韧带和后交叉韧带完好无损。其 Oxford Knee 评分为 13 分（48 分最佳，0 分最差），Knee Society 评分为 24 分，Knee Society Function 评分为 30 分。

### 24.8.2　术后结果

在 KA 原则指导下，使用后交叉韧带保持植入物纠正了这种严重的外翻畸形和屈曲

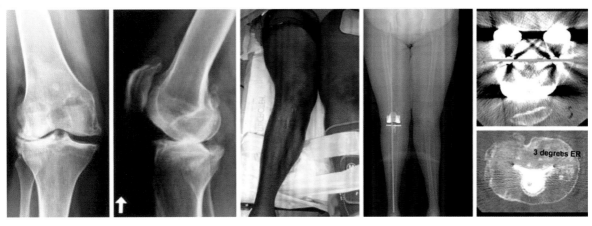

图 24.16 组合图显示了严重外翻畸形膝关节的术前 X 线照片、严重外翻畸形的术中照片、术后肢体的计算机断层扫描图以及股骨和胫骨组件的轴向视图。正位片显示，内侧关节间隙大于典型的内侧副韧带固有松弛。术中内侧副韧带不松弛。有固定屈曲挛缩的膝关节的平片解释了这种不一致。屈曲膝关节的内侧松弛比伸展时多几毫米，这就是为什么屈曲位是进行关节镜下内侧半月板切除术的首选位置。遵循动力对线的原则，TKA 恢复了胫骨关节线、膝关节、Q 角和肢体的对齐，使其接近对侧或自然肢体的对齐，而没有松解具有完整后交叉韧带的患者的外侧副韧带或外侧支持韧带

挛缩，而没有松解韧带。术后，患者有外翻 3° 的髋-膝-踝角。股骨和胫骨组件的横轴在 3° 范围内，这与高功能相兼容[24,32]。2 年后，患者行走无困难或疼痛，活动范围改善至 0° ～ 119°，Oxford Knee 评分从 13 分增加至 44 分，Knee Society 评分从 41 分增加至 98 分，Knee Society Function 评分从 30 分增加至 70 分。

## 24.9 动力对线具有较低的胫骨组件失效风险、较低的髌骨不稳定风险和 10 年较高的植入物存活率

在矢状面上精确设置胫骨组件的斜率，可以在 KA 后忽略胫骨组件的失效[11,23,54,55]。在 2～9 年的随访中，接受 KA TKA 治疗的患者中 0.3% 的胫骨组件失败（2725 个假体中的 8 个）发生率与接受 MA TKA 治疗的患者中 1.0%（5342 个假体中的 54 个）的股骨和/或胫骨组件无菌性松动失败发生率相当（图 24.17）[56]。在动力对线中，后沉降或后边缘磨损是胫骨组件失效的主要机制，这是由于以比原生胫骨大 7° 的坡度切除胫骨导致的[23]。在 MA 中，内翻或内侧过载是胫骨组件失效的主要机制，这是由于步态期间从组成性肢体对齐改变为中位和高膝关节内收力矩的隔间中不可矫正的不稳定性引起的[12,35,39,40]。因此，当进行 KA TKA 时，重建原生胫骨关节线的斜率降低了胫骨组件的后部下沉和后部边缘磨损的风险[11,23]。

三个生物力学上的优势解释了在动力对线 TKA 后胫骨内翻松动风险可以忽略不计的原因。首先，KA 通过恢复自然关节线和结构排列而不松解韧带，在侧副韧带中提供了比 MA TKA 更多的生理张力[41]。第二，KA 提供与天然膝关节相当的内侧和外侧胫骨间隔力，即使根据 MA 校准标准，术后肢体、膝关

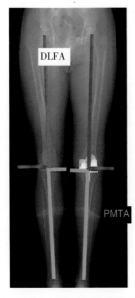
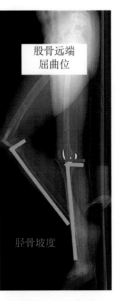

图 24.17 复合图显示校准的 KA 将 TKA 的远端外侧股骨角（DLFA）和近端内侧胫骨角（PMTA）在矢状面（左）恢复到原生膝关节的水平，并将 TKA 的远端股骨关节线和近端胫骨关节线的屈伸方向恢复到冠状面（右）的原生膝关节的水平

节和胫骨组件的校准在内翻或外翻异常值范围内，也没有胫骨间隔过载的证据[17-19]。第三，对于胫骨巨大内翻冠状弓的患者，KA 是一个非常有前景的选择，因为膝关节内收力矩和内翻超负荷的风险低于 MA TKA[12]。

在矢状面上准确设定股骨组件的屈曲度，导致 KA TKA 后髌股关节不稳定的风险可忽略不计[49-51]。在 1 ~ 10 年的随访中，接受 KA TKA 治疗的患者中，髌股关节不稳定的发生率为 0.4%（3212 个假体中的 13 个）。在 KA 中，股骨组件相对于股骨远端解剖轴的弯曲度大于 10°，通过缩小股骨组件 1 ~ 2 个尺寸，减小滑车的横截面积，减少凸缘近端约 8mm，增加了髌股关节不稳定的风险，以及在早期屈曲时延迟髌骨的接合[49,51]。自然 Q 角的变化不会导致髌股关节不稳定，因为 KA 恢复了自然 Q 角，而机械学对线分别增加或减

少了内翻或外翻结构对齐的肢体的自然 Q 角（图 24.5 和图 24.6）[35]。股骨组件的设计不会导致髌股关节不稳定，因为 KA 比机械学对线更接近地恢复了原始滑车和滑车形态的沟位置和沟角，而没有过度填充[57,58]。由于外侧假体滑车和外侧股骨之间的距离增加约 1.5mm 可以忽略不计，因此相对于机械对准，围绕股骨组件中心的约 3° 内旋不会导致髌股关节不稳定[49]。使用附着在骨内定位杆上的远端参考导向器将股骨组件的屈曲限制在相对于股骨解剖轴的 1° ±2°，比髌股关节不稳定患者低 9°（图 24.9）[50]。因此，当进行 KA TKA 时，限制股骨组件的屈曲度降低了髌股关节不稳定的风险[51]。

在不限制术前内翻-外翻和屈曲畸形程度的情况下，一个外科组进行的一系列 KA TKAs 的 10 年植入物存活率如果不高于两个外科组进行的一系列 MA TKAs 植入物，则具有可比性。以 10 年的无菌翻修为终点，在美国，KA TKAs 术后内置物的存活率（220 例，98.5%）比 MA TKAs 术后的内置物存活率（398 例，约 93%）高 5.5%[59]，在英国，比 MA TKAs 术后的内置物存活率（270 例，约 94%）高 4.5%[60]。预计进行翻修的患者数量为 KA TKA 后 15/1000 人，MA TKA 后美国和英国分别为 70/1000 人和 60/1000 人。在这项 KA 的研究中，7 次翻修中有 4 次与股骨部分过度弯曲（N = 3）和胫骨部分在矢状面上的反向斜率（N = 1）有关。限制股骨部分的屈曲和恢复胫骨的倾斜度可以降低这些翻修手术的发生率[23,49-51]。根据机械学对线标准，内翻和外翻异常范围内的胫骨组件、膝关节和肢体的术后对齐不会对 10 年植入物存活产生不利

影响，年度翻修率及功能等级由Oxford Knee评分及WOMAC评分进行衡量[11]。因此，无论术前内翻-外翻和屈曲畸形的程度以及术后排列如何，恢复每个患者特有的自然关节线、Q角和肢体排列都会提高植入物的长期存活率。

## 24.10　小结

　　本章介绍了KA校准的原理以及使用10种校准测量、手动仪器和9种验证检查将组件设置为与自然关节线一致的外科技术。KA将股骨和胫骨组件的轴与自然膝关节的三个轴对齐，而不松解韧带，也不会限制术前畸形和术后矫正的水平。手术的目标是：（1）恢复每个患者特有的肢体力线、Q角和关节线的自然对齐；（2）恢复关节松弛度、胫骨间隔力、膝关节内收力矩和自然膝关节的步态，而不松解韧带。用卡尺测量股骨和胫骨切除部分的厚度，并调整切除部分，直到它们在补偿软骨和骨磨损后与部件的厚度相匹配，锯口处的1 mm切口以高再现性恢复了自然关节线。这些测量值在手术过程中记录在工作表上，在使用骨水泥粘接前验证部件的运动定位。使用CR和CS内侧枢轴胫骨垫片平衡TKA的决策树通过调整胫骨切除的内翻-外翻和倾斜度来平衡膝关节，而不是通过韧带松解的方式。最后，无论术前畸形程度如何，无论术后胫骨组件、膝关节和肢体的对齐是否在根据MA标准的内翻和外翻异常范围内，恢复自然对齐和胫骨间隔力都可以降低胫骨组件失败和髌股关

节不稳定的风险，并保持10年的高植入物存活率。

## 参考文献

1. Calliess T, Bauer K, Stukenborg-Colsman C, Windhagen H, Budde S, Ettinger M. PSI kinematic versus non-PSI mechanical alignment in total knee arthroplasty: a prospective, randomized study. Knee Surg Sports Traumatol Arthrosc. 2017;25(6):1743.
2. Courtney PM, Lee GC. Early outcomes of kinematic alignment in primary total knee arthroplasty: a meta-analysis of the literature. J Arthroplast. 2017;32(6):2028.
3. Dossett HG, Estrada NA, Swartz GJ, LeFevre GW, Kwasman BG. A randomised controlled trial of kinematically and mechanically aligned total knee replacements: two-year clinical results. Bone Joint J. 2014;96-B(7):907.
4. Lee YS, Howell SM, Won YY, Lee OS, Lee SH, Vahedi H, Teo SH. Kinematic alignment is a possible alternative to mechanical alignment in total knee arthroplasty. Knee Surg Sports Traumatol Arthrosc. 2017;25(11):3467.
5. Nam D, Nunley RM, Barrack RL. Patient dissatisfaction following total knee replacement: a growing concern? Bone Joint J. 2014;96-B(11 Supple A):96.
6. Li Y, Wang S, Wang Y, Yang M. Does kinematic alignment improve short-term functional outcomes after total knee arthroplasty compared with mechanical alignment? A systematic review and meta-analysis. J Knee Surg. 2018;31(1):78.
7. Matsumoto T, Takayama K, Ishida K, Hayashi S, Hashimoto S, Kuroda R. Radiological and clinical comparison of kinematically versus mechanically aligned total knee arthroplasty. Bone Joint J. 2017;99-B(5):640.
8. Nakamura S, Tian Y, Tanaka Y, Kuriyama S, Ito H, Furu M, Matsuda S. The effects of kinematically aligned total knee arthroplasty on stress at the medial tibia: a case study for varus knee. Bone Joint Res. 2017;6(1):43.
9. Waterson HB, Clement ND, Eyres KS, Mandalia VI, Toms AD. The early outcome of kinematic versus mechanical alignment in total knee arthroplasty: a prospective randomised control trial. Bone Joint J. 2016;98-B(10):1360.
10. Young SW, Walker ML, Bayan A, Briant-Evans T, Pavlou P, Farrington B. The Chitranjan S. Ranawat award: no difference in 2-year functional outcomes using kinematic versus mechanical alignment in TKA: a randomized controlled clinical trial. Clin Orthop Relat Res. 2017;475(1):9.

11. Howell SM, Shelton TJ, Hull ML. Implant survival and function ten years after kinematically aligned total knee arthroplasty. J Arthroplast. 2018;33:3678.

12. Niki Y, Nagura T, Nagai K, Kobayashi S, Harato K. Kinematically aligned total knee arthroplasty reduces knee adduction moment more than mechanically aligned total knee arthroplasty. Knee Surg Sports Traumatol Arthrosc. 2018;26(6):1629.

13. Blakeney W, Clément J, Ing M, Desmeules F, Hagemeister N, Rivière C, Vendittoli P. Kinematic alignment in total knee arthroplasty better reproduces normal gait than mechanical alignment. Knee Surg Sports Traumatol Arthrosc. 2019;27:1410–7.

14. Roth JD, Howell SM, Hull ML. Native knee laxities at 0 degrees, 45 degrees, and 90 degrees of flexion and their relationship to the goal of the gap-balancing alignment method of total knee arthroplasty. J Bone Joint Surg Am. 2015;97(20):1678.

15. Roth JD, Hull ML, Howell SM. The limits of passive motion are variable between and unrelated within normal tibiofemoral joints. J Orthop Res. 2015;33(11):1594.

16. Roth JD, Hull ML, Howell SM. Analysis of differences in laxities andneutral positions from native after kinematically aligned TKA using cruciate retaining implants. J Orthop Res. 2019;37:358–69.

17. Shelton TJ, Howell SM, Hull ML. A total knee arthroplasty is stiffer when the intraoperative tibial force is greater than the native knee. J Knee Surg. 2019;32:1008–14.

18. Shelton TJ, Howell SM, Hull ML. Is there a force target that predicts early patient-reported outcomes after kinematically aligned TKA? Clin Orthop Relat Res. 2019;477:1200–7.

19. Shelton TJ, Nedopil AJ, Howell SM, Hull ML. Do varus or valgus outliers have higher forces in the medial or lateral compartments than those which are in-range after a kinematically aligned total knee arthroplasty? Limb and joint line alignment after kinematically aligned total knee arthroplasty. Bone Joint J. 2017;99-B(10):1319.

20. Johnson JM, Mahfouz MR, Midillioglu MR, Nedopil AJ, Howell SM. Three-dimensional analysis of the tibial resection plane relative to the arthritic tibial plateau in total knee arthroplasty. J Exp Orthop. 2017;4(1):27.

21. Nedopil AJ, Singh AK, Howell SM, Hull ML. Does calipered kinematically aligned TKA restore native left to right symmetry of the lower limb and improve function? J Arthroplast. 2018;33(2):398.

22. Riviere C, Iranpour F, Harris S, Auvinet E, Aframian A, Chabrand P, Cobb J. The kinematic alignment technique for TKA reliably aligns the femoral component with the cylindrical axis. Orthop Traumatol Surg Res. 2017;103(7):1069.

23. Nedopil AJ, Howell SM, Hull ML. What mechanisms are associated with tibial component failure after kinematically-aligned total knee arthroplasty? Int Orthop. 2017;41(8):1561.

24. Nedopil AJ, Howell SM, Rudert M, Roth J, Hull ML. How frequent is rotational mismatch within 0 degrees +/−10 degrees in kinematically aligned total knee arthroplasty? Orthopedics. 2013;36(12):e1515.

25. Coughlin KM, Incavo SJ, Churchill DL, Beynnon BD. Tibial axis and patellar position relative to the femoral epicondylar axis during squatting. J Arthroplast. 2003;18(8):1048.

26. Hollister AM, Jatana S, Singh AK, Sullivan WW, Lupichuk AG. The axes of rotation of the knee. Clin Orthop Relat Res. 1993;(290):259.

27. Iranpour F, Merican AM, Baena FR, Cobb JP, Amis AA. Patellofemoral joint kinematics: the circular path of the patella around the trochlear axis. J Orthop Res. 2010;28(5):589.

28. Pinskerova V, Iwaki H, Freeman MA. The shapes and relative movements of the femur and tibia at the knee. Der Orthopade. 2000;29(Suppl 1):S3.

29. Iwaki H, Pinskerova V, Freeman MA. Tibiofemoral movement 1: the shapes and relative movements of the femur and tibia in the unloaded cadaver knee. J Bone Joint Surg Br. 2000;82(8):1189.

30. Weber WE, Weber EFM. Mechanik der menschlichen Gehwerkzeuge. Göttingen: Verlag der Dietrichschen Buchhandlung; 1836.

31. Eckhoff DG, Bach JM, Spitzer VM, Reinig KD, Bagur MM, Baldini TH, Flannery NM. Three-dimensional mechanics, kinematics, and morphology of the knee viewed in virtual reality. J Bone Joint Surg Am. 2005;87(Suppl 2):71.

32. Nedopil AJ, Howell SM, Hull ML. Does malrotation of the tibial and femoral components compromise function in kinematically aligned total knee arthroplasty? Orthop Clin North Am. 2016;47(1):41.

33. Paschos NK, Howell SM, Johnson JM, Mahfouz MR. Can kinematic tibial templates assist the surgeon locating the flexion and extension plane of the knee? Knee. 2017;24(5):1006.

34. Nam D, Lin KM, Howell SM, Hull ML. Femoral bone and cartilage wear is predictable at 0 degrees and 90 degrees in the osteoarthritic knee treated with total knee arthroplasty. Knee Surg Sports Traumatol Arthrosc. 2014;22(12):2975.

35. Singh AK, Nedopil AJ, Howell SM, Hull ML. Does alignment of the limb and tibial width determine relative narrowing between compartments when planning mechanically aligned TKA? Arch Orthop Trauma Surg. 2017;138(1):91.

36. Bellemans J, Colyn W, Vandenneucker H, Victor J. The Chitranjan Ranawat award: is neutral mechanical alignment normal for all patients? The concept of constitutional varus. Clin Orthop Relat Res. 2012;470(1):45.

37. Shetty GM, Mullaji A, Bhayde S, Nha KW, Oh HK. Factors contributing to inherent varus alignment of lower limb in normal Asian adults: role of tibial plateau inclination. Knee. 2014;21(2):544.

38. Song MH, Yoo SH, Kang SW, Kim YJ, Park GT, Pyeun YS. Coronal alignment of the lower limb and

the incidence of constitutional varus knee in Korean females. Knee Surg Relat Res. 2015;27(1):49.

39. Gu Y, Howell SM, Hull ML. Simulation of total knee arthroplasty in 5 degrees or 7 degrees valgus: a study of gap imbalances and changes in limb and knee alignments from native. J Orthop Res. 2017;35(9):2031.

40. Gu Y, Roth JD, Howell SM, Hull ML. How frequently do four methods for mechanically aligning a total knee arthroplasty cause collateral ligament imbalance and change alignment from normal in white patients? J Bone Joint Surg. 2014;96(12):e101.

41. Delport H, Labey L, Innocenti B, De Corte R, Vander Sloten J, Bellemans J. Restoration of constitutional alignment in TKA leads to more physiological strains in the collateral ligaments. Knee Surg Sports Traumatol Arthrosc. 2015;23(8):2159.

42. Meneghini RM, Ziemba-Davis MM, Lovro LR, Ireland PH, Damer BM. Can intraoperative sensors determine the "target" ligament balance? Early outcomes in total knee arthroplasty. J Arthroplast. 2016;31(10):2181.

43. Roth JD, Howell SM, Hull ML. Kinematically aligned total knee arthroplasty limits high tibial forces, differences in tibial forces between compartments, and abnormal tibial contact kinematics during passive flexion. Knee Surg Sports Traumatol Arthrosc. 2018;26(6):1589.

44. Verstraete MA, Meere PA, Salvadore G, Victor J, Walker PS. Contact forces in the tibiofemoral joint from soft tissue tensions: implications to soft tissue balancing in total knee arthroplasty. J Biomech. 2017;58:195.

45. Ji HM, Han J, Jin DS, Seo H, Won YY. Kinematically aligned TKA can align knee joint line to horizontal. Knee Surg Sports Traumatol Arthrosc. 2016;24(8):2436.

46. Eckhoff D, Hogan C, DiMatteo L, Robinson M, Bach J. Difference between the epicondylar and cylindrical axis of the knee. Clin Orthop Relat Res. 2007;461:238.

47. Howell SM, Kuznik K, Hull ML, Siston RA. Longitudinal shapes of the tibia and femur are unrelated and variable. Clin Orthop Relat Res. 2010;468(4):1142.

48. Howell SM, Papadopoulos S, Kuznik KT, Hull ML. Accurate alignment and high function after kinematically aligned TKA performed with generic instruments. Knee Surg Sports Traumatol Arthrosc. 2013;21(10):2271.

49. Brar AS, Howell SM, Hull ML, Mahfouz MR. Does kinematic alignment and flexion of a femoral component designed for mechanical alignment reduce the proximal and lateral reach of the trochlea? J Arthroplast. 2016;31(8):1808.

50. Ettinger M, Calliess T, Howell SM. Does a positioning rod or a patient-specific guide result in more natu-

ral femoral flexion in the concept of kinematically aligned total knee arthroplasty? Arch Orthop Trauma Surg. 2017;137(1):105.

51. Nedopil AJ, Howell SM, Hull ML. What clinical characteristics and radiographic parameters are associated with patellofemoral instability after kinematically aligned total knee arthroplasty? Int Orthop. 2017;41(2):283.

52. Howell SM, Chen J, Hull ML. Variability of the location of the tibial tubercle affects the rotational alignment of the tibial component in kinematically aligned total knee arthroplasty. Knee Surg Sports Traumatol Arthrosc. 2013;21(10):2288.

53. Christen B, Heesterbeek P, Wymenga A, Wehrli U. Posterior cruciate ligament balancing in total knee replacement: the quantitative relationship between tightness of the flexion gap and tibial translation. J Bone Joint Surg Br. 2007;89(8):1046.

54. Howell SM, Howell SJ, Kuznik KT, Cohen J, Hull ML. Does a kinematically aligned total knee arthroplasty restore function without failure regardless of alignment category? Clin Orthop Relat Res. 2013;471(3):1000.

55. Howell SM, Papadopoulos S, Kuznik K, Ghaly LR, Hull ML. Does varus alignment adversely affect implant survival and function six years after kinematically aligned total knee arthroplasty? Int Orthop. 2015;39(11):2117–24.

56. Ritter MA, Davis KE, Meding JB, Pierson JL, Berend ME, Malinzak RA. The effect of alignment and BMI on failure of total knee replacement. J Bone Joint Surg Am. 2011;93(17):1588.

57. Lozano R, Campanelli V, Howell S, Hull M. Kinematic alignment more closely restores the groove location and the sulcus angle of the native trochlea than mechanical alignment: implications for prosthetic design. Knee Surg Sports Traumatol Arthrosc. 2019;27:1504–13.

58. Riviere C, Iranpour F, Harris S, Auvinet E, Aframian A, Parratte S, Cobb J. Differences in trochlear parameters between native and prosthetic kinematically or mechanically aligned knees. Orthop Traumatol Surg Res. 2018;104(2):165.

59. Parratte S, Pagnano MW, Trousdale RT, Berry DJ. Effect of postoperative mechanical axis alignment on the fifteen-year survival of modern, cemented total knee replacements. J Bone Joint Surg Am. 2010;92(12):2143.

60. Bonner TJ, Eardley WG, Patterson P, Gregg PJ. The effect of post-operative mechanical axis alignment on the survival of primary total knee replacements after a follow-up of 15 years. J Bone Joint Surg Br. 2011;93(9):1217.

# 第25章

# 使用个体化工具进行运动学对线全膝关节置换

William G.Blakeney and Pascal-André Vendittoli

**关键点：**

- 执行运动学对线（KA）TKA需要精确的截骨计划和精密的工具来实现设定的目标。
- 基于计算机断层扫描的病人专用仪器（PSI）是我们进行KA TKA植入的首选方法。

- 限制性运动学对线方案（rKA）是作为"真正的"KA技术在非典型膝关节解剖患者情况下的替代解决方案而开发的。
- rKA方案将股骨和胫骨假体冠状对齐限制在中立位的5°以内，整个组合下肢冠状方向在中立位的3°以内。
- PSI使术前计划和微调调整变得可行。
- 与标准仪器、计算机导航或机器人手术相比，PSI缩短了手术时间，减少了设备的使用。
- PSI是一个简单、标准化的解决方案，适用于特殊TKA患者的rKA方案，对外科医生和患者都有很多好处。

W. G. Blakeney

Department of Surgery, CIUSSS-de-L'Est-de-L'Ilede-Montréal, Hôpital Maisonneuve Rosemont, Montréal, QC, Canada

Department of Surgery, Albany Health Campus, Albany, WA, Australia

P.-A. Vendittoli (✉)
Department of Surgery, CIUSSS-de-L'Est-de-L'Ilede-Montréal, Hôpital Maisonneuve Rosemont, Montréal, QC, Canada

Department of Surgery, Université de Montréal, Montréal, QC, Canada

## 25.1 用于再现患者特定解剖结构的个体化仪器

患者的膝关节解剖有很大的差异。在全膝关节置换术（TKA）中精确地恢复该解剖结构可以改善膝关节平衡、临床功能和提高患者满意度。在TKA早期，植入物的尺寸和手术精度都是有限的。TKA对患者解剖结构的偏离程度和对临床结果的影响尚不清楚。然而，在个体化关节置换的时代，我们认为2mm或2mm以内的精度应该是我们追逐的目标。执行动力对线（KA）TKA需要精确的截骨计划和精密的工具来实现设定的目标。患者专用仪器是一个非常有吸引力的解决方案。这些患者专用仪器（PSI）的构建基于使用断层或磁共振成像的术前计划。重建患者膝、髋和踝的3D模型，并根据外科医生的偏好识别解剖标志以设置胫骨和股骨截骨的参数。术中，应用定制导向器或PSI置于骨表面以引导切除。PSI明确了植入物的方向和尺寸。

一般而言，CT成像是KA TKA的首选，因为需要测量患者的骨骼解剖来测量患者的膝关节结构。大多数接受TKA治疗的患者骨丢失较小，大多数关节面磨损为软骨性。将切除部分与股骨和胫骨的骨解剖结构对齐，考虑到内侧和外侧软骨层相等，可以恢复自然关节线和对齐。然而，当出现骨丢失时，在计划切除平面时应考虑这一点。一项荟萃分析比较了以MRI为基础和以CT为基础的PSI准确性[1]。他们报告称，基于CT的系统中异常值＞3°的发生率为12.5%，而基于MRI的系统中为16.9%，差异在统计学上并不显著。

许多研究和荟萃分析评估了PSI的准

确性[2-10]。3项荟萃分析报告称，与传统器械相比，PSI改善了股骨冠状面对齐[6-8]。然而，其他4项荟萃分析未能发现显著差异[2-5]。在4个荟萃分析中，相较于PSI，传统器械获得了更好的胫骨冠状面对线[2,4,5,8]，而3个没有检测到任何显著差异[3,6,7]。在任何荟萃分析中，股骨矢状面对线都没有显著差异。4项研究发现胫骨矢状面不对齐的风险增加与PSI有关[2,4,5,8]。一项研究表明使用PSI改善了旋转对齐[10]。这些研究都着眼于机械学对线方案的准确性。KA技术的PSI的准确性可能会复制这些结果。

## 25.2 受限制的动力对线草案和个体化仪器

自2011年以来，我们开发并在临床上使用了一种受限制的KA方案（rKA，见第17章）[11]。所述的PSI方法（MyKnee®，Medacta International SA，Castel San Pietro，Switzerland）是我们进行rKA TKA植入的首选方法。根据标准化的膝关节方案进行术前CT扫描。然后根据外科医生的偏好产生截骨块和膝关节的3D骨骼模型。rKA草案旨在规定的安全范围内再现患者的膝关节解剖结构[11,12]。rKA技术将股骨和胫骨假体的冠状排列限制在中立位的5°以内，冠状位上，整个下肢在中立位的3°以内。如前所述（见rKA，第17章），在更复杂的情况下，需要修改胫骨和股骨的解剖结构以保持在这些范围内，我们的做法是尽可能有限制地保留股骨解剖结构，并在胫骨侧进行更大的修改。我们认为股骨屈曲轴在膝关节运动中起着更重要的作用。股骨旋转设置为向后髁旋转0°。股骨尺寸与股骨远端解剖结构的最佳匹配，矢状面避开凹槽，通常相对于股骨的机械轴弯曲2°~4°。根据制造商的建议，胫骨后斜率设置为3°。rKA方案由Medacta国际公司的资深MyKnee®工程师执行。然后，根据这些规范将术前计划发送给外科医生批准（图25.1）。模拟并提供了切口和植入物的图像（图25.2）。如果需要，外科医生可以修改术前计划。

手术时，无菌3D骨模型配有PSI切割指南（图25.3）。可以在3D骨骼模型上测试股骨和胫骨切割导轨，以评估最佳配合（图25.4）。当我们使用基于CT的方案时，覆盖截骨块接触区域的软骨和软组织必须在电刀的帮助下从骨头上移除。接触区域可以在骨骼模型上识别（图25.2）。然后手动将股骨切割块放置在股骨远端，处于最大稳定性的位置（图25.5）。定位满意后，使用钉子将截骨切割模块固定，除了为远端股骨切除定位导向器外，这些钉子还设定4合1切割导向器的旋转，从而设定股骨旋转。

对于胫骨切除来说，可使用胫骨导向器和骨模型重复该过程。为了确保导向装置的最大稳定性，外科医生应该验证胫骨切割块和胫骨之间的接触点与骨模型一致（图25.4）。一旦切割导轨在胫骨上正确定位，将根据术前计划自动为膝关节设置切割参数（图25.6）。随着植入过程的进行，我们手动调整胫骨的旋转以匹配股骨的屈曲和伸展。

## 25.3 患者专用仪器的优势

作者使用的PSI方法（MyKnee®，Medacta International SA，Castel San Pietro，Switzerland）在许多研究中证明了植入物定位的准确性[13-16]。一项对50个连续全膝关节置换术的研究表明，在使用MyKnee® PSI情况下，98%的全膝关节置换术在计划的HKA角的3°以内[13]。分别有100%和96%的患者实现了胫骨和股骨组件的预测冠状面方向。分别有98%和92%的患者实现了股骨和胫骨组件的矢状取向。90%的患者在计划的3°内完成了准确的股骨旋转。

大多数评估PSI的研究表明，与胫骨相比，股骨组件的位置有所改善。作者的经验是，由于股骨远端的解剖结构一致，股骨切割导向器更容易精确定位。我们建议在定位胫骨时，外科医生花额外的时间来确认准确的位置。二次检查可以使用校准导轨进行，并在切除后使用卡钳进行。在rKA TKA的大多数情况下，不会出现韧带失衡。因此，在rKA上使用PSI简化了TKA程序，以便将切割块精确地应用到患者的骨骼上，并避免使用摆动锯产生切割偏差。在这些程序中，我们更喜欢使用精密锯片（美国史赛克）。这把锯条有一个摆动的尖端，但是锯条的中心保持不动。它消除了PSI切割槽中的刀片振动，从而避免产生塑料磨损或碎片。

PSI的另一个好处是手术过程的标准化，所有的计划都是在手术前完成的，相比之下，计算机导航[11]或机器人手术是在手术时完成的。与传统仪器的卡尺技术相比，PSI也很少需要重新切割（见第二章.24）。这可

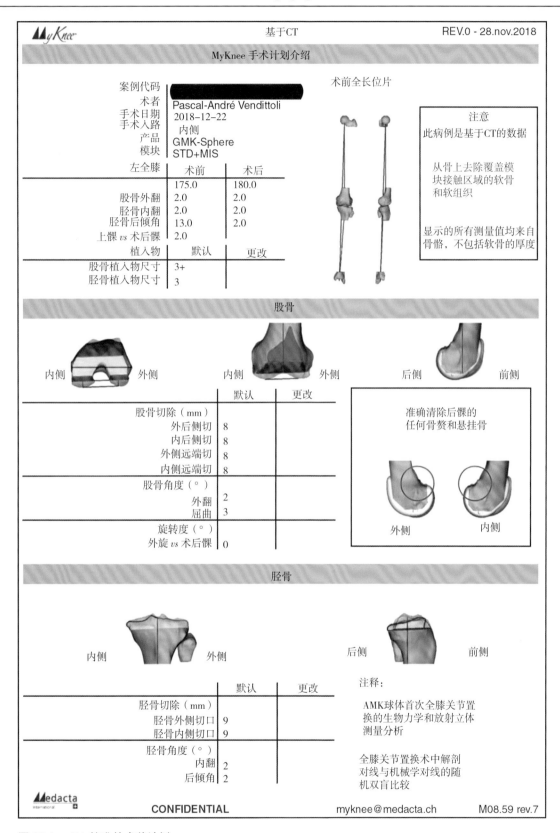

图 25.1 rKA 校准的术前计划

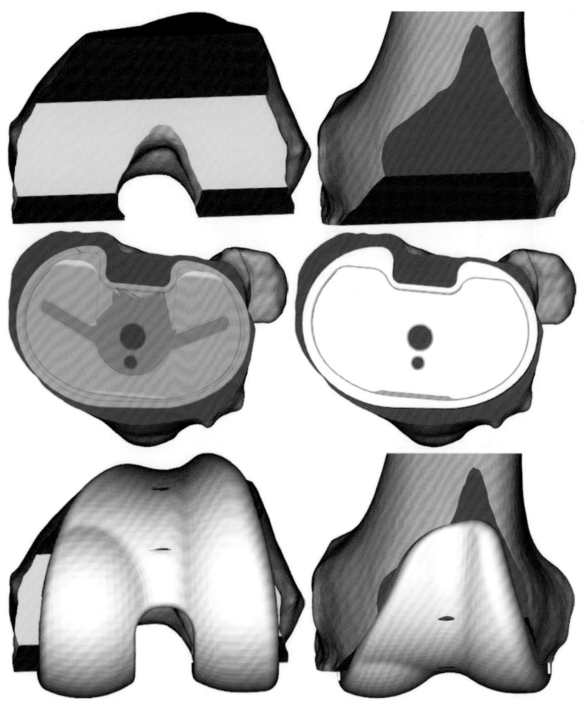

图 25.2　有和没有植入物的最终骨切口的图像

能会缩短操作时间。荟萃分析表明，与传统仪器相比，PSI的总手术时间（-4.4min，$P$ = 0.002）和失血量（-37.9ml，$P$ = 0.015）略有减少[17]。所纳入的研究都使用机械学对线技术指导TKA内固定物的放置。在需要定制计

划的情况下，使用针对个体化患者的校准技术可能会节省更多时间。

其他潜在的好处包括减少仪器，减少托盘处理要求，提高新手或手术量少的外科医生的准确性（图25.7）。将PSI与传统器械进行

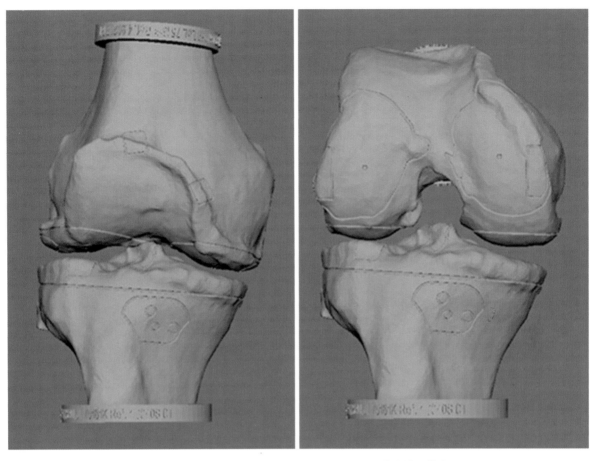

图 25.3 rKA 病例的 3D 骨模型，显示了相等的内侧和外侧切口厚度以及最终的关节线

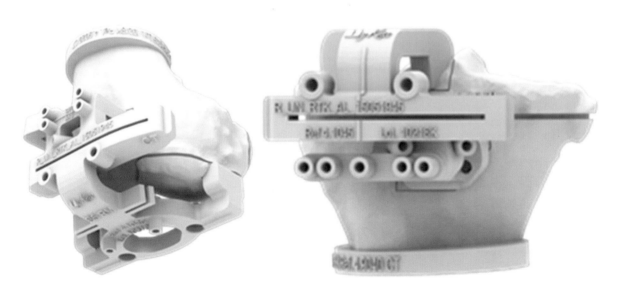

图 25.4 装配在三维骨模型上的切割块，以评估最佳配件

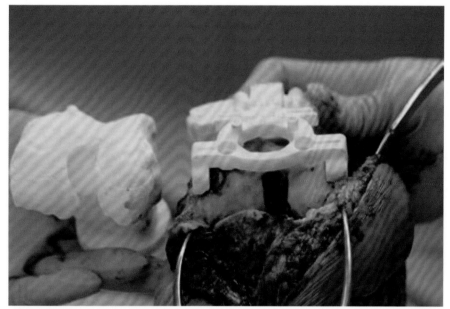

图 25.5　股骨上的股骨块

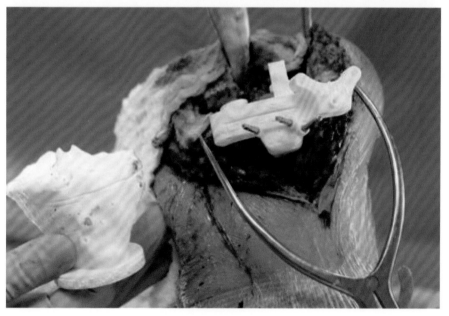

图 25.6　骨组织上的胫骨块

比较的试验表明，器械处理时间缩短了90分钟[18]。通过减少劳动力、设备和手术时间，这相当于每个病例总共节省了628美元。然而，他们确实注意到，这些节省的费用被术前成像和PSI制造的高成本所抵消。然而，这些成本可能比机器人手术的成本低得多，尤其是在手术量比较小的医学中心。与经验较少的外科医生相比，经验丰富的外科医生使用标准TKA设备进行骨切割更为准确[19]。在一项使用膝关节模型的研究中，患者专用器械已被证明可以提高经验不足的外科医生的准确性，达到外科专家的水平[20]。大多数比较PSI和传统器械准确性的临床研究是在具有经验的关节成形术外科医生的手术量大的中心进行的[8]，可能会因专家的熟练度而导致结果受到影响。

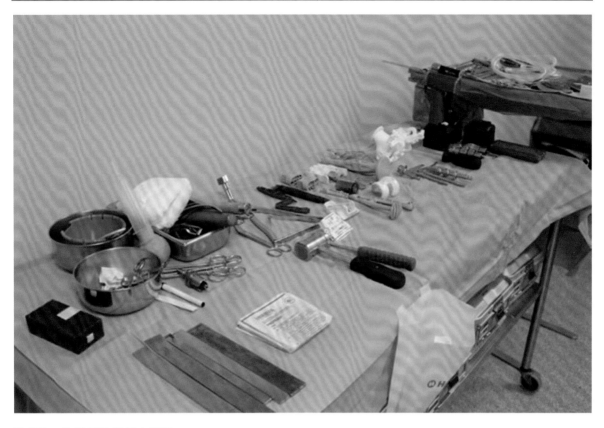

图 25.7 执行 TKA 的最小仪器

PSI是一个简单、标准化的解决方案，适用于TKA的特定患者rKA方案，对外科医生和患者都有很多好处。

## 25.4 临床案例

一名患有晚期膝骨关节炎的58岁女性在保守治疗失败后，提出考虑进行TKA。6年前，她在另一家机构进行了右TKA手术，临床结果不令人满意（疼痛和僵硬）。2年前，她接受了右TKA翻修手术（由最初的那名外科医生进行手术），但右膝功能并没有改善。她因左膝骨关节炎严重残疾，但在右膝结果令人失望后，她非常犹豫是否接受另一个TKA（图25.8）。我们在PSI指导下给了她进行了左膝rKA TKA手术。术前计划CT扫描显示术前股骨外翻2°，胫骨内翻2°（图25.1和图25.2）。手术前的HKA是4.5°内翻，这是胫骨内侧软骨磨损的结果。患者选择使用rKA方案接受TKA治疗。与约50％的病例一样，不需要对她的术前原始对线进行任何修改，因为它在我们方案中定义的安全范围内，满足纯KA植入条件。因此，对于股骨部分，正面对齐为外翻2°，对于胫骨部分，正面对齐为内翻2°，术后总体HKA为0。患者术后恢复顺利（图25.8b）。术后4个月，她的假体感觉自然，没有任何限制。她现在要求我们对她的右膝进行二次修正，以纠正植入方向。

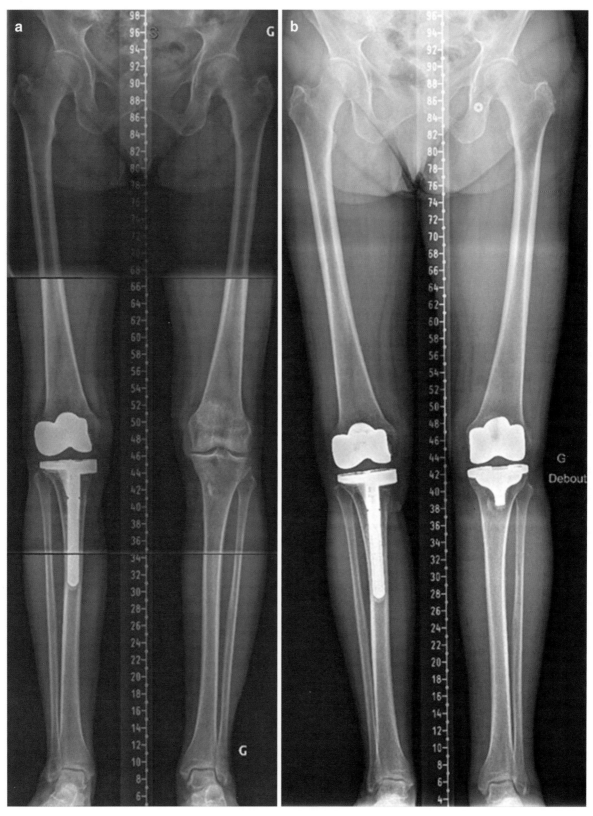

图25.8 左膝 rKA TKA 结合 PSI 的术前（a）和术后（b）站立全长片。患者对她的右 TKA 翻修（在其他医院接受手术）不满意，要求再次翻修

# 参考文献

1. Stirling P, Valsalan Mannambeth R, Soler A, Batta V, Malhotra RK, Kalairajah Y. Computerised tomography vs magnetic resonance imaging for modeling of patient-specific instrumentation in total knee arthroplasty. World J Orthop. 2015;6(2):290–7. Epub 2015/03/21

2. Fu H, Wang J, Zhou S, Cheng T, Zhang W, Wang Q, et al. No difference in mechanical alignment and femoral component placement between patient-specific instrumentation and conventional instrumentation in TKA. Knee Surg Sports Traumatol Arthrosc. 2015;23(11):3288–95. Epub 17 Jul 2014

3. Jiang J, Kang X, Lin Q, Teng Y, An L, Ma J, et al. Accuracy of patient-specific instrumentation compared with conventional instrumentation in total knee arthroplasty. Orthopedics. 2015;38(4):e305–13. Epub 23 Apr 2015

4. Shen C, Tang ZH, Hu JZ, Zou GY, Xiao RC, Yan DX. Patient-specific instrumentation does not improve accuracy in total knee arthroplasty. Orthopedics. 2015;38(3):e178–88. Epub 12 Mar 2015

5. Zhang QM, Chen JY, Li H, Chai W, Ni M, Zhang ZD, et al. No evidence of superiority in reducing outliers of component alignment for patient-specific instrumentation for total knee arthroplasty: a systematic review. Orthop Surg. 2015;7(1):19–25. Epub 25 Feb 2015

6. Sharareh B, Schwarzkopf R. Review article: patient-specific versus standard instrumentation for total knee arthroplasty. J Orthop Surg (Hong Kong). 2015;23(1):100–6. Epub 30 Apr 2015

7. Cavaignac E, Pailhe R, Laumond G, Murgier J, Reina N, Laffosse JM, et al. Evaluation of the accuracy of patient-specific cutting blocks for total knee arthroplasty: a meta-analysis. Int Orthop. 2015;39(8):1541–52. Epub 11 Oct 2014

8. Thienpont E, Schwab PE, Fennema P. A systematic review and meta-analysis of patient-specific instrumentation for improving alignment of the components in total knee replacement. Bone Joint J. 2014;96-B(8):1052–61. Epub 3 Aug 2014

9. Ageberg E, Björkman A, Rosén B, Roos EM. Principles of brain plasticity in improving sensorimotor function of the knee and leg in patients with anterior cruciate ligament injury: a double-blind randomized exploratory trial. BMC Musculoskelet Disord. 2012;13:68.

10. Mannan A, Akinyooye D, Hossain F. A meta-analysis of functional outcomes in patient-specific instrumented knee arthroplasty. J Knee Surg. 2017;30(7):668–74. Epub 3 Dec 2016

11. Hutt JRB, LeBlanc MA, Massé V, Lavigne M, Vendittoli PA. Kinematic TKA using navigation: surgical technique and initial results. Orthop Traumatol Surg Res. 2016;102(1):99–104.

12. Almaawi AM, Hutt JRB, Masse V, Lavigne M, Vendittoli P-A. The impact of mechanical and restricted kinematic alignment on knee anatomy in total knee arthroplasty. J Arthroplast. 2017;32(7):2133–40.

13. Nabavi A, Olwill CM, Do M, Wanasawage T, Harris IA. Patient-specific instrumentation for total knee arthroplasty. J Orthop Surg (Hong Kong). 2017;25(1):2309499016684754. Epub 1 Feb 2017

14. Lyras DN, Greenhow R, Loucks C. Restoration of the mechanical axis in total knee artrhoplasty using patient-matched technology cutting blocks. A retrospective study of 132 cases. Arch Bone Joint Surg. 2017;5(5):283–9. Epub 12 Dec 2017

15. Koch PP, Muller D, Pisan M, Fucentese SF. Radiographic accuracy in TKA with a CT-based patient-specific cutting block technique. Knee Surg Sports Traumatol Arthrosc. 2013;21(10):2200–5. Epub 15 Aug 2013

16. Anderl W, Pauzenberger L, Kolblinger R, Kiesselbach G, Brandl G, Laky B, et al. Patient-specific instrumentation improved mechanical alignment, while early clinical outcome was comparable to conventional instrumentation in TKA. Knee Surg Sports Traumatol Arthrosc. 2016;24(1):102–11. Epub 20 Oct 2014

17. Thienpont E, Schwab PE, Fennema P. Efficacy of patient-specific instruments in total knee arthroplasty: a systematic review and meta-analysis. J Bone Joint Surg Am. 2017;99(6):521–30. Epub 16 Mar 2017

18. Barrack RL, Ruh EL, Williams BM, Ford AD, Foreman K, Nunley RM. Patient specific cutting blocks are currently of no proven value. J Bone Joint Surg Br. 2012;94(11 Suppl A):95–9. Epub 9 Nov 2012

19. Plaskos C, Hodgson AJ, Inkpen K, McGraw RW. Bone cutting errors in total knee arthroplasty. J Arthroplast. 2002;17(6):698–705. Epub 7 Sept 2002

20. Jones GG, Logishetty K, Clarke S, Collins R, Jaere M, Harris S, et al. Do patient-specific instruments (PSI) for UKA allow non-expert surgeons to achieve the same saw cut accuracy as expert surgeons? Arch Orthop Trauma Surg. 2018;138:1601–8. Epub 5 Sept 2018

# 第26章

# 使用术中计划和辅助设备（CAS、机器人）进行患者个体化的膝关节置换

M.Cievet-Bonfils, C.Batailler, T.Lording, E.Servien and S.Lustig

## 26.1 引言

计算机辅助手术（CAS）和机器人手术通过提高骨切除和软组织平衡的手术精度，展现出了关节置换的前景[1]。其目的不是替代外科医生，而是帮助外科医生实现更精确的植入目标。

数据表明，涉及3D术前计划和定制指南的系统正在被更加频繁地使用，并有利于提高植入的精度。这些系统的不便之处在于需要用特定的系统进行术前计算机断层扫描，以及制造定制指南的成本。

机器人外科手术的发展依赖于手术过程中骨骼变形的步骤，例如NAVIO系统（Smith Nephew®）[2,3]。因此，术前CT成像不再是必要的步骤。这些系统有可能提高膝关节成形术的手术准确性。然而，了解手术步骤和潜在的困难是非常有必要的。本章介绍了这一发展的相关技术，当前和未来的应用，以及进行机器人或计算机辅助手术的手术技巧。

## 26.2 计算机辅助外科手术和机器人

CAS和机器人手术允许通过骨变形过程

M. Cievet-Bonfils · C. Batailler · E. Servien
S. Lustig (✉)
Orthopaedic Department, Lyon North University Hospital, Lyon, France
e-mail: maxime.cievet-bonfils@chu-lyon.fr;
cecile.batailler@chu-lyon.fr; elvire.servien@chu-lyon.fr

T. Lording
Melbourne Orthopaedic Group,
Windsor, VIC, Australia

在手术中定义股骨远端和胫骨近端骨解剖结构，以及确定机械轴（股骨、胫骨和肢体）和膝关节运动范围。

机器人手术允许在计划阶段动态获取韧带松弛度，协助放置切割导向器，并最终允许评估残余韧带松弛度。

在手术过程中，通过机器人系统和3D规划精确地执行植入物定位。使用BlueBelt系统（Smith and Nephew®），骨切除由操作手持件的外科医生完成，而当手持件移动到计划的骨切除区域之外时，计算机自动缩回钻头。这个特殊的系统需要最小的术前成像。我们不进行任何术前3D成像，只进行标准的放射影像学评估。

## 26.3　单室膝关节成形术

植入股骨-胫骨或髌骨-股骨UKAs在技术上要求很高，其成功取决于适应证的匹配程度及其植入质量。这使得这些程序非常适合机器人技术的使用。

### 26.3.1　内侧UKA外科技术

#### 26.3.1.1　装置

患者取仰卧位，用侧向支撑和脚楔将膝关节保持在屈曲90°。可以根据外科医生的喜好使用止血带。

NAVIO PFS控制台由三部分组成：

红外摄像机（和传统手术导航系统一样），必须安装在距离手术区域约1m的位置，面向操作者，以便持久观察股骨和胫骨传感器。

覆盖有无菌布帘的触摸屏。它位于操作者伸手可及的地方，通常在对侧髋部。

在切除过程中控制机器人钻头和冲洗的控制台。机头可以用一只手握住，并通过电缆和冲洗管连接到控制台。

第一步是定位股骨和胫骨传感器，最常见的是以经皮的方式定位到胫骨，并以最小的股肌下通道定位到股骨，以便不穿过四头肌。这些传感器必须在整个手术过程中和整个膝关节活动范围内可见。切口位于髌旁（内侧或外侧），通常从髌骨上极到关节线以下约1cm，长度约10cm。在韧带平衡系统进行任何记录之前，去除骨赘是很重要的。

#### 26.3.1.2　感兴趣点的获得

在以往的CAS系统中，这一阶段的过程通常是漫长而乏味的，但是计算和技术的进步使其优化成为可能。为了确保传感器在整个过程中保持稳定，在胫骨和股骨处确定一个参考点，允许外科医生用探头检查传感器是否移动。

髋中心是通过腿的重复旋转运动获得的，最大允许误差为0.9mm。内踝和外踝是用探头直接在脚踝处测得的。由于内翻和外翻不受约束的完全的屈伸运动，膝关节的整个运动范围都被记录下来。然后，在外翻（或在外侧单室的情况下为内翻）受力的情况下进行相同的伸展-屈曲运动，以记录整个运动范围内变形的可减少性。这种动态采集是必要的，因为它允许系统在计划阶段考虑韧带松弛。

然后用探针在股骨上获取感兴趣的点：膝关节的中心（在切口的顶部），中间髁的最远端、最后面和最前面的点（对应于膝关节完全伸展时胫骨平台的最前面点和股骨髁之间的接触部）。继续使用探针进行髁表面的骨变形阶段股骨采集（图26.1）。

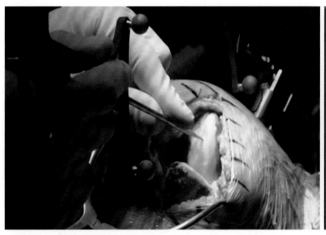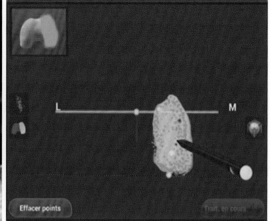

图 26.1    股骨髁骨变形

然后对胫骨重复相同的顺序：胫骨的中心、胫骨杯的最远端点、最后面的点（完整的股骨髁使进入变得困难）、最中间的点和最前面的点。在完成表面骨变形阶段的胫骨采集之前，也记录胫骨的前后轴。

### 26.3.1.3    规划

这是机器人系统的基本步骤之一，因为它允许实时动态规划，考虑到变形的可还原性。

第一步是选择股骨植入物的尺寸，在手术过程中可以随时修改。然后选择股骨组件在三个空间平面内的位置。分成四部分的单独屏幕显示了植入物相对于股骨髁形状的准确位置。触摸屏允许操纵计划植入的股骨髁的3D视图，以便精确地观察最终位置。该股骨植入物的角度值在任何时候都是可见的：内翻/外翻、弯曲和旋转。

目标是获得骨表面的最大覆盖，保持关节线的高度，避免与巨大的胫骨棘碰撞。然后对胫骨组件执行相同的步骤。首先决定植入物的尺寸和聚乙烯的厚度。然后选择内翻/外翻、旋转、胫骨斜度和植入物相对于胫骨棘的位置。触摸屏还允许旋转3D图像，以精确观察植入物在三个空间平面中的位置。对于单室假体，胫骨切除应尽量减少。

下一步是根据0°和120°屈曲之间的角度矫正（术前与术后）来可视化我们计划的结果。在这个阶段，我们可以改变胫骨植入物（内翻/外翻，倾斜度，旋转，切除深度）和股骨植入物（内翻/外翻，屈曲，旋转，切除高度）的位置，并可视化对最终角度校正的影响。这些参数不仅考虑了静态采集，还考虑了初始动态采集，因此考虑了每个弯曲角度下变形的可还原性（图26.2）。

计划的最后阶段是在屈曲过程中可视化组件之间的接触点，如果需要的话，允许任一组件的侧化或中间化，以更好地将该接触点居中。您可以在不同的规划屏幕之间自由导航。一旦获得了期望的结果，最终的选择就是有效的。

### 26.3.1.4    骨表面的准备

一旦规划得到验证，我们就可以准备骨骼表面。机器人钻头与冲水系统和校准阶段的组装需要几秒钟。最后一个控制步骤允许

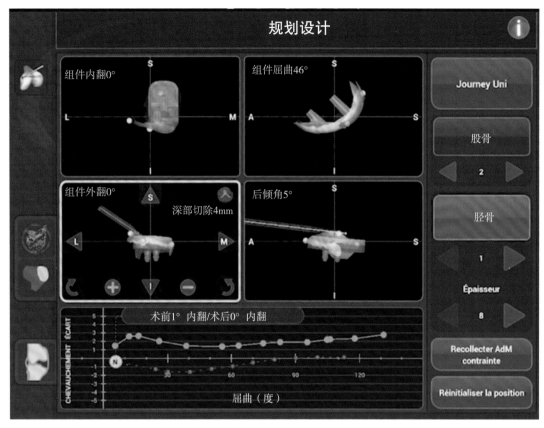

图 26.2　根据股骨和胫骨植入物定位的整体膝关节平衡规划

您可视化要钻孔的区域。我们检查它在视觉上是否对应于您想要放置植入物的区域。

我们通常从股骨开始，股骨更容易接近。如果需要，也可以从胫骨开始。自动反馈系统只在计划区域进行钻头处理。如果离开这个区域，钻头就会缩回，这就完全避免了错误地切除不需要的区域的骨骼。要去除的剩余骨深度以彩色编码的方式连续显示在屏幕上，这有助于以有效的方式确定钻头的方向。外科医生有完全的操作自由；机器人系统仅在钻头移出计划区域时才收回钻头。我们在膝关节过屈中逐渐移动膝关节到达股骨后部区域。在能够进入股骨髁的最后面部分之前，有时需要在胫骨上钻孔。

一旦股骨截骨完成了，我们就用同样的视觉控制移动到胫骨。我们从胫骨的最前部开始，逐渐延伸到整个计划的表面。为了节省几分钟的手术时间，可以使用骨切除的最前部作为锯的导向，并锯除后部。去钻头完成后，用锉刀锉平骨切除处的任何不规则部分。然后移除在该阶段容易接近的弯月面。最后一步包括在视觉控制下钻孔股骨植入物的锚定凸耳。

26.3.1.5　试验和最终植入

然后，我们可以放置试验植入物，并在屏幕上显示获得的矫正角度以及整个运动范围内的韧带软组织平衡。最终植入物的粘接和固定是根据外科医生的偏好进行的。我们可以在原位再次检查最终植入物的膝关节角度校正和平衡。

#### 26.3.1.6 结果

根据我们使用NAVIO系统的经验，结果，特别是植入物的定位已经有了显著的改善。膝关节假体成功的关键参数之一是再现关节线水平[4]。我们发表的关于单室假体的结果表明，自2013年以来，该机器人系统很好地控制了该参数，同时在短期和中期内给出了良好的临床结果[5]。希望长期的结果能证实这些令人鼓舞的初步放射学和临床发现。在文献中，机器人辅助UKA没有显著改善平均植入物定位。相比之下，异常值的减少是显著的[6]，因此与故障的减少非常相关。Ponzio和Lonner报道，在机器人辅助的UKA手术中，积极的胫骨切除不太常见[3]。

机器人辅助UKA研究报告了令人满意的短期和中期存活率[7]。然而，没有对比研究表明机器人辅助的UKA比传统的UKA有更高的存活率。报道的机器人辅助UKA后中期翻修率为3%~10%[8-10]。

## 26.4 髌股关节膝关节成形术

髌股关节假体涉及不同的难点。然而，这可能是机器人手术的最佳适应证之一，因为理想的定位需要精确理解股骨远端的三维解剖结构。即使使用传统的仪器进行截骨也需要配合使用钻头。NAVIO系统的采集阶段使3D规划变得十分容易，该系统产生滑车的3D模型并记录参考轴（双上髁、白边、股骨机械）。因此，在截骨之前，可以可视化滑车植入物的预期3D定位，并确保股骨植入物与股骨髁软骨的完美过渡。准备阶段由带有机器人手持件的受控

的钻头系统来完成，该机器人手持件根据计划以比标准仪器更高再现性的方式去除软骨和软骨下骨。很少有研究描述机器人辅助髌骨股骨假体的结果，这些研究没有可比性。第一个系列报告了令人满意的功能评分和良好的植入物定位[11]。

## 26.5 全膝关节置换术

### 26.5.1 计算机辅助手术

计算机辅助外科手术在20世纪90年代早期率先出现，1997年进行了第一次全膝关节置换术。计算机导航提供了手术中对准、平衡和运动学的动态评估。

计算机辅助系统由两部分组成：

——红外摄像机必须安装在距离手术区域约1米处，面向操作者，以便在整个手术过程中持久观察传感器。

——触摸屏。

手术从在股骨和胫骨上放置传感器开始。然后，使用手持件获取不同的机械角度和髋关节中心。然后使用标准方法进入骨表面。使用手持件进行股骨髁和胫骨平台的骨骼修剪。然后，将骨切割导向器放在股骨上进行远端切割。

骨切割导向器可以控制股骨和胫骨的内翻/外翻、屈曲/伸展和内旋/外旋。它们有传感器，允许计算机系统计算骨切割的角度。当调整切割导轨时，操作者可以在屏幕上看到它对骨切割的影响。然后，操作者可以按照屏幕上的计划进行切割。切割完成后的手术步骤与传统的全膝关节置换术相同。

### 26.5.2 机器人

计算机辅助手术系统使用解剖学和韧带软组织平衡数据帮助放置切割导引。NAVIO系统是一个使用更详细的解剖数据的演变程序，特别是关于软组织数据演变的采集（图26.3）。事实上，该系统可以在整个运动范围内进行采集，而不仅仅是在0°和90°屈曲时，这样可以便于放置股骨和胫骨组件，以优化整个运动范围内的稳定性。

在数据收集阶段，可以检查和改善软组织的松解和平衡。在整个运动范围内，韧带的排列和可能的收缩或松弛都会被收集并记录起来。

组件的尺寸和位置在进行截骨之前都已完成。虚拟规划允许根据解剖和韧带平衡来确定植入物的大小和位置。一旦计划得到验证，外科医生使用机器人钻孔器在股骨远端打4个孔，在胫骨近端打2～4个孔。使用这些孔作为导向放置切割导向器，然后固定在骨头上（图26.4）。通过在切割槽中放置一个工具，虚拟切割可以在实操之前在屏幕上实现可视化预演。这些切口也可以在完成后用相同的工具检查。

然后放置试验植入物，在最终植入物粘接之前，可以将整个运动范围内韧带平衡的检查结果与初始计划进行比较。

这种类型的编程在使用植入物复制膝关节的运动学时特别有趣。事实上，为了再现理想的关节运动学，它们不仅需要考虑骨组织结构，还需要考虑软组织。

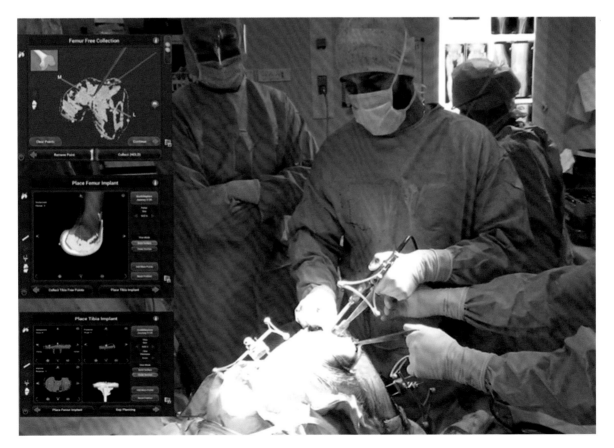

图 26.3　使用 NAVIO 系统进行全膝关节置换术

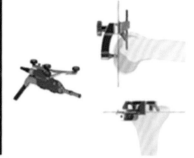

图 26.4    使用机器人手持件准备并设置股骨和胫骨切割导向器的位置

### 26.5.3    文献

在一项比较TKA传统手术和计算机辅助手术的5年随访研究中，Cip等人没有发现任何植入物存活率的差异，但在传统组中机械轴和胫骨斜率的准确性较差。临床检查显示两组间无差异；然而，Knee Society评分在导航组更好[12]。很少有关于机器人辅助TKA的研究。这些研究基本上是没有对照组或长期随访的初步研究。长期随访和随机研究对于可靠地评估机器人辅助TKA的优势是非常有必要的。

## 26.6    下一步是什么?

机器人手术系统的成功表明，它们在手术室中的地位将变得越来越重要。它可能为保留双交叉韧带放置膝关节置换假体提供重要支持，这种操作需要彻底了解内侧和外侧间室的不同特征，以及精确的截骨。通过使用机器人手持件引导的钻头，对于胫骨棘的保护也会变得更简单。

目前，一个最新的概念是在TKA中开发的下肢对线。TKA的动力对线（KA）允许保留膝关节的一部分结构畸形，并获得一个更符合生理现状的膝关节，这更易于实现韧带平衡。几项研究报告称，在使用动力对线调整后，正常步态得到更好的恢复，功能结果更好[13,14]。很少有TKA辅助设备能够准确地执行KA。一些研究评估了机器人手术系统的效率，以获得令人满意的KA，并与机械学对线的结果进行比较[15-17]。在一项随机研究中，Yao等人比较了机器人辅助TKA结合KA或机械学对线后的治疗结果和步态分析[15]。经过8年的随访，他们发现两组的结果相同。机器人辅助手术在TKA手术期间进行精确的动力对线可能会非常有趣。这种用法很少并且关于此类的研究仍不常见。需要更多的研究来评估机器人辅助外科手术对指导KA的潜力。

呈指数增长的膝关节假体翻修领域，也应该得到机器人手术的帮助。截骨区域的准备工作将允许进行楔形或圆锥形的精确调整，也可以结合翻修假体列出详细的计划，在移除要翻修的植入物之前应考虑韧带平衡。

## 26.7    临床案例

一位40岁的患者因髌骨不稳定导致疼而就诊。她有复发性髌骨脱位的病史，胫骨前结节的远端化部分改善了髌骨脱位。患者表现为膝关节外翻，但没有任何僵硬、髌骨撕裂和J征。X线片显示髌股关节骨关节炎和滑车发育不良D型（Dejour分型），髌骨高度正常（图26.5）。在计算机断层扫描上测量的胫骨结节-滑车沟（TT-TG）距离为35mm。

她接受了与胫骨前结节内侧化相关的双侧髌股关节假体置换。机器人辅助能够使滑车组件在三维空间中精确植入，以获得良好的髌骨轨迹，而没有撞击。在这种情况下，为了改善路径和充分钻孔以避免增加前室的约束，稍微偏侧滑车是合理的（图26.6）。

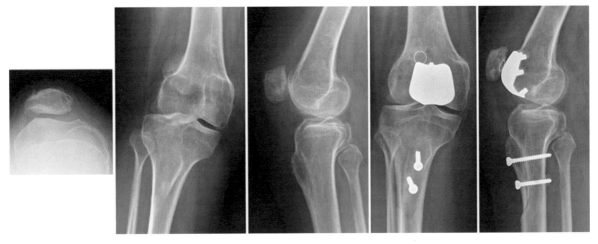

图 26.5 术前和术后膝关节 X 线片

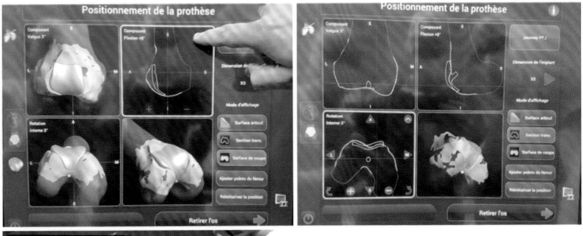
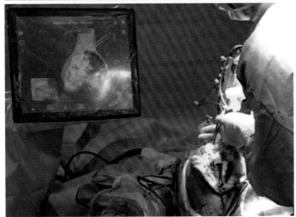

图 26.6 在用反向控制钻头截骨之前，在机器人的帮助下进行植入物定位

# 参考文献

1. van der List JP, Chawla H, Joskowicz L, Pearle AD. Current state of computer navigation and robotics in unicompartmental and total knee arthroplasty: a systematic review with meta-analysis. Knee Surg Sports Traumatol Arthrosc. 2016;24:3482–95.
2. Lonner JH, Moretti VM. The evolution of image-free robotic assistance in unicompartmental knee arthroplasty. Am J Orthop (Belle Mead NJ). 2016;45:249–54.
3. Ponzio DY, Lonner JH. Robotic technology produces more conservative tibial resection than conventional techniques in UKA. Am J Orthop (Belle Mead NJ). 2016;45:E465–8.
4. Weber P, Schroder C, Laubender RP, et al. Joint line reconstruction in medial unicompartmental knee arthroplasty: development and validation of a measurement method. Knee Surg Sports Traumatol Arthrosc. 2013;21:2468–73.
5. Herry Y, Batailler C, Lording T, Servien E, Neyret P, Lustig S. Improved joint-line restitution in unicompartmental knee arthroplasty using a robotic-assisted surgical technique. Int Orthop. 2017;41:2265–71.
6. Bell SW, Anthony I, Jones B, MacLean A, Rowe P, Blyth M. Improved accuracy of component positioning with robotic-assisted unicompartmental knee arthroplasty: data from a prospective, randomized controlled study. J Bone Joint Surg Am. 2016;98:627–35.
7. Marcovigi A, Zambianchi F, Sandoni D, Rivi E, Catani F. Robotic-arm assisted partial knee arthroplasty: a single centre experience. Acta Biomed. 2017;88:54–9.
8. Pearle AD, van der List JP, Lee L, Coon TM, Borus TA, Roche MW. Survivorship and patient satisfaction of robotic-assisted medial unicompartmental knee arthroplasty at a minimum two-year follow-up. Knee. 2017;24:419–28.
9. Plate JF, Augart MA, Seyler TM, et al. Obesity has no effect on outcomes following unicompartmental knee arthroplasty. Knee Surg Sports Traumatol Arthrosc. 2017;25:645–51.
10. Gladnick BP, Nam D, Khamaisy S, Paul S, Pearle AD. Onlay tibial implants appear to provide superior clinical results in robotic unicompartmental knee arthroplasty. HSS J. 2015;11:43–9.
11. Turktas U, Piskin A, Poehling GG. Short-term outcomes of robotically assisted patello-femoral arthroplasty. Int Orthop. 2016;40:919–24.
12. Cip J, Widemschek M, Luegmair M, Sheinkop MB, Benesch T, Martin A. Conventional versus computer-assisted technique for total knee arthroplasty: a minimum of 5-year follow-up of 200 patients in a prospective randomized comparative trial. J Arthroplast. 2014;29:1795–802.
13. Blakeney W, Clement J, Desmeules F, Hagemeister N, Riviere C, Vendittoli PA. Kinematic alignment in total knee arthroplasty better reproduces normal gait than mechanical alignment. Knee Surg Sports Traumatol Arthrosc. 2019;27:1410–7.
14. Courtney PM, Lee GC. Early outcomes of kinematic alignment in primary total knee arthroplasty: a meta-analysis of the literature. J Arthroplast. 2017;32:2028–2032.e2021.
15. Yeo JH, Seon JK, Lee DH, Song EK. No difference in outcomes and gait analysis between mechanical and kinematic knee alignment methods using robotic total knee arthroplasty. Knee Surg Sports Traumatol Arthrosc. 2019;27:2385.
16. Calliess T, Ettinger M, Savov P, Karkosch R, Windhagen H. Individualized alignment in total knee arthroplasty using image-based robotic assistance: video article. Orthopade. 2018;47:871–9.
17. Urish KL, Conditt M, Roche M, Rubash HE. Robotic total knee arthroplasty: surgical assistant for a customized normal kinematic knee. Orthopedics. 2016;39:e822–7.

# 第27章

# 用于关节置换的增强现实技术

Edouard Auvinet, Cedric Maillot and Chukwudi Uzoho

**关键点：**

- 增强现实技术是一种新的导航，它能使外科医生看到叠加的临床信息。
- 特定患者关节置换技术的规划和实施，以及整形外科手术的培训都将受益于增强现实系统。
- 增强现实平台的可用性与计算能力、跟踪系统精度和环境理解算法开发的改进有关。

E. Auvinet (✉) · C. Maillot
Orthopaedic and Trauma Surgery Department, UZ Gent, Ghent, Belgium

Health Innovation and Research Institute, UZ Gent, Ghent, Belgium

MSK Lab, Imperial College, London, UK
e-mail: e.auvinet@imperial.ac.uk

C. Uzoho
MSK Lab, Imperial College, London, UK
e-mail: chukwudi.uzoho16@imperial.ac.uk

本章旨在介绍一些关于使用增强现实平台进行特定患者髋关节和膝关节成形术的思考要素。本章主要由三个部分组成。第一部分简要介绍了"现实概念"和最近的技术进步，这些进步使这项新技术可以在手术室中使用。第二部分描述了增强现实过程，并解决了仍然需要解决的技术瓶颈。最后一部分提供了几个在手术室使用这种技术的案例。

## 27.1 从现实到增强现实

外科医生习惯于与他们的手术环境进行互动。在手术过程中，外科医生使用他们所有的感官以最佳的标准执行复杂的任务。然而，视觉、触觉和听觉是他们练习时最容易依赖的。通过他们的医学训练，以及在临床实践中获得的经验，他们已经学会并完善了用感官评估情况的能力。

近几十年来，增强现实中使用的数字

技术已经得到发展，以便与人类感官进行交互。这些技术使用户能够通过数字记忆投射到现实中。然后这种"数字"现实通过数字界面呈现给人类。界面媒介包括眼睛的图像、耳朵的声音和触摸的压力。当数字系统能够测量用户的行为时，它就可以改变数字现实，并向用户呈现其新版本。

除了触觉之外，这些技术已经广泛用于电脑游戏，特别是"第一人称射击"游戏，在这种游戏中，画面呈现在屏幕上。这个案例使用非沉浸式虚拟现实，因为用户仍然与他们现实的一部分相连。沉浸式头盔的最新发展使人们能够将用户从现实中分离出来，并将用户暴露在立体显示器下。在这种情况下，每只眼睛都有自己的显示器，计算机从不同的位置为每只眼睛呈现一幅图片。用户的立体感知使其在虚拟环境中实现完全的3D式沉浸。此外，增强现实耳机使用虚拟对象在用户真实环境上进行立体投影。

从一开始，增强现实中使用的数字技术就旨在改变用户的感官。事实上，数字系统能够处理代表物体、场景或场景相关信息的信息，这创造了一种现实。已经开发了的几种产品，允许这种接口向用户的感官传递虚拟信息。被瞄准的主要感官是视觉和听觉。屏幕和音频设备首先帮助数字系统更好地向用户呈现虚拟信息。触觉也已经通过触觉设备的发展得到解决。但这种感觉尤其困难，因为它涉及到机械力的传递，而这种力是用可穿戴设备难以产生的。增强现实概念旨在将信息从虚拟现实投射到用户的现实中，需要理解用户的现实并正确呈现虚拟对象。信息可用性与信息的质量与其呈现密切相关。例如，很难在低质量图像显示和低精度骨表面上模拟和准备手术计划。这几年来这一点一直是技术瓶颈。在过去的几十年里，数字世界在技术和可用性方面都有所改善。事实上，技术进步带来了更高的计算能力、更好的输出接口和更小的设备。计算能力呈指数级增长。最后一台超级电脑天河二号比1954年发布的IBM 704强大$2.73 \times 10^{12}$倍。

随着计算能力的提高，可用性也有所提高。比如1985年发布的Cray-2和iPhone 6的计算能力差不多。如表27.1所示，当今的技术进步使我们能够运输和轻松使用该设备。设备也变得更加可用，售出了不到100台Cray-2，然而交付使用了超过2.2亿台iPhone 6设备证明了这一点。专业水平也是一个重要因素，Cray-2需要计算机科学家或工程师才能操作，而几乎任何人都可以操作iPhone 6。第二个关键因素也是成本。Cray-2的价格为3200万美元，而iPhone 6的价格为649美元。显示设备

表 27.1　Cray 2 和 iPhone 6 的功耗、重量和价格差异

| | Cray 2 | iPhone 6 |
|---|---|---|
| 功率 | 195 000 W | ~1 W |
| 重量 | 2500 kg | 0.129 kg |
| 费用 | 3200 万美元 | 649 美元 |

此表显示了具有同等计算能力的 Cray 2 和 iPhone 6 在功耗、重量和成本方面的差异

和图像渲染计算能力的改进推动了图像质量的进一步提高，并更好地将逼真度与现实联系起来（图27.1）。

触觉是与机器人领域相关联的特定部分。

这种简短的比较有助于找出数字技术的重要改进，这些改进推动了增强现实在临床领域的最新发展。通过更好的计划和实时可见的植入物定位参数，可以改善手术结果。增强现实是一种潜在的技术，它可以允许人们向临床医生提供额外的信息，以便在手术过程中提供帮助。

## 27.2 增强现实是如何工作的？

增强现实技术旨在将虚拟元素引入用户环境。所使用的信息需要与现实相关联，这意味着系统需要测量和理解用户的现实，对其进行处理以计算所需的信息，然后将其呈现以将该信息与现实相关联地投射给用户。为此，患者位置以及工具和显示设备等设备的相对位置是测量的关键要素，并且是计算反馈信息所必需的。

### 27.2.1 跟踪

为了测量和跟踪物体的位置，目前已经提出了几种技术。这可以通过三种测量方法来实现：接触式、半接触式和非接触式。这取决于物体和测量设备之间的联系。

在接触系统中，测量系统和物体之间存在机械联系。例如，Acrobot使用数字化仪臂来定位对象的位置和方向。手臂锚定在骨骼中，手臂的每个关节测量所有的空间参数以及每个手臂节段之间的长度和角度值。

半接触系统依赖于解剖结构和标记之间的接触链接以及标记和照相机之间的非接触链接。标记的3D位置通过光学系统的每个摄像机中标记的2D位置的三角测量来计算。由于附着在物体上的每个标记的独特空间配置，系统能够识别物体。大多数导航系统实际上都使用这种方法。

非接触式系统是最近才出现的，仍然是一个发展中的概念。在这种情况下，与病人的解剖结构没有任何联系。跟踪是在不需要在病人身上附加任何标记的情况下完成的。正如Liu等人[1]所展示的那样，深度相机的出现是可能的。深度相机是一个主动传感器，它将结构光模式投射到场景上。由于这种投影模式，深度相机可以重建场景的3D表面。在这种情况下，对象的解剖结构成为它自己的标记。跟踪是通过沿着时间识别和跟踪表

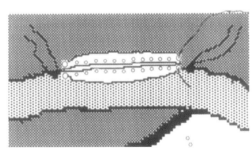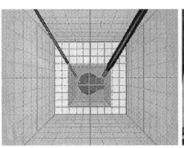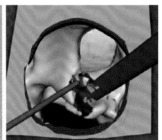

图 27.1　虚拟现实平台产生的图像的锥图展示了渲染质量随时间的演变，这增加了用户的真实感知水平。图像 1994、图像 2002、图像 2019（图像，改编自[9-11]）

面来完成的。然而，这种方法仍处于早期阶段，文献中只提出了概念证明。这种方法很有前途，因为它不仅可以跟踪骨骼位置，而且可以修改骨骼形状。对于接触式和半接触式方法，用户需要用专用工具采集骨表面的样本，以便用跟踪装置而不是非接触式系统记录骨表面，该系统已经传送了物体的3D表面的样本。该骨表面样本将用于骨配准的计算阶段。

对于增强现实系统，半接触和非接触跟踪系统将是最合适的。图27.2为半接触式和非接触式跟踪的混合解决方案的一个示例，同时使用附加标记跟踪钻头，使用深度相机跟踪股骨头。

接触和半接触跟踪系统的瓶颈是在手术开始时需要一个骨骼形状数字化阶段，并且每个骨骼修改控制都需要一些时间来执行。然而，由于它们依赖于标记来执行跟踪，因此它们对骨骼形状改变具有创造性。对于非

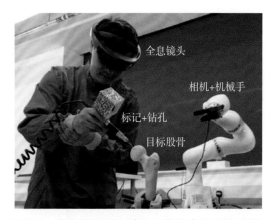

全息镜头

相机+机械手

标记+钻孔

目标股骨

图 27.2　术中增强现实辅助系统概念验证的设置。该系统在增强现实耳机中引入了对股骨部分的非接触跟踪系统和对用户的视觉反馈的使用。这种设置的一个特点是由机器人手臂自动定位深度相机，以确保在发生闭塞时股骨部分的可见性。该工具仍然使用带有附加标记的经典半接触跟踪方法进行跟踪（改编自参考文献 [1]）

接触式，瓶颈涉及深度传感器的精度和场景对三维形状的理解，以分离和识别场景中的不同对象。

### 27.2.2　计算机

该过程的计算部分包括两个操作。第一个操作是用术前图像跟踪的解剖部分的配准。第二个操作是从原始信息中计算临床指标，例如，将实际情况与术前计划进行比较。由于患者在术前成像期间采用的位置与患者在手术室中的实际位置可能不同，因此需要进行配准操作。该操作需要从术前信息和术中信息中识别相应的元素，以便计算它们之间的空间变换。在整形外科手术中，这种手术更容易，因为与单纯的软组织手术相比，骨是固体的。对于接触式和半接触式跟踪方法，这种操作已经很成熟，并已在大多数导航系统中使用。它通常使用基于基准的注册方法。在这种情况下，解剖基准点在术前图像中注释，然后外科医生在术中识别它们。它努力寻找空间变换，这将使骨骼样本点与骨骼的术前表面相吻合。在这种情况下，骨表面的识别由外科医生完成，他们自己已经识别并取样。这种配准通常通过在由计算机断层扫描发出的表面和术中样本点之间应用迭代最近点法来完成。使用非接触式方法，这种操作更加困难，因为深度相机会记录环境、骨骼、软组织和背景。分析的第一步是区分组织的性质。一旦上一步完成，测量的骨表面可以与在术前医学成像中测量的相关骨表面进行比较。第二步，计算操作集中于处理先前为患者解剖结构和设备获得的位置信息，以便传递临床相关信息。例如，这将把实际的术中情况与术前或术中计

划进行比较。为此，对于每个特定的操作步骤，将比较相关信息。例如，在TKA股骨末端骨切割过程中，摆锯的位置将与股骨位置进行比较。这将允许系统计算实际切割平面与术前计划的相对位置。然后可以提取两条有价值的临床信息，包括正常平面之间的角度误差和到骨组织中正确入口点的误差距离。

### 27.2.3 可视化

可视化将产生图像，并呈现给用户。在增强现实的情况下，代表数字现实的图像必须与外科医生的现实一致。为此，对象和耳机的跟踪信息允许在现实中定义视点并在正确的位置渲染虚拟对象。图27.3和图27.4显示了视觉反馈的例子，其中临床信息呈现在外科医生的视野中。在图27.4中，该信息被覆盖

在真实对象上，与图27.3中所示的相反，在图27.3中，该信息被放置在场景对象之外作为虚拟仪表板。实际的瓶颈是系统适应情况变化所花费的时间。例如，在快速运动的情况下，在测量跟踪信息的时刻、图像渲染完成

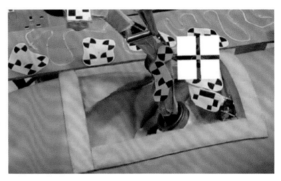

图27.3 此图表示学生通过 AR 耳机看到的视图。横杆上的绿点代表到目标的距离，垂直代表倾斜角度，水平代表前倾角度。该点保持红色，直到两个角度的误差都小于 1°。（改编自参考文献 [8]）

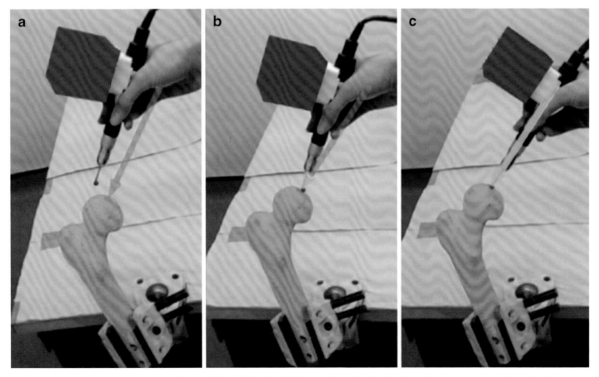

图27.4 该图显示了用户在髋关节表面置换中看到的股骨头钻孔组件的视觉反馈。箭头表示入口点和方向目标。（a）箭头是全红色的，因为方位误差和进入点误差分别不低于 1° 和 1mm。（b）进入点误差低于 1mm，由绿色箭头指示。（c）方向误差小于 1°，由绿色完整绿色箭头指示（改编自参考文献 [1]）

的时刻以及最终显示图片的时刻之间，视点的位置可能不同。这将在视觉反馈中产生一些不一致。这个问题可以随着技术性能的提高，通过减少跟踪和渲染延迟来解决。

## 27.3 增强现实如何支持外科手术?

全髋关节和膝关节置换的成功与植入物的正确定位有关。精确植入是个体化植入时最重要的，因为要考虑到关节解剖和运动学的个体化差异。也就是说，遵循精确的患者特异性计划，植入必须尽可能精确，并且需要这种精度的实时反馈，以确保最终结果与按照外科医生的最初计划一样。增强现实将很快融入骨科实践的不同活动中。事实上，手术的几个步骤可能有利于信息的3D展示。在外科医生的术前和术中计划、术中协助和培训过程中，会出现一些改进。

### 27.3.1 术前和术中计划

为了准备手术，医生考虑了许多方面的信息。然而，解剖体的形状通常呈现为2D信息，例如X线照片或CT扫描层或甚至3D表面，但是在屏幕上以2D的方式呈现。这种信息的3D特性受到演示界面的限制。多亏了新的增强现实耳机，它允许每只眼睛都有自己的屏幕，现在可以通过3D界面更准确地呈现3D信息来执行规划。这将有助于临床医生充分理解空间属性、深度感知，并最终有利于植入的质量和潜在的临床结果。

### 27.3.2 术中协助

如今，一些设备已经提供术中辅助，如导航或机器人系统。然而，用于显示反馈信息的主界面是位于操作区旁边的屏幕。这

意味着外科医生必须将他们的注意力分散在手术区域和屏幕之间。增强现实技术通过将反馈信息直接叠加到视野中，帮助外科医生将注意力集中在患者身上。这是可视化人体工程学的增强版。外科医生能够收到来自导航系统的信息反馈，同时保持精确运动控制他们的手势所需的视觉线索。Pr Rodriguez是第一个研究这个方向的人，他将导航屏幕投影到外科医生的视线中。这第一个简化步骤避免了耳机精确定位的需要和图像处理所需的实时约束问题，以确保反馈信息直接叠加到患者身上的可靠性。在肩部手术中，Pr Gregory[2]使用了手动注册的全息透镜。因为全息透镜自身定位在参考房间中，所以一旦全息透镜的定位出现误差（±5mm[3]）或患者移动，配准就不再有效，需要进行校正。这突出了增强现实技术中跟踪阶段的重要性。

最后，用于替换髋关节和膝关节的个体化运动学技术除了考虑运动学关节参数之外，还旨在再现个体的关节解剖结构。AR技术可以提高恢复原生解剖结构的精度，还可以在植入最终组件后实现更好的质量控制。

很快，这项技术将准备好涵盖外科医生进行手术所需的所有信息。这种信息可用于从骨切割平面方向到植入物最终位置的所有操作步骤。此外，在某些情况下，一旦手术开始并进行骨切割，标记植入物位置所需的几个标志的位置可能已经改变。这些标记可能不再可靠，危及最终的植入位置。一些临床前应用测试已经被用于髋关节和膝关节手术。在髋关节置换手术中，Fotouhi等人[4]使用C臂数据上的实时RGBD数据覆盖来帮

助全髋关节置换术中的臼杯定位，实现了低水平的关节平移、前倾和外展，误差分别为1.98 mm、1.10°和0.53°。Liu等人[1]利用机器人辅助的深度数据进行髋关节表面置换术导向孔钻孔。钻孔的位置和方向与术前计划进行比较，发现平均误差约为2mm和2°。Van Duren等人[5]使用数字荧光成像模拟器，使用正交摄像机跟踪附着在导丝上的彩色标记，以插入动态髋螺钉。该算法的精度随着迭代次数的增加而增加，最多可达20次，超过20次，误差逐渐聚合为2mm。Hiranaka等人[6]表明，在股骨头钉插入过程中，使用AR将荧光镜监视器投射到外科医生的视野中，有助于提高精度以及辐射暴露和插入时间。在膝关节手术中，Dario等人[7]使用了一种用于关节镜检查的AR机电工具，该工具的整体系统误差为3~4mm。

这些初步结果表明，增强现实技术可以帮助外科医生在TKA和全髋关节置换术中提高置换效率和安全性，特别是在个体化植入物定位的背景下。

### 27.3.3 培训

增强现实很快将在医疗实践的各个方面发挥重要作用。例如，增强现实已经被用于训练平台，以提供关于髋臼杯相对于目标的方位的反馈。通过这种方式，受训者可以利用来自AR耳机的实时反馈来提高他们以最佳倾斜度来精确放置髋臼杯。这种方法可能有助于避免视觉反馈和精细运动控制训练中的任何中断。例如，用于髋臼杯定位的AR训练平台在训练医学生方面的表现几乎与具有专家反馈的常规训练相同[8]。全髋关节置换术这

一关键部分中，图27.3所示平台的视觉反馈与培训中的专家反馈相同。

## 27.4 小结

AR技术无疑将很快在辅助关节置换手术中发挥重要作用。与计算机导航系统和机器人不同，AR可能同样有助于通过更好的术中人体工程学和工作流程来提高植入的精度，而不会给手术增加显著的额外成本。在AR技术能够完全融入日常临床实践之前，必须解决一些技术瓶颈。

## 参考文献

1. Liu H, Auvinet E, Giles J, Rodriguez F. Augmented reality based navigation for computer assisted hip resurfacing: a proof of concept study. Ann Biomed Eng. 2018;46(10):1595–605.
2. Gregory T, Gregory J, Sledge J, Allard R, Mir O. Surgery guided by mixed reality: presentation of a proof of concept. Acta Orthop. 2018;89(5):480–3.
3. Auvinet E, Galna B, Aframian A, Cobb J. O100: validation of the precision of the Microsoft HoloLens augmented reality headset head and hand motion measurement. Gait Posture. 2017;57(1):175–6.
4. Fotouhi J, Alexander CP, Unberath M, Taylor G, Lee SC, Fuerst B, et al. Plan in 2D, execute in 3D: an augmented reality solution for cup placement in total hip arthroplasty. J Med Imaging. 2018;5(02):1.
5. van Duren BH, Sugand K, Wescott R, Carrington R, Hart A. Augmented reality fluoroscopy simulation of the guide-wire insertion in DHS surgery: a proof of concept study. Med Eng Phys. 2018;55:52–9.
6. Hiranaka T, Fujishiro T, Hida Y, Shibata Y, Tsubosaka M, Nakanishi Y, et al. Augmented reality: the use of the PicoLinker smart glasses improves wire insertion under fluoroscopy. World J Orthop. 2017;8(12):891–4.
7. Dario P, Tonet O, Megali G. A novel mechatronic tool for computer-assisted arthroscopy. IEEE Trans Inf Technol Biomed. 2000;4(1):15.
8. Logishetty K, Western L, Morgan R, Iranpour F, Cobb JP, Auvinet E. Can an augmented reality headset improve accuracy of acetabular cup orientation

in simulated THA? A randomized trial. Clin Orthop Relat Res. 2019;477:1190–9.

9. Ota D, Loftin B, Saito T, Lea R, Keller J. Virtual reality in surgical education. Comput Biol Med. 1995;25(2):127–37.

10. Seymour NE, Gallagher AG, Roman SA, O'Brien MK, Bansal VK, Andersen DK, Satava RM. Virtual reality training improves operating room performance results of a randomized, double-blinded study. Ann Surg. 2002;236(4):458–64.

11. De Luca G, Choudhury N, Pagiatakis C, Laroche D. A multi-procedural virtual reality simulator for orthopaedic training. Virtual, augmented and mixed reality. Applications and case studies. HCII 2019. Lect Notes Comput Sci. 2019;11575:256–71.

# 第28章

## 全膝关节置换术后膝关节组件位置质量的评估

Raj R.Thakrar and Sam Oussedik

**关键点：**

- 运动学对线（KA）膝关节组件的植入应该以使用患者关节表面和韧带张力作为参考，而不是机械轴。
- 这种替代性校准需要对术后X线片进行替代性评估。
- 植入物的定位必须根据患者自身的解剖结构进行测量，因此在大多数患者中可能导致股骨外翻定位、胫骨内翻定位和由此产生的关节线倾斜。
- 评估三维图像允许在所有的三个平面进行评估，并将提供关于旋转对齐的更准确的信息。

R. R. Thakrar

Department of Orthopaedics, East and North
Hertfordshire NHS Trust, Hertfordshire, UK

S. Oussedik( ✉ )

Department of Orthopaedics, University College
London Hospital NHS Trust, London, UK

## 28.1 引言

膝关节置换术后的影像学评估仍然是常规术后康复的一个重要方面。尽管全膝关节置换术（TKA）后的结果越来越注重功能结果评分，但常规X线片在术后并发症的诊断和处理中仍发挥着重要作用。特别是，冠状面上的元件排列在评估机械学对线（MA）TKA[1-4]的内置物存活中起着重要作用。

膝关节协会全膝关节置换术影像学评估和评分系统最初发表于1989年[5,6]，它是基于解剖轴，并使用一个系统的方法来对TKA后的X线片进行评估，它为临床提供了一个普遍通用的方法。然而，术后TKA定位的评估和解释可能受到手术哲学的影响。

在这一章中，我们旨在讨论TKA的运动学对线（KA）是如何影响术后X线片评估的，解释其原因。此外，我们质疑传统方法的短肢体正侧位片是否足以评估KA TKA。

## 28.2 什么是运动学对线?

膝关节的运动是通过软组织成分(韧带和半月板)与股骨和胫骨关节表面的生物力学相互作用来实现的。平均股关节角(FJA)约为外翻3°,胫骨关节角(TJA)测量为3°内翻于其各自机械轴[7]。因此,平均实际上的膝关节力线是3°内翻于下肢机械轴。

Freeman等人首先描述的MA途径的TKA仍然是金标准。这项技术旨在创造一个中立的下肢力线。这是通过垂直于它们各自的机械轴来进行股骨远端和胫骨近端截骨来实现的。此外,股骨后髁在外旋3°下切除。MA TKA通过重建一个新定向的关节线来达到相等的负荷分布的目的,当实现这一目标时,往往能得到较好的假体存活结果[3,8,9]。

然而,最近Stephen Howell和他的同事提出了一种TKA对线校准的替代方法,并将其正式称为KA。MA TKA术后患者的高不满意率推动了许多关于KA TKA的工作[10]。KA的工作原理是纠正关节畸形,恢复患者自身的关节方向,提供更"个体化"的关节置换。考虑到骨和软骨损失的数量,关节表面重建是通过调整截骨厚度以匹配植入物厚度来实现的。

对KA方法的理解需要理解膝关节的运动轴。KA背后的大部分生物力学原理是由Hollister等人在20世纪90年代初提出的[11],最近又在Eckhoff等人的报道中提出[12]。目前膝关节的机械轴是基于关节的2D模式(冠状面和矢状面),但运动轴指的是其3D方向。根

据定义,三个运动轴包括:

- 主横轴(或圆柱轴或经髁轴):

它穿过与内侧和外侧股骨髁的关节表面相匹配的圆的中心,并代表胫骨在股骨上从10°~120°屈曲时的轴线。

- 第二横轴:

该轴平行且靠近主轴,是髌骨在股骨上屈曲和伸直的横轴。

- 纵轴:

由胫骨的纵轴表示,胫骨在股骨上围绕该纵轴内外旋转。纵轴垂直于主轴和副轴。

KA的关键操作目标是将适当尺寸的股骨部件的横轴与股骨的主要横轴共同对齐,以恢复三个轴之间的正常相互关系。

## 28.3 MA 和 KA 之间的植入位置有何不同?

到目前为止,在TKA中大部分评估术后对线文献的观察对象都是基于使用上述标准化影像学视图的机械学对线的膝关节。MA膝关节的影像学评估通常显示关节处于4°~6°的外翻(胫股解剖角),Fang等人报告的最佳范围为2°~7°[8]。股骨组件的对齐通常位于相对于股骨长轴的5°~9°外翻处[13]。胫骨组件垂直于胫骨的长轴放置。Ritter等人在他们的6070例TKAs系列中报告说,如果植入物相对于胫骨轴(即外翻)的角度<90°,而股骨组件的角度>8°,则最有可能发生植入物失效。

相比之下,KA膝关节假体的部件排列更加多变。Dossett等人[14]的一项研究报告了他们的RCT短期放射学结果,比较了动力对线

和机械学对线的膝关节。他们注意到，在KA组中，股骨部分的外翻程度更大，胫骨部分的内翻程度更大。重要的是，他们报告称，两组患者的整体下肢力学对齐情况相似，KA组患者的髋-膝-踝关节平均内翻角度为0.3°，MA组患者为0°。他们得出的结论是，与MA组相比，KA组的原生关节线倾斜度（特别是在沉重腿的下肢全长位片中）得到了更好的恢复。

Lee等人[15]最近对KA和MA TKA进行了比较，结果与本研究的结果一致。他们得出结论，虽然两组患者的整体膝关节和肢体对线方式相似，但KA组单个组件的对齐方式的倾向分别为股骨和胫骨更大程度的外翻和内

翻。他们还进一步得出结论，KA组的关节线倾角与正常膝关节相似，这是MA TKA无法实现的。

## 28.4　KA TKA 放射性评估方法

传统的负重正侧位片常规用于评估植入物定位的质量。与MA TKAs不同，KA TKA采用同侧术前影像或健侧膝关节作为比较的参考。

使用这些X线片，冠状面中的组件对线可以用来评估在骨的解剖轴和与相应组件的关节表面切线之间产生的角度，目的是在术前和术后匹配这些角度（图28.1）。此外，冠状

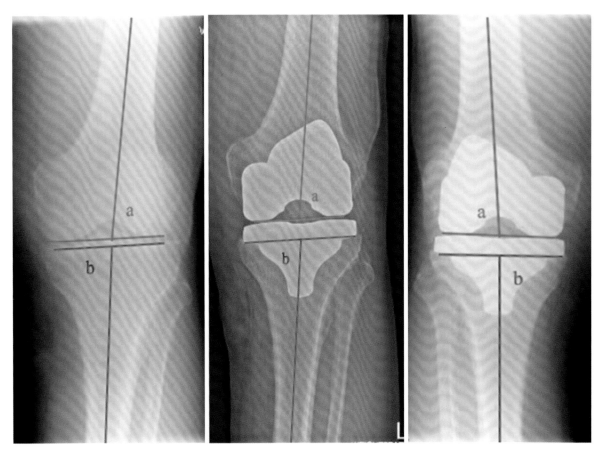

图 28.1　使用解剖轴评估组件位置。手术前和手术后角度的比较表明，LDFA（a）和 MPTA（b）KA TKA（中心图像）后恢复的角度。相比之下，在对侧膝关节上使用了 MA 时，这些角度发生了变化（右图）

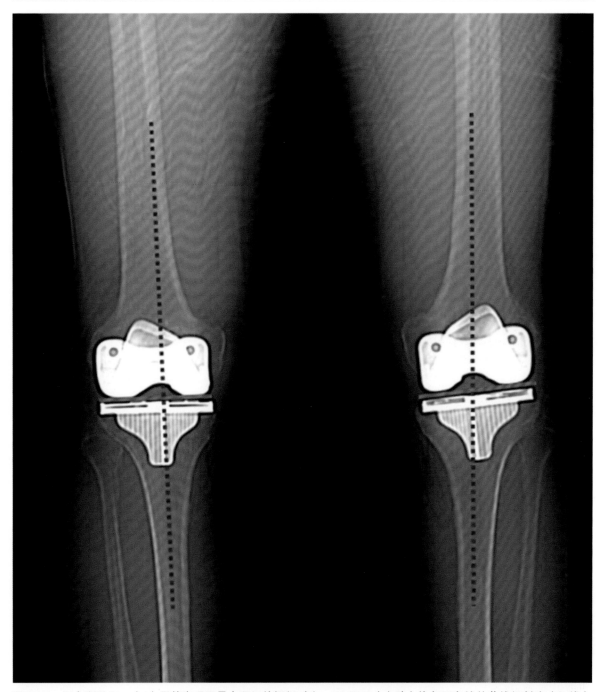

图 28.2 组合图显示：（1）尽管出现胫骨内翻组件解剖对齐，KA TKA（左膝）恢复了自然关节线倾斜度（红线）并保持了自然肢体对齐（蓝线）；（2）MA TKA（右膝）改变了自然关节线倾角（红线）

面还允许在承重视图上评估关节线倾角（图28.2）。

从侧面看，股骨组件偏移的评估了股骨组件是否过大/过小或过前。后髁偏移定义为

后髁向后投影到股骨后皮质切线的最大厚度（图28.3）。减少偏移可能会限制胫骨组件撞击后股骨干后的膝关节活动范围。同样，股骨组件的过度前移会导致髌股关节腔过度

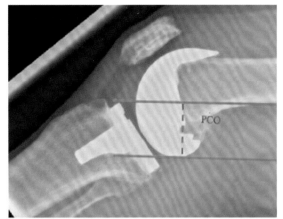

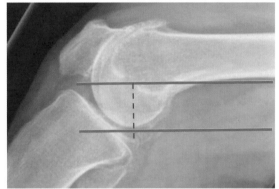

**图 28.3 手术前后后髁偏移（PCO）的测量**
定义为代表股骨后皮质和股骨后髁的两条平行线之间的垂直距离

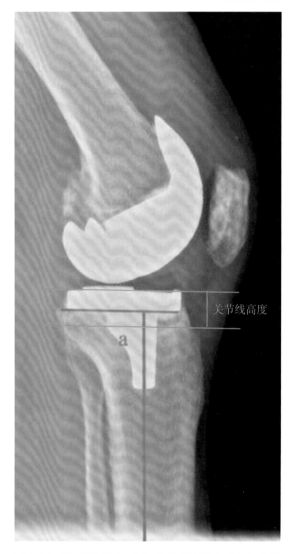

**图 28.4 胫骨斜度（a）和关节线高度（JLH）的评估**

填充，从而导致不良后果。评估后髁轮廓与股骨组件的轮廓匹配度也是评估矢状面股骨大小的有效方法。

胫骨组件通常定位在能够提供最大骨覆盖同时优化髌骨轨迹的位置。胫骨斜坡的恢复确保了关节稳定性，同时允许膝关节深度屈曲并维持膝关节动力学。胫骨后斜面是由穿过胫骨中轴的一条线和与胫骨部分相切的一条线的交点获得的（图28.4）。

关节线高度的维持在膝关节动力对线中也起着重要作用，影响膝关节的运动范围和髌股关节接触力[16]。这可能是通过它对后交叉韧带功能的影响实现的。关节线高度的评估可以在X线侧位片上进行。典型的测量方法

为胫骨结节的上缘和胫骨部件的承重平行表面之间的垂直距离（图28.4）。

术后髌骨爪会通过髌骨爪推压和进一步限制活动范围对TKA的预后产生负面影响。它被定义为髌腱长度较其术前值减少了10%。手术方式是后TKA时期髌骨下移的常见原因，如过度的Hoffa法脂肪垫切除导致肌腱缺血[17-19]。同样值得注意的是，植入物设计和关节线高度等因素也会影响双交叉替代膝关节的髌骨高度测量，与保留交叉关节的膝

关节设计相比，双交叉替代膝关节在屈膝至自然膝关节时表现出更为相似的髌腱缩短模式[20]。尽管有许多公认的测量髌骨高度的技术，但Insall-Salvati比率具有许多理论上的优势，因为它不受关节线位置、膝关节大小、膝关节位置或射线放大倍数的影响。这项测量首次在1971年被描述[21]。计算方法是髌腱长度与髌骨对角线长度之比（图28.5）。1992年，Grelsamer和Meadows对这一测量方法进行了修改，以弥补识别真实髌骨和髌腱长度

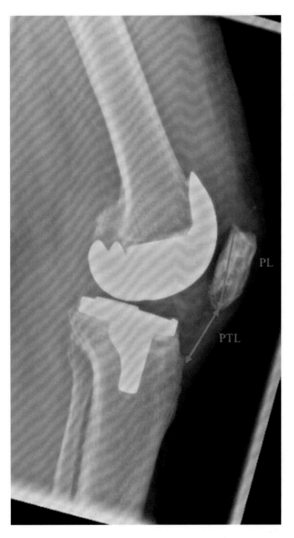

**图 28.5 髌骨高度的评估**

Insall–Salvati 比率的原始描述，表示为髌腱长度（PTL）与髌骨长度（PL）的比率

的模糊性[22]。该修正值可用作Insall-Salvati比率的补充。

## 28.5 动力对线 TKA 的传统非全长X线片评估是否足够？

传统的做法是在非全长X线片上评估组件位置和TKA后的整体胫股对线。在门诊环境中，这些操作更容易执行，并减少了患者的辐射暴露程度。

虽然有足够的证据支持这种方法提供了足够程度的临床信息[23]，但最近的一些研究对非全长位片的准确性提出了质疑，这些非全长位片与髋关节-膝关节-踝关节站立的全长位片相比，可用于评估冠状位[24,25]。此外，虽然非承重性的X线片提供了关于股骨和胫骨解剖轴的部件对齐信息，但它们未能准确证明膝关节假体是如何承受功能负荷的，其评估与MA和KA的理念都相关。Hutt等人[26]的一项研究强调了这一点的重要性。他们评估了50例KA TKAs后的X线片，结果表明，当观察胫骨组件相对于胫骨机械轴的位置时（就像在非全长位片评估中所做的那样），会观察到一种误导性的、过度的内翻错位（超过3°内翻的安全区域66%的异常值）；然而，当评估负重时全长位片上的关节线角度时，该异常值明显较小（12%）。Hutt得出结论，KA TKA经常在内翻中产生相对于胫骨机械轴的关节线角度；然而，当负重时，实际的关节线方向变得更为可接受，这可能解释了尽管其X线表现较差，但在KA膝关节存活率方面结果较好，这可能也解释了早期疗效较好的原因。

然而，尽管如此，人们普遍认为，负重下肢全长位片在MA TKA评估或研究中更为适用。对于KA TKA，传统的非全长位片提供了足够的信息，允许在冠状面和手术面上比较组件位置与术前股骨远端和胫骨近端的对齐，如前所述。

## 28.6　CT 评估的作用

　　到目前为止，本章已经描述了2D冠状面和矢状面评估植入位置的方法。目前，没有文献支持3D成像模式（如3D-CT）在综合评估KA TKA方面优于2D X线片。我们认为，这是因为KA是一个相对较新的概念，目前的许多文献都集中在对患者预后和植入物存活率的评估上。然而，显而易见的是，虽然迄今为止讨论的标准视图允许对部件的内翻/外翻和AP定位进行评估，但它们在评估轴向旋转对准方面的价值有限[27-29]。此外，许多研究发现，由于肢体位置和放大倍数的变化，在平片上准确评估细微错位存在困难[30,31]。早期描述的旋转评估方法仅限于植入物设计[32,33]；因此，目前评估旋转的金标准包括CT的横断面成像[34]，这种情况与是否采用了MA或KA原理无关。

　　关于KA膝关节，如前所述，这一理念侧重于膝关节的3D模型。在这种情况下，CT可以在评估中发挥作用，特别是股骨组件在轴向平面中的位置。Hirschmann等人的一项研究比较了常规X线片、横向2D-CT和3D-CT重建在评估TKA组件的位置和方向方面的准确性。他们得出结论是，3D-CT重建用于评估组件的旋转、矢状和冠状方向，通过减少观察者之间和观察者内部误差的可变性，显著减少了测量误差。然而，CT的一个局限性是不能进行常规的承重成像，而承重成像在了解关节的功能负荷方面又起着重要的作用，因此，在CT成为常规可用之前，必须强调的是承重位片仍然是一种有用的替代方法。

　　同样，在这一点上，考虑常规评估KA TKA轴向的临床相关性也很重要。基于该技术中采用的测量切除工具的手术策略，理论上不能平行于股骨后髁进行切割的可能性较低。结合胫骨组件轴向方向的较大公差（约30°～40°），这可能表明KA TKA的整体轴向方向（与MA TKA相反）不太可能成为临床问题的重要原因，因此没有评估的价值。

## 28.7　小结

　　KA TKA正在成为一种越来越受欢迎的理论，它对提高功能结果和患者满意度的早期报告有着很好的前景。功能性关节负重的评估似乎是KA TKA评估的关键组成部分。传统的非全长位X线检查方法结合组件位置的解剖学评估提供了足够的信息，尤其是在参考术前或健侧X线的情况下。然而，文献中有一些建议认为，当采用KA策略时，与可接受的安全区域相比，非全长位片可能被误解为内置物组件错位，即组件内翻/外翻过度。同样，术后CT扫描在植入物位置常规评估中的作用仍不确定。

**要点和难点**

1.TKA的KA有很好的早期临床结果。

2.目前在术后评估中采用的非全长位片足以评估KA关节。

3.手术后X线片与同侧手术前或对侧正常x线片的比较是评估部件定位准确性评估过程的重要组成部分。

4.除了全长位片之外，CT成像在评估MA TKA或在研究背景中起着更重要的作用。但它在KA TKA常规评估中的作用仍然没有定论。

## 28.8　临床案例

一位患有双侧膝骨关节炎的62岁老人，左膝出现严重的机械性疼痛（图28.6和图28.7）。肢体明显内翻，但可以纠正。患者被植入了KA中间枢轴TKA设计，使用手动仪器和卡尺技术（图28.8）。当计划和实施时，这个病例的困难在于估计中间骨室的骨丢失。右膝的骨丢失可以忽略不计，与右膝相比，胫骨侧和股骨侧的骨丢失分别为4mm和1mm。

膝关节植入物动力学定位的质控可以在术中进行，而不是仅在术后的X线片上进行。这是通过卡尺测量每个骨切口的宽度来实现

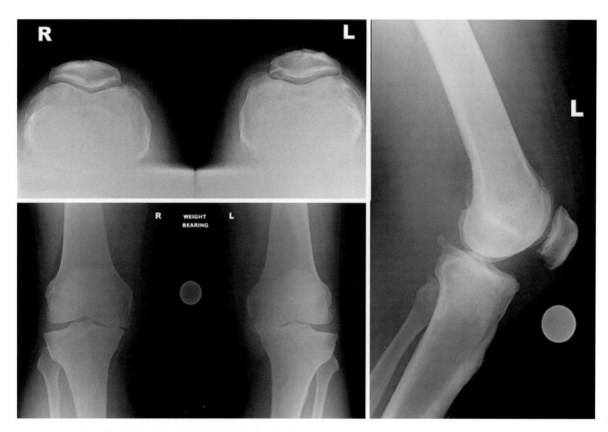

图28.6　双侧膝关节骨关节炎主要影响膝关节内侧间室，左膝更严重

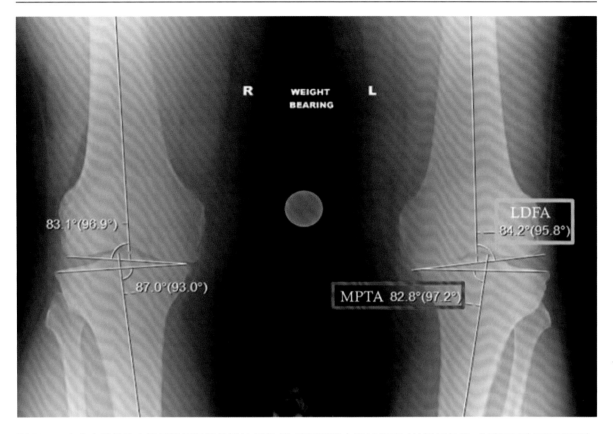

图28.7 在非全长位片上测量股骨远端外侧（LDFA）和胫骨近端内侧（MPTA）的解剖角度。右膝骨丢失可忽略不计，因此可用于估计关节炎发生前股骨和胫骨关节线的方向。股骨远端髁的骨损失估计为1mm（84.2°−83.1° = 1.1°），胫骨内侧平台的骨损失估计为4mm（82.8°−87° = 4.2°），因为1°的膝关节畸形大约相当于1mm的关节面骨缺损

的，以补偿软骨和骨损失，目的是匹配组件厚度。由于测径器测量精确，这种方法无疑是保证正确动力对线的最佳方法。术后，通过比较人工关节线和天然关节线（股骨远端和胫骨近端）的影像学定位，可以评估动力植入的质量。作为比较，可以使用对侧膝关节（理想情况下，在术后正面X线片上拍摄两个膝关节）或手术膝关节的术前图像。在这种有明显骨丢失的特殊情况下，使用对侧膝

关节进行术后放射学质量控制是明智的（图28.7和图28.9）。虽然非全长位片足以评估动态植入的质量，但全长位片也很有价值，可以提供假肢对准［髋-膝-踝（HKA）角］的信息。

虽然2D图像在测量中很不精确（三维体积的二维渲染，对轴面和矢状面中膝关节旋转的正面测量有很大的影响），但3D图像能够进行更精确的评估，因此应该成为标准。

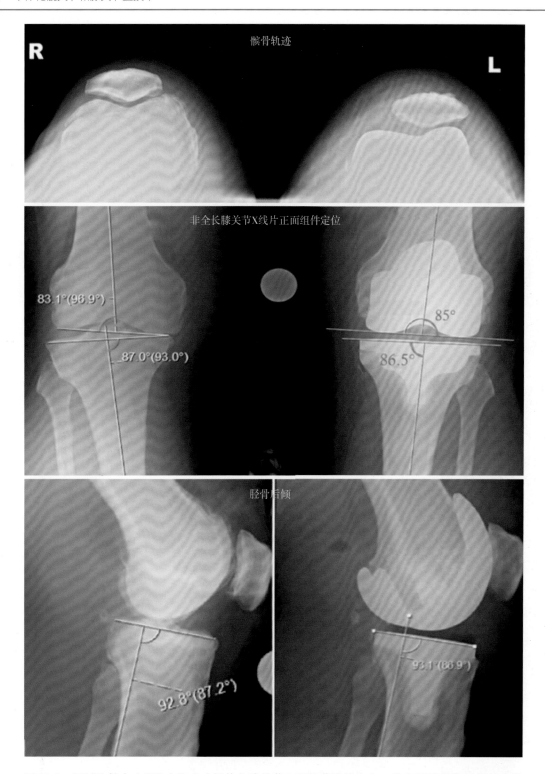

图 28.8　通过比较右（原生）和左（假体）膝关节之间关节线的方向，非全长膝关节 X 线片（髌骨切线位、正面和侧面）能够评估动态植入的质量。术中采用"无拇指技术"，髌骨轨迹被认为是非常好的；然而，髌骨在髌骨切线位上意外地横向移动；其意义未知，患者在 1 年的随访中没有任何抱怨。关于正位片，膝关节之间的角度差异很可能主要是测量不精确的结果（2D X 线片），因为术中的卡尺检查显示了精确的骨切割，因此保证了关节炎前股骨远端关节线方向的正确恢复

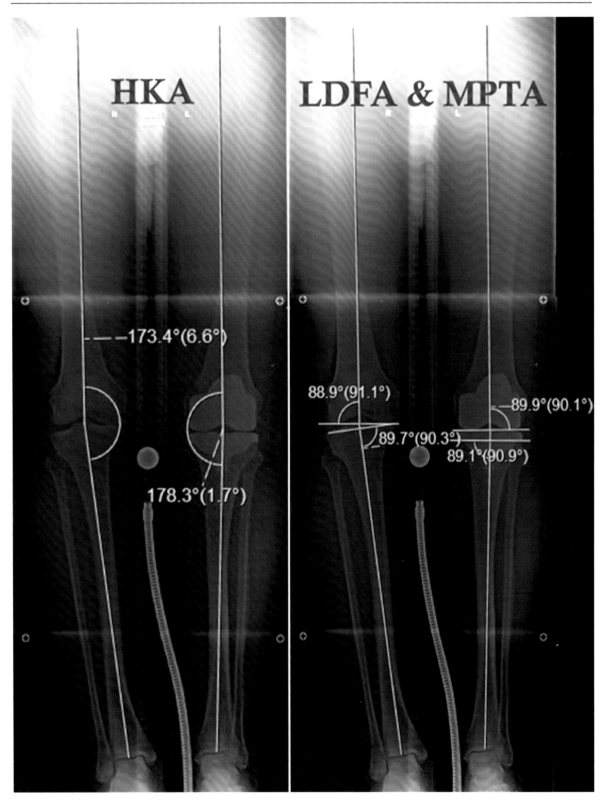

图 28.9 除了通过测量髋 - 膝 - 踝（HKA）角度指示术后肢体对线外，全长位片还能评估额叶组件定位的质量（机械 LDFA 角和 MPTA 角）。在这种情况下，部件的正面运动学对线结果类似于机械学对线植入的结果；然而，组件的轴向和径向定位在对线技术之间仍然不同

# 参考文献

1. Longstaff LM, Sloan K, Stamp N, Scaddan M, Beaver R. Good alignment after total knee arthroplasty leads to faster rehabilitation and better function. J Arthroplast. 2009;24(4):570–8. [cited 2018 Jul 30]. http://www.ncbi.nlm.nih.gov/pubmed/18534396

2. Choong PF, Dowsey MM, Stoney JD. Does accurate anatomical alignment result in better function and quality of life? Comparing conventional and computer-assisted total knee arthroplasty. J Arthroplast. 2009;24(4):560–9. [cited 2018 Jul 30]. http://www.ncbi.nlm.nih.gov/pubmed/18534397

3. Ritter MA, Davis KE, Meding JB, Pierson JL, Berend ME, Malinzak RA. The effect of alignment and BMI on failure of total knee replacement. J Bone Joint Surg Am. 2011;93(17):1588–96. [cited 2018 Jul 30]. http://www.ncbi.nlm.nih.gov/pubmed/21915573

4. Benjamin J. Component alignment in total knee arthroplasty. Instr Course Lect. 2006;55:405–12. [cited 2018 Jul 31] http://www.ncbi.nlm.nih.gov/pubmed/16958475

5. Ewald FC. The Knee Society total knee arthroplasty roentgenographic evaluation and scoring system. Clin Orthop Relat Res. 1989;248:9–12. [cited 2018 Aug 12]. http://www.ncbi.nlm.nih.gov/pubmed/2805502

6. Scuderi GR, Bourne RB, Noble PC, Benjamin JB, Lonner JH, Scott WN. The new knee society knee scoring system. Clin Orthop Relat Res. 2012;470(1):3–19. https://doi.org/10.1007/s11999-011-2135-0. [cited 2018 Jul 30]. http://link.springer.com/

7. Moreland JR, Bassett LW, Hanker GJ. Radiographic analysis of the axial alignment of the lower extremity. J Bone Joint Surg Am. 1987;69(5):745–9. [cited 2018 Aug 11]. http://www.ncbi.nlm.nih.gov/pubmed/3597474

8. Fang DM, Ritter MA, Davis KE. Coronal alignment in total knee arthroplasty. J Arthroplast. 2009;24(6):39–43. [cited 2018 Aug 11]. http://www.ncbi.nlm.nih.gov/pubmed/19553073

9. Jeffery RS, Morris RW, Denham RA. Coronal alignment after total knee replacement. J Bone Joint Surg Br. 1991;73(5):709–14. [cited 2018 Aug 9]. http://www.ncbi.nlm.nih.gov/pubmed/1894655

10. Bourne RB, Chesworth BM, Davis AM, Mahomed NN, Charron KDJ. Patient satisfaction after total knee arthroplasty: who is satisfied and who is not? Clin Orthop Relat Res. 2010;468(1):57–63. [cited 2018 Jun 3]. http://www.ncbi.nlm.nih.gov/pubmed/19844772

11. Hollister AM, Jatana S, Singh AK, Sullivan WW, Lupichuk AG. The axes of rotation of the knee. Clin Orthop Relat Res. 1993;290:259–68. [cited 2018 Jun 3]. http://www.ncbi.nlm.nih.gov/pubmed/8472457

12. Eckhoff DG. Three-dimensional mechanics, kinematics, and morphology of the knee viewed in virtual reality. J Bone Joint Surg. 2005;87(suppl_2):71. https://doi.org/10.2106/JBJS.E.00440. [cited 2018 Aug 12]. http://jbjs.org/cgi/doi/

13. Allen AM, Ward WG, Pope TL. Imaging of the total knee arthroplasty. Radiol Clin North Am. 1995;33(2):289–303. [cited 2018 Aug 12]. http://www.ncbi.nlm.nih.gov/pubmed/7871170

14. Dossett HG, Swartz GJ, Estrada NA, LeFevre GW, Kwasman BG. Kinematically versus mechanically aligned total knee arthroplasty. Orthopedics. 2012;35(2):e160–9. [cited 2018 Aug 11]. http://www.ncbi.nlm.nih.gov/pubmed/22310400

15. Lee YS, Howell SM, Won Y-Y, Lee O-S, Lee SH, Vahedi H, et al. Kinematic alignment is a possible alternative to mechanical alignment in total knee arthroplasty. Knee Surg Sports Traumatol Arthrosc. 2017;25(11):3467–79. [cited 2018 Sep 30]. http://www.ncbi.nlm.nih.gov/pubmed/28439636

16. Figgie HE, Goldberg VM, Heiple KG, Moller HS, Gordon NH. The influence of tibial-patellofemoral location on function of the knee in patients with the posterior stabilized condylar knee prosthesis. J Bone Joint Surg Am. 1986;68(7):1035–40. [cited 2019 Mar 24]. http://www.ncbi.nlm.nih.gov/pubmed/3745240

17. Kayler DE, Lyttle D. Surgical interruption of patellar blood supply by total knee arthroplasty. Clin Orthop Relat Res. 1988;229:221–7. [cited 2019 Mar 24]. http://www.ncbi.nlm.nih.gov/pubmed/3349681

18. Weale AE, Murray DW, Newman JH, Ackroyd CE. The length of the patellar tendon after unicompartmental and total knee replacement. J Bone Joint Surg Br. 1999;81(5):790–5. [cited 2019 Mar 24]. http://www.ncbi.nlm.nih.gov/pubmed/10530838

19. Lee G-C, Cushner FD, Scuderi GR, Insall JN. Optimizing patellofemoral tracking during total knee arthroplasty. J Knee Surg. 2004;17(3):144–9; discussion 149–50. [cited 2019 Mar 24]. ncbi.nlm.nih.gov/pubmed/15366269

20. Brilhault J, Ries MD. Measuring patellar height using the lateral active flexion radiograph: effect of total knee implant design. Knee. 2010;17(2):148–51. [cited 2019 Mar 24]. http://www.ncbi.nlm.nih.gov/pubmed/19720535

21. Insall J, Salvati E. Patella position in the normal knee joint. Radiology. 1971;101(1):101–4. [cited 2019 Mar 24]. http://www.ncbi.nlm.nih.gov/pubmed/5111961

22. Grelsamer RP, Meadows S. The modified Insall-Salvati ratio for assessment of patellar height. Clin Orthop Relat Res. 1992;282:170–6. [cited 2019 Mar 24]. http://www.ncbi.nlm.nih.gov/pubmed/1516309

23. Patel DV, Ferris BD, Aichroth PM. Radiological study of alignment after total knee replacement. Int Orthop. 1991;15(3):209–10. https://doi.org/10.1007/BF00192296. [cited 2018 Aug 12]. http://link.springer.com/

24. Park A, Stambough JB, Nunley RM, Barrack RL, Nam D. The inadequacy of short knee radiographs in evaluating coronal alignment after total knee arthroplasty. J Arthroplast. 2016;31(4):878–82. [cited 2018 Sep 12]. http://www.ncbi.nlm.nih.gov/pubmed/26410551

25. Abu-Rajab RB, Deakin AH, Kandasami M, McGlynn J, Picard F, Kinninmonth AWG. Hip–knee–ankle radiographs are more appropriate for assessment of

post-operative mechanical alignment of total knee arthroplasties than standard AP knee radiographs. J Arthroplast. 2015;30(4):695–700. [cited 2018 Aug 12]. http://www.ncbi.nlm.nih.gov/pubmed/25702592

26. Hutt J, Massé V, Lavigne M, Vendittoli P-A. Functional joint line obliquity after kinematic total knee arthroplasty. Int Orthop. 2016;40(1):29–34. [cited 2018 Aug 12]. http://www.ncbi.nlm.nih.gov/pubmed/25795248

27. Dennis DA. Evaluation of painful total knee arthroplasty. J Arthroplasty. 2004;19(4 Suppl 1):35–40. [cited 2018 Sep 30]. http://www.ncbi.nlm.nih.gov/pubmed/15190547

28. Mandalia V, Eyres K, Schranz P, Toms AD. Evaluation of patients with a painful total knee replacement. J Bone Joint Surg Br. 2008;90(3):265–71. [cited 2018 Sep 30]. http://www.ncbi.nlm.nih.gov/pubmed/18310744

29. Toms AD, Mandalia V, Haigh R, Hopwood B. The management of patients with painful total knee replacement. J Bone Joint Surg Br. 2009;91(2):143–50. https://doi.org/10.1302/0301-620X.91B2.20995. [cited 2018 Sep 30]. http://online.boneandjoint.org.uk.

30. Bäthis H, Perlick L, Tingart M, Lüring C, Zurakowski D, Grifka J. Alignment in total knee arthroplasty. A comparison of computer-assisted surgery with the conventional technique. J Bone Joint Surg Br. 2004;86(5):682–7. [cited 2018 Sep 30]. http://www.ncbi.nlm.nih.gov/pubmed/15274263

31. Skyttä ET, Lohman M, Tallroth K, Remes V. Comparison of standard anteroposterior knee and hip-to-ankle radiographs in determining the lower limb and implant alignment after total knee arthroplasty. Scand J Surg. 2009;98(4):250–3. [cited 2018 Sep 30]. http://www.ncbi.nlm.nih.gov/pubmed/20218424

32. Takai S, Yoshino N, Isshiki T, Hirasawa Y. Kneeling view: a new roentgenographic technique to assess rotational deformity and alignment of the distal femur. J Arthroplasty. 2003;18(4):478–83. [cited 2018 Aug 12]. http://www.ncbi.nlm.nih.gov/pubmed/12820092

33. Eckhoff DG, Piatt BE, Gnadinger CA, Blaschke RC. Assessing rotational alignment in total knee arthroplasty. Clin Orthop Relat Res. 1995;((318)):176–81. [cited 2018 Aug 12]. http://www.ncbi.nlm.nih.gov/pubmed/7671514

34. Jazrawi LM, Birdzell L, Kummer FJ, Di Cesare PE. The accuracy of computed tomography for determining femoral and tibial total knee arthroplasty component rotation. J Arthroplast. 2000;15(6):761–6. [cited 2018 Aug 12]. http://www.ncbi.nlm.nih.gov/pubmed/11021452

# 第**29**章

# "单点"关节置换

Charles Rivière，Ciara Harman and Kartik Logishetty

**关键点：**

- 关节置换术的目标是用高性能的人工关节代替病变关节，以适应当今患者的高期望值和延长的预期寿命。

- 教条主义、一刀切的方法治疗关节病不太可能获得具有可重复性的最佳临床结果。

C. Rivière( ✉ )
The MSK Lab, Imperial College London,
White City Campus, London, UK

South West London Elective Orthopaedic Centre,
Epsom, UK

C. Harman
South West London Elective Orthopaedic Centre,
Epsom, UK

K. Logishetty
The MSK Lab, Imperial College London,
White City Campus, London, UK
e-mail: k.logishetty@imperial.ac.uk

- 关于方法选择、植入物设计、配置和组件方向的决定应根据每个患者的解剖和生物力学进行个体化定制，并且应由患者和外科医生共同决定。

- 外科医生应致力于通过个体化的动力对线、保守的（软组织和骨）关节置换技术来再现正常功能。

- 这种"单点"的联合置换方法对当前的趋势提出了挑战。它在技术上具有挑战性，代表了关节置换的最先进水平。因此，它只能由亚专科、有丰富手术经验的专业的外科医生实施。

## 29.1 "单点"联合置换原则（图29.1）

髋关节和膝关节置换术是改变晚期关节病患者生活质量的手术方式，该术式可减轻患者的关节疼痛并恢复关节功能。几乎90%

接受过髋关节置换术的患者和82%接受过膝关节置换术的患者都认为术后生活质量明显改善[1]；但也存在部分不满意的患者。现代外科医生可以就手术入路、植入物设计和组件方向做出决策，然而，要熟练掌握各种手术配置是一项挑战。从技术和经济学上来说，规模较小的术式更为可行，因此一刀切的做法很常见。髋关节和膝关节置换术是一种宽容度很高的手术，最常在没有高功能需求的老年患者中进行。未来的关节外科医生面临着新的挑战——患者需求更高，期望更高，预期寿命更长，此外翻修手术的负担也越来越重。在这里，我们讨论"单点"的关节置换（图29.1），它既针对个体化患者又是对骨/软组织相对保留，可以提高整体满意度，同时可以为未来的翻修手术保留骨储备。

这一概念源于对每个患者都是独特的观察个体，因此针对关节退行性变治疗的教条方法不能始终如一地提供可重复的最佳临床结果。患者与患者之间的骨质量、关节解剖、生物力学和运动学差异很大。"单点"关节置换旨在根据这些因素和患者的期望调整每一项手术决策。在可行的情况下，通过较小的切口或使用骨保护植入物设计进行的保守手术，如室性膝关节成形术和髋关节表面置换术，应优先考虑，以减少和确保未来可能的翻修手术。因此，关于方法选择、植入物设计、固定和配置以及组件方向的决定是根据患者的具体情况做出的。目标是用高性能假体替换关节，尽可能恢复原生生物学状态。

髋关节[2,3]和膝关节[4,5]关节成形术中的动力对线（KA）旨在通过将部件放置在与天然关节生物力学相协调的位置和方向来恢复功能。KA技术旨在恢复原生关节解剖，加减调整组件位置以适应个体脊柱-髋关节关系（髋关节置换）或膝关节生物力学（膝关节置换）[6,7]。这些技术在第11，16，17，24和25章有详细的描述。总的来说，髋关节KA是对传统植入物定位"安全区"的背离。它

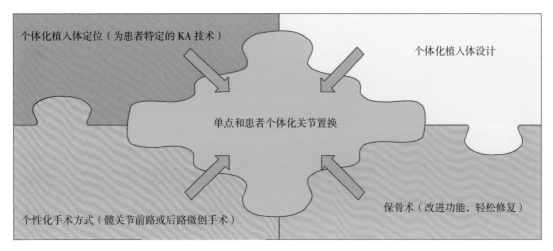

图29.1 "单点和患者个体化的关节置换"的概念包括个体化手术的各个方面。关于方法选择、植入物设计和组件方向的决定是在特定患者的基础上做出的。目标是复制正常的关节解剖结构，除非严重异常，否则应调整组件方向以补偿较差的关节生物力学，并尽可能保持骨储备和关节周围软组织的完整性

的重点是实现旋转中心、髋臼倾斜以及股骨和髋臼的结合，从而提供稳定和无撞击的运动范围。这一动态概念与髋关节、骨盆和脊柱之间关系改变的患者特别相关，最常见于老年人或脊柱关节融合术后。膝关节KA侧重于恢复胫骨和髌骨绕两个横向股骨轴（分别为圆柱轴和髌骨轴）的自然、关节炎前期屈曲，以及胫骨绕一个纵向轴的旋转，目的是恢复自然关节线的高度和方向，以平衡副韧带，恢复髌股关节和胫股关节的运动学。髋关节和膝关节KAs考虑了患者独特的关节解剖、关节周围软组织平衡和关节运动学，以产生生物力学友好的假体关节。这可以通过改善假体关节生物力学（降低假体撞击和边缘负荷的风险）来提高组件的寿命，同时改善患者的功能和满意度[8,9]。

在髋关节置换术中，手术方式的选择尤其重要，因为它对早期恢复和长期临床结果有重要影响。最常被讨论的髋关节入路是后侧（Moore）入路和直接前侧（Hueter）入路（DAA）。后路手术提供了极好的暴露，被认为是髋关节翻修手术最通用的方法。前入路是肌间、内部的，技术要求更高，但有利于早期康复，可以通过美观的"比基尼"切口进行。在进行选择时，外科医生应考患者的年龄和功能要求、前部或后部软组织挛缩的存在、手术的技术要求以及可能的独特的脊柱-髋关节关系（图29.2）[2]。患有脊柱退行性变的老年患者在站立时往往会出现腰椎僵硬和骨盆后倾角增大——脊柱-髋关节关系类型为C或D[2,10]。由于这些患者的站立骨盆倾斜度在关节成形术中没有显著变化，如果髋臼杯平行于天然髋臼（如使用

髋臼横韧带），这些患者站立时有前脱位的风险。通过微小的后入路保留前囊既能保持前部结构的完整性，又能促进经常回缩的后囊的释放。相比之下，继发于钳形股骨髋臼撞击症的年轻髋关节骨关节炎患者可能表现出脊柱-髋关节关系类型为B型[2]。从站立位置移动到坐姿时，骨盆的后倾角不足[11]。因此，THR手术后，患者有后脱位的风险。保持后部软组织结构的完整性是很重要的，因此，前部入路使杯形装置充分前倾更有可能恢复稳定的运动范围。当脊柱-髋关节关系正常（2A类型）[2]时，两种方法都是合适的，尽管作者更倾向于DAA，因为它不需要术后"髋关节预防措施"，并且有可能更早恢复功能[12]。

最佳植入物设计的选择取决于患者的多种特定因素，包括患者的功能需求、骨质量（骨密度和骨储备）、关节形态、翻修手术的可能性（主要受手术时患者年龄的影响）和假体不稳定的风险。耐磨且仅需要保守骨切除的植入物设计可能更适合年轻患者；这些属性有助于提高假体性能和寿命，并有可能更容易翻修。对于无三腔关节病、韧带不稳定和明显屈曲挛缩的患者，采用单髁和/或髌股关节植入物进行分隔式膝关节成形术（使用单髁和/或髌股关节植入物）是一种比全膝关节成形术更安全、功能更强的替代方法[13]。髋关节表面置换和保留颈部的全髋关节成形术也是保护股骨颈的保守选择。使用髋关节表面置换装置的患者的步态比那些使用传统长度假体的患者更正常。而在失败的情况下，医生是否有能力将这些假体修改为最初的标准植入物非常重要。相比之下，外

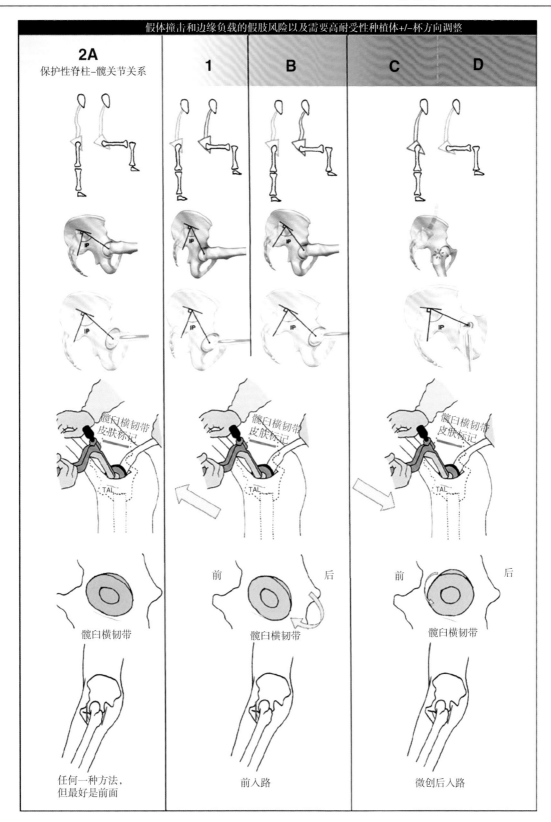

图 29.2 该图说明了患者个体脊柱 - 髋部关系对 THR 组件的个体化植入的影响。

应根据患者的脊柱 - 髋部关系（SHR）指导手术计划，包括手术方法、植入物的设计和方向的选择

科医生必须优先考虑老年或有多种合并疾病患者的安全。作者认为，单髁膝关节置换术（UKA）适合任何年龄的患者。与全膝关节置换术相比，UKA与更快的功能恢复、更高的功能结果、更低的围手术期发病率和死亡率相关[14,15]，甚至在75岁以上的患者中也是如此[16]。关于髋关节置换术，应推广使用带有颈领的假体柄、大直径假体头和双活动植入物，因为它们分别降低了塌陷和围手术期股骨骨折[14]和不稳定性[10]的风险。

## 29.2　能做到吗?

通过更为细致的植入设计和方法可靠地进行动态植入需要高水平的专业知识。"单点"的概念代表了植入关节组件的非常高的技术水平，只有接受过每种技术培训的高度专业化、手术经验丰富、专业的关节置换外科医生才能胜任。导航系统、特定患者切割指南或定制植入物等技术辅助的使用可能有助于达到更高的手术可靠性。最终，能否提供个体化和保守的关节置换取决于外科医生个人的灵活选择并根据特定患者的要求进行手术的能力。

## 29.3　挑战现状

"单点"关节置换的概念对当前外科医生常规使用的医疗设备中手术和植入物是否为最合理的提出了挑战。性价比高的关节置换术是一个有价值的社会目标——通过在技术上容错率高的程序中使用负担得起的植入物来减少医疗系统中不必要的支出。

平均而言，如果大多数外科医生能够大量地进行，关节置换，更有可能获得满意的功能。外科医生不太可能通过提供创新或创造性的个体化解决方案来挑战现状，因为这些解决方案执行效率较低或技术难度较大，如双室膝关节置换术和颈部保留或髋关节表面置换术。但是公开报告单个外科医生的手术结果，鼓励外科医生尝试比较困难的翻修手术，会产生比较好的结果[17]。"单点"方法是一种基于现有证据而提出的理念，但它需要额外的专业知识。提供动力对线、间室内膝关节置换术和保守髋关节置换术需要医生在当前基础训练的基础上学习额外的经验，但当由专业外科医生执行时，可能会产生出色的短期和长期结果。

## 29.4　临床案例

### 29.4.1　案例 1（图 29.3）

一名矢状面平衡的80岁右髋关节骨关节炎（图29.3b）伴有脊柱僵硬、退行性变的患者，脊柱-髋关节关系为B/C混合型（正常骨盆发病率≈55°，低站立腰椎前凸≈21°，有24°错位，低骶椎斜率≈10°）（图29.3a）。患者站立时骨盆过度后翻，导致脊柱矢状位失稳，坐着时骨盆后翻不足。对于该患者来说，解剖学对线的全髋关节置换组件将导致不利的运动动力学结果并造成站立（来自后缘过载和不稳定）和坐姿（来自前缘过载和不稳定）期间的撞击。为了防止这些风险，患者接受了通过小切口后侧入路进行的运动学对线的双活动杯全髋关节置换术。这保持了前关节囊的完整性，而双活动杯的解剖

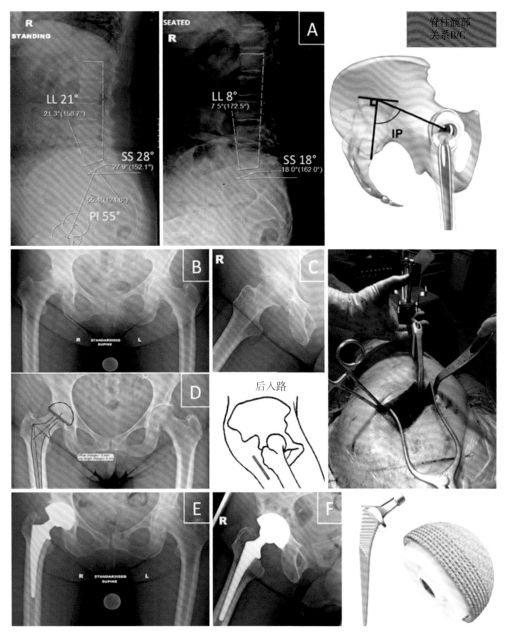

图 29.3 病例 1：骨质量和脊柱 - 髋部关系良好的 B/C 型右髋关节关节炎老年患者。通过后侧入路使用无骨水泥带锁股骨柄和双活动杯进行 KA-THR 治疗。术前站立位（左）和坐位（右）的腰骨盆侧位片（a）。术前站立骨盆正位片（b）和右侧髋关节（c）X 线片。数字 KA-THA 模板（d）。术后前骨盆正位片（e）和右侧假体髋关节（f）X 线片

植入（无调整）增加了撞击和不稳定（图 29.3e，f）前的活动范围。为了降低术中股骨骨折或下沉的风险，植入了双锥形领非骨水泥股骨柄。

### 29.4.2 案例 2（图 29.4）

一名62岁活动度较高的患者，患有右侧

髋关节骨关节炎（图29.4b.c），脊柱-髋关节关系B型（正常骨盆发病率≈60°，正常站立腰椎前凸≈52°，低位三角形骶骨斜率≈6°）（图29.4a）。解剖学对线的全髋关节置换组件会导致不利的运动学和坐姿位冲击（后边缘负荷）和后部不稳定。为了降低这些风险，患者接受了通过微创直接前入路进行的运动学对线的全髋关节置换术，保持了后关节囊和外旋肌群的完整性。在解剖位上植入股骨柄，保持原有的股骨形态；

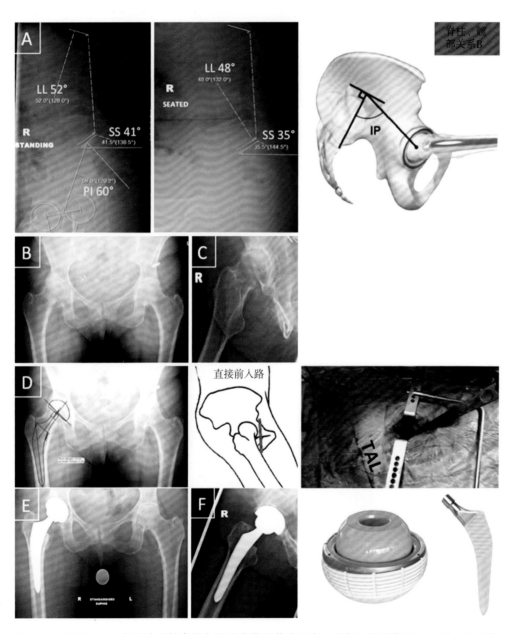

图29.4　病例2：一名活动度较高的右髋关节骨关节炎患者，脊柱-髋关节关系B型。通过直接前入路使用无骨水泥无锁股骨柄和大型陶瓷-陶瓷轴承进行运动学对线THR治疗。术前站立位（左）和坐位（右）的腰骨盆侧位片（a）。术前前后站立骨盆（b）和右侧髋关节（c）X线片。数字KA-THA模板（d）。术后仰卧位骨盆正位（e）和右侧假体髋关节（f）X线片

稍微调整杯状物的方向，相对于髋臼横韧带（TAL）皮肤标记再向前倾斜5°；选择36mm陶瓷-陶瓷轴承，以确保稳定性和耐用性（图29.4e、f）。

# 参考文献

1. Provisional Quarterly Patient Reported Outcome Measures (PROMs) in England—Data Quality Note April 2017 to March 2018.

2. Rivière C, Lazennec J-Y, Van Der Straeten C, Auvinet E, Cobb J, Muirhead-Allwood S. The influence of spine-hip relations on total hip replacement: a systematic review. Orthop Traumatol Surg Res. 2017;103(4):559–68.

3. Riviere C. Kinematic versus conventional alignment techniques for total hip arthroplasty: a retrospective case control study. Orthop Traumatol Surg Res. 2019;105:895–905.

4. Howell SM, Papadopoulos S, Kuznik KT, Hull ML. Accurate alignment and high function after kinematically aligned TKA performed with generic instruments. Knee Surg Sports Traumatol Arthrosc. 2013;21(10):2271–80.

5. Rivière C, Iranpour F, Auvinet E, Howell S, Vendittoli P-A, Cobb J, et al. Alignment options for total knee arthroplasty: a systematic review. Orthop Traumatol Surg Res. 2017;103(7):1047–56.

6. Almaawi AM, Hutt JRB, Masse V, Lavigne M, Vendittoli P-A. The impact of mechanical and restricted kinematic alignment on knee anatomy in total knee arthroplasty. J Arthroplast. 2017;32(7): 2133–40.

7. Hutt JRB, LeBlanc M-A, Massé V, Lavigne M, Vendittoli P-A. Kinematic TKA using navigation: surgical technique and initial results. Orthop Traumatol Surg Res. 2016;102(1):99–104.

8. Price AJ, Alvand A, Troelsen A, Katz JN, Hooper G, Gray A, et al. Knee replacement. Lancet. 2018;392(10158):1672–82.

9. Takahashi T, Ansari J, Pandit H. Kinematically aligned total knee arthroplasty or mechanically aligned total knee arthroplasty. J Knee Surg. 2018;31(10): 999–1006.

10. Dagneaux L, Marouby S, Lazic S, Canovas F, Riviere C. Dual mobility device reduces the risk of prosthetic hip instability for patients with degenerate spine: a case-control study. Orthop Traumatol Surg Res. 2019;105:461–6.

11. Grammatopoulos G, Speirs AD, Ng KCG, Riviere C, Rakhra KS, Lamontagne M, et al. Acetabular and spino-pelvic morphologies are different in subjects with symptomatic cam femoro-acetabular impingement: acetabular and spinopelvic morphology in FAI. J Orthop Res. 2018;36(7):1840–8.

12. Taunton MJ, Trousdale RT, Sierra RJ, Kaufman K, Pagnano MW. John Charnley Award: randomized clinical trial of direct anterior and miniposterior approach THA. Clin Orthop. 2018;476(2):216–29.

13. Burn E, Liddle AD, Hamilton TW, Judge A, Pandit HG, Murray DW, et al. Cost-effectiveness of unicompartmental compared with total knee replacement: a population-based study using data from the National Joint Registry for England and Wales. BMJ Open. 2018;8(4):e020977.

14. Commitee NS. National Joint Registry for England, Wales, Northern Ireland and the Isle of Man: 15th annual report, 2017. National Joint Registry Centre. 2018.

15. Arirachakaran A, Choowit P, Putananon C, Muangsiri S, Kongtharvonskul J. Is unicompartmental knee arthroplasty (UKA) superior to total knee arthroplasty (TKA)? A systematic review and meta-analysis of randomized controlled trial. Eur J Orthop Surg Traumatol. 2015;25(5):799–806.

16. Fabre-Aubrespy M, Ollivier M, Pesenti S, Parratte S, Argenson J-N. Unicompartmental knee arthroplasty in patients older than 75 results in better clinical outcomes and similar survivorship compared to total knee arthroplasty. A matched controlled study. J Arthroplast. 2016;31(12):2668–71.

17. Liddle AD, Judge A, Pandit H, Murray DW. Adverse outcomes after total and unicompartmental knee replacement in 101 330 matched patients: a study of data from the National Joint Registry for England and Wales. Lancet. 2014;384(9952):1437–45.